寄生生物の果てしなき進化

LOPUTTOMAT LOISET
TUOMAS AIVELO

トゥオマス・アイヴェロ
訳　セルボ貴子
解説　目黒寄生虫館　館長・倉持利明

草思社

目次

X 人間は感染症無しに存在しうるのか 325

〔　〕は訳者による補足

序章

感染症とパラサイトについての進化生物学者の見解

調査地域であるマダガスカルへの道中は、毎回胸躍るのと同時にうんざりする。アンタナナリボからラノマファナまでの道は比較的整備されていて、10時間しかかからないのだ。私はまた熱帯雨林に到着して、博士論文のための新しいサンプル収集ができることを楽しみにしていた。車窓を眺めると、赤土の土壌が広がり、ところどころに草が茂っている。多くの傾斜地には浸食と地滑りの爪痕が痛々しい。打ち捨てられた荒れ地そのものだ―そして大部分が不毛の地でもある―この景色が延々と続く。

フランス人は１８００年代にマダガスカルの事を「大きな赤い島」と名付けたが、これはマダガスカルの近代史が悲劇であるところに拠る。１５００年前にはこの島は未開で、ほぼ森に覆われていた。低地には高木の降雨林、雲に覆われた高地には硬葉樹林、そして南側には成長の遅い低木のサバンナが広がり、東部にはバオバブの乾季落葉性樹林がある。これらの森には、地上でもっとも風変わりな動物たちが生息していた。高さ3メートルはあったと言われる巨大な鳥エピオルニス〔エレファントバード〕、ゴリラほどもあるナマケモノに似たサル〔メガテリウム〕、体高70センチメートルしかない固有種のカバ、そして巨大なマングースを思わせるフォッサといった具合だ。古い言い伝えによると、エピオルニスの巨大な卵からは２００

人の村人にオムレツを作ることができたという。エピオルニスは５００年前に絶滅した。あまりに多くのオムレツを作り過ぎたためだろう。巨大な飛べない鳥は、人間から身を守る術がなかったのだ。

マダガスカルはいまだに多様な生態系で知られている。この島だけに生息するサル達をとっても非常に多様な霊長類の一群を構成する。また世界のほとんどのカメレオンはマダガスカルに生息する。島にはほかの地域でも見慣れた種もいるが、それぞれマダガスカル固有の種であることが多い。私は島で固有種らしき鳥類を見かけると、とりあえず「マダガスカル○○」と呼ぶ癖があるのだが、マダガスカルセキレイやマダガスカルヤブヒバリの例を見ても、それはあながち外れでもないようだ。

さてマダガスカルの歴史はそのほとんどが部族同士の戦いで占められていると言ってもいい。それが、１８００年代に短期間で不安定とは言え島全体が統一され、マダガスカル王国が誕生した。王国は建材に木を、そして民の口を養う米のために田畑を必要とし、森林は伐採された。数十年で豊かな森は大部分がむきだしの土地と化した。１８００年代終わりに機に乗じたイギリスが島を我がものにするが、ザンジバルの香辛料貿易の拠点と引き換えに、のちフランスに統治権を譲る。フランス植民地時代にも、そして１９６０年代に独立してからも森林破壊は続いた。現在、マダガスカルの森林は元の面積の13％しか残っていない。そのほとんどは少なくとも書類上ではあっても、ありがたいことに自然保護区域となっている。

私が向かうのは、その保護区域の中の大きな区域の一つ、ラノマファナ国立公園である。

なぜそこに行くのか。観察所があり、その周辺には小さなちいさな霊長類、ネズミキツネザルが生息しているからだ。

生物学者は世界の、そして生物の活動から何らかの普遍的な点を解明したいと望む。そこで我々は興味を惹かれる大きな問いを選び、その問いを細かく分類し、その一つ一つを解明していくのだ。細かく分けるほど回答は得られやすくなるが、今度は全体像が描きにくい。

もし生物学者に何を研究しているんだと尋ねたら、答えはかなりご立派なものがかえってくるだろう。例えば「なぜ特定のパラサイト（寄生生物）が危険で、その他のパラサイトは危険ではないのか」といった具合だ。重ねて、では生物学者の一日はどんなものかと尋ねたとする。すると答えは途端に高尚ではなくなる。この場合は「数か月熱帯雨林で過ごし、ネズミキツネザルの糞を収集している」となるわけだ。

生物学者にとってやっかいで、しかし幸せなことに、生命は多様だ。この世界には100万種以上もの生物が存在する。そしてそれらの生態、生息環境、寿命は千差万別だ。体の構造も組成も、繁殖の仕方も様々だ。たった1人の研究者がすべてを調べることは不可能だから、1種、またはいくつかの種を選び、それらを専門に研究することになる。設定する研究課題は中心的な役割を担う。どの種がもっとも研究に適しているだろうか？　どんな作業を日々、何年も続けることになるだろうか？　それによって、最初に構えた大上段な問いを、細かく分類してゆき、求める絵が描けるだろうか？

博士論文の研究を始めたときに、野生動物を宿主とする寄生虫群が、宿主である個体が生きている間、腸内でどのような変化を遂げるかをテーマにしようと決めた。研究テーマとしては果てしない。まず、対象の動物はなにか。識別可能な十分な数の個体を何年もかけて調べる対象として選ばなくてはならない。またその動物の行動範囲も重要だ。私がフィールドワークでサンプルを収集できる範囲に留まってくれるものでなくてはならない。

世界で最も小さな霊長類、ネズミキツネザルは10年近い寿命を生きる間、同じエリアに留まる動物だ。体が小さく、個体数も多い。ネズミキツネザルはバナナが大好きで簡単に罠に引っかかってくれる。さらに世界の動物のなかでも一番かわいいと言ってもいい。これ以上望ましい対象があるだろうか?

というわけで、私は今車窓から荒れ地のマダガスカルの風景を眺めつつ、ネズミキツネザルたちのことを考えている。ナポレアンはまだ生きてるだろうか? ジュリエットは、まだ私のテントの近くのソテツに巣をかけたままだろうか。

*

生物学は、特定の種に関して特に関知するわけではない。なぜなら自然科学では、物事を全体的に説明しようと試みるからだ。しかし、だからといって、生物学者が特定の種にこだわらないという訳ではない。生物学者は通常、一定の、または特定の種を専門として研究することが多い。それと同時に生物学者は自分が選んだ種こそが、生物全体に関する何らかの真実を明らかにしてくれることを望んで止まないものである。

本書はフィンランドの『Tiede（科学）』誌のウェブサイト版にて私が執筆しているブログ「すべての背後にはパラサイト（寄生生物）がいる」を元としている。ブログの名前が大げさだという人もいるかもしれないが、私は本当にそうだと考えている。パラサイトは進化能力を有し、生半可な覚悟で相手にしていいものではない。本書はブログの内容をさらに改訂した。パラサイトは、人類の歴史においても大きな勢力を成している。人間とパラサイトの関係は双方向だ。文化的な進化はパラサイトによる感染症の数や種類に影響し、パラサイトも私たちの生活環境に影響を及ぼしてきた。

パラサイトと感染症についてブログの執筆を続けたことは学びの多い道のりだった。例えば、余り読者は興味を持たないだろうと思ったトピックがかなりの読者数を獲得し思惑が外れたこともある。多くの場合、パラサイトに関する人々の関心は大きく分けて二つある。一つはパラサイトワールドの珍しいもの〔怖いもの見たさ的な〕、もう一つは人間の感染症と寄生生物である。本書では、特に後者について書くことにする。なぜなら、パラサイトの進化と生態についての話それ自体が、素晴らしい物語だと考えるからだ。

本書では、パラサイトと感染症の病原体について記す。病原体については、大きさに関わらず、すべてパラサイト（寄生生物）とみなすことにする。しかしパラサイトすべてが感染症を引き起こすわけではない。例えば蚊、ノミやその他の外部寄生虫がそれにあたる。ただし、外部寄生虫は感染症を媒介することはある。

本書では、特に人間と人間の感染症の歴史についての視点を取っている。私は医師ではなく、進化生物学者、そして生態学者である。私の視点はすなわち進化生物学と生態だ。観察の対象として、人間はこうした書籍に幾つかの利点があるといえるだろう。第一に、人間はかなりの文化的変遷を経てきた。自らの活動により、住環境を大幅に変えてきたがために、多くの感染症の生態や進化の理解がしやすい。最初の変化はごくわずかなもので、身の回りにしか影響しない。過去200年の間に人間は地球そのものの構造にも手を加えるようになった。大気圏の二酸化炭素含有量は増えるばかりで、人間による土砂の移動は地質活動がもたらすより大きな規模となってきた。第二に、なんとなれば人間は地球上でもっともよく知られている生物である。巨額の資金が投じられ、人間がかかる病気の研究が多角的になされ、膨大な情報が生まれ、それらの情報は本書の基礎ともなっている。

私は何よりもまず研究者である。したがって私の専門性は、数百もの研究発表や専門書を読破した知識だけに基づくものではない。科学的な専門知識とは、行動から生まれる。実験し、新たなデータを得て初めて次の高みが見せてくれる視界へ達することができるのだ。したがって、読者の皆さんには、本書の中でもマダガスカルのラノマファナ国立公園にて多くの時間を過ごして頂くことになるだろう。というのも、この地で私はネズミキツネザルの研究を通じ、科学的な知見を得てきたからだ。

私の研究対象であるネズミキツネザル（正確にはチャイロネズミキツネザルだが便宜上一貫して前述のように呼ぶ）はもちろん人間ではないが、人間とネズミキツネザルの間には

5000万年前に共通の祖先が存在する。この前霊長類的な動物がネズミキツネザルのような生物だったと考えられている。しかしながら、数百万年の間にネズミキツネザルと私たちの道は枝分かれし、異なる環境と方向へ向かい、現在それぞれまったく異なる動物へと進化してきた。従って、私たちは遠い親戚ではあるが共通点も多く、ネズミキツネザルを調べることで人間について判明することもあると思われる。

まず、本書は進化の基本と、異種間の影響から始めてみようと思う。それは続く章の多くの例が、これらの生態と進化の法則が生み出したものだからだ。人間の病気の種類が形作られたのは何に影響されているのかというと、ネズミキツネザルの腸内フローラの背景にあるルールと全く同じである。人間には医薬品の製造と服用（利用）という種特有の行動があるとはいえ、ネズミキツネザルにも一定の植物を治癒のために食するという行動がみられるので、まったく違うというわけでもない。

第三章からは病気生態学と進化生物学の中心的な問いを人間の歴史に紐づけて論理的にひと通り扱ってみたい。なぜ新しい感染症が発生し、古い感染症が死滅していくのかを説くのと同時に、人間の文化的な発展が感染症の種類の変化にも影響するという構造がみえてくるだろう。しかもこの変化は決して小さなものではない。サバンナの狩猟採集民族から北欧の研究者までの道のりは幾度となく革命を経てきたのだから。さらにこの変化は一方通行ではなく、私たちの生活習慣がパラサイトの種に影響し、パラサイトの種も私たちの社会へ変化をもたらしてきたのである。

進化生物学に非常に適していることに、進化の道程はこれで終わりというわけではないことに気付くだろう。西側諸国の高福祉国に住む人間としては、普段腸内寄生虫にお目にかかる機会はめったにないし、感染症の種別といっても、いわゆる発展途上国の住民のそれとはかなり異なる。とはいっても、病気との競争は続いている。勝つためにはこの競争のルールを知るしかない。高福祉国社会は、病気を抑え込むために膨大なリソースを必要とすることは覚えておいた方がいい。医師、看護師、役人、研究者があらたなそして既存の病気の出現を常時モニタリングして計画を立案する。

最悪のシナリオに備えて感染症について知れば知るほど、現在の私たちの生活様式こそが私たちに対して様々な病気のリスクにさらしている事が理解できるだろう。持続可能性は感染症との関連性についても無視できない考え方である。第一に、多くの新たな病気に関する問題―例えば動物から人間に感染する動物由来感染症、エボラ出血熱や蚊を介して感染するジカウイルス―は環境の変化により増加していくとみられる。森林破壊はエボラ出血熱の人間への感染を助長する。二番目に、感染症は薬に対して抵抗力を付けていく。これについては、私たちはどうしようもない。なぜなら、それが進化の法則だからだ。だからこそ、薬はできるだけ長く使えるように賢く使うべきだ。第三に、経済的な健全性や密にならない居住形態は私たちのQOLをあげ、感染症から守ってくれる。健康な人は感染の拡大を防ぎ、そのまわりの健やかな自然は新たな感染症の発生と人間への感染を防いでくれるからだ。

本書の根底に流れる考えは、私たちが感染症を知り、パラサイトの進化のメカニズムを知れば、競争で常に優位に立てるという事にある。感染症の進化については、一度に少しずつお伝えしていくことになる。人間の歴史、ペットや家畜の生態、その他にもネズミキツネザルの様な研究に適した生物などを取り上げながら。

また巻末には私の使用した資料、参考文献、お勧めの著作、本書で扱っていないが面白い情報などを私のコメントも付けて掲載するので、生物界の不思議に浸りたい方はきっとお楽しみいただけるのではと思う。

I

なぜ感染症があるのか

長命の生物、例えば人間等は生きている間に無数の異なるパラサイト（寄生生物）と遭遇する。そのうち複数が免疫の防御システムをくぐり抜けて私たちを病原体に感染させる。１人の人間は数十もの寄生虫を体内に宿し、１００種以上の体外パラサイトや、数百万または数億のバクテリアやウイルスと共生している。言い方をかえると、寄生という方法は、生命の歴史の中で確実に勝利を収める戦略と言っていい。パラサイトの意義については強調し過ぎるということはない。世界の大部分の生物がパラサイトなのである。つまり、パラサイトの弊害はすべての種に対して存在するのであるから、なんとかそれに適応していかなくてはならないという事だ。

すべての生物が寄生されているということは、その寄生している生物にも何かが寄生しているということだろうか？　まさにその通りなのである。パラサイトに寄生している生物を、科学的には超寄生生物と呼ぶ。『ガリヴァー旅行記』のジョナサン・スウィフトは１７００年代に次のような詩を書いている。

So, nat'uralists observe, a flea

Hath smaller fleas that on him prey;
And these have smaller still to bite'em,
And so proceed ad infinitum.（原文通り）

訳すとこういう風になる。

博物学者によるとノミには
より小さいノミが寄生しさらに
もっと小さいノミがそのノミに寄生する
その調子で無限に続いていくという
（ジョナサン・スウィフト　「詩について　ラプソディー」）

寄生の連鎖はかなり長い。アトグロヒョウモンモドキという草食の蝶を例にとると、成虫が夏に卵を産み、生まれた幼虫はヘラオオバコやベロニカ・スピナータといったオオバコ科の植物を食べ、集まって冬を越す。春になるとまた草を食べ成長する。その後サナギとなり、やがて成虫として蝶に変態し、雄と雌が交尾し、餌となる植物の葉の裏に卵を産み付け、新たな幼虫が生まれる。これが普通の一生だが、時にヒポソテル属のヒメバチの1種（*Hyposoter horticoola*）がヒョウモンモドキの卵に自分の卵を産み付けることがある。寄生蜂は宿主の体内で成長し、変態を経て、しばしば宿主を食い破り、成虫となる。寄生蜂が卵を産み付けられるのは蝶の卵がもうすぐ孵化する（つまり幼虫がかなり卵の中で成長してきている）段階のみである。寄生蜂が蝶の卵を宿主として選べば、蝶の幼虫は普通に孵化し、決して羽化して蝶になることはないとは知らずに草を食べ続ける。食べた栄養は寄生蜂の幼虫の成長に奪われていく。

ヒポソテル自身も安心はできない。なぜなら、もっと小さなメソコルス・スティグマティカス（*Mesochorus stigmaticus*）がさらに卵を産み付ける事があるからだ。成虫のメソコルスはアトグロヒョウモンモドキの幼虫の匂いを嗅いでまわる。もし蝶の幼虫の中に寄生蜂の幼虫がいれば、メソコルスは寄生蜂の幼虫に卵を産み付けるのだ。こうして、寄生蜂の幼虫は安全に蝶の幼虫の体内で自分が成虫になれないことも知らずに育ち続ける。なぜならメソコルスがその体内を食い尽くしていくからだ。さらに、連鎖はここで終わらない。メソコルスは数ミリ単位の大きさであるから、おそらく多数の単細胞のパラサイトを宿していると思われる。蚤の運命はもっと小さい蚤に血を吸われるのと同じように。

そしてこの連鎖は、一つの鎖ではなく縦横無尽のネットワークだともいえる。アトグロヒョウモンモドキの体内には、捕食寄生型のコテシア（*Cotesia*）もいるかもしれない。すると、メソコルスに寄生される可能性がある。捕食型の寄生蜂が1匹のアトグロヒョウモンモドキの幼虫体内でどの寄生種が、またはどの個体が成虫になれるかを競いあう事になる。

文字通りの無限に連鎖が続くわけではないが、どの生物にもパラサイトがついてくる。その理由は、小さい寄生体、ウイルスは通常の意味で生きているわけではないため生物と呼ぶことには賛否両論あるからだ。したがって、ウイルスが生命体かどうかはここでは論じないが、それでもウイルスは新陳代謝をしないため、宿主の細胞に完全に依存していることは間違いない。また、ウイルスが私やあなた、そしてネズミキツネザルや微生物のような、これまで知られている生物の系統に連なる物かどうかもよく分かっていない。それでも、すべての生物そしてウイルスさえも宿主として利用しようとする種が存在するのだ。

終わりのないパラサイトの連鎖は、寄生という手法を医学で利用する可能性を示している。人間のかかる細菌感染症の治療に、新たなピンポイントの治療法が開発されつつある。それはウイルスだ。人間の体内で暴れまわる細菌を退治したければ、最も効果的なのはその細菌に何かを寄生させることだ。生態系では、「敵の敵は味方」という考え方がある。生きたウイルスを使う大きな利点は、そのウイルスは通常特定の細菌しか攻撃しないということだ。従って攻撃対象が幅広い抗生物質よりもよほど効き目があるということになる。

*

寄生ということ

フィールドワークの基本は非常にシンプルだ。日没の2時間前に熱帯雨林に入る。木々の目の高さの辺りにある木々の枝にバナナの切れ端を入れた罠を仕掛ける。日没2、3時間後にまたその罠を見に行く。罠にかかったネズミキツネザルのサイズを測り、未確認の個体であれば、首にマイクロチップを埋め込み、次回罠にかかった時に識別できるようにする。すべてのネズミキツネザルに名前も付ける。数字13桁のコードで呼ぶよりもその方が分かりやすい。

私はこれまでの間150匹のネズミキツネザルに名前をつけてきた。命名には、博士論文の謝辞で感謝を述べた人物に従っているので、ラノマファナの森には、ユッカ、ヘイッキ、そしてアランといった名前のキツネザルたちがいる。性格や外見上の特徴に応じて名前を選んだこともある。例えば身体は小さいのに態度が大きいナポレアン、穏やかだが油断のならないオバマ、傲慢でプリマドンナ気取りのクウィーニーや、無謀でじっとしていないランボーなどだ。観測所を訪れる研究者たちの名前もネズミキツネザルにつけたので、ステファンやユルゲン、ラフィキンというネズミキツネザルたちもいる。

夜な夜なネズミキツネザルをつかまえては大きさを測り、目視で体調を判断し体外パラサイトを数え、糞を採取し、日中はネズミキツネザルの寄生虫をひたすら数える。もし熱帯雨林がこんなに素晴らしく、ネズミキツネザルがこんなに可愛い動物でなかったらかなり退屈な生活となったことだろう。実際にネズミキツネザルの体内にどれくらいの寄生虫が巣食っているのかを知ることはかなわない。なぜなら、腸内を覗き見る事ができないからだ。私たちには、間接的にネズミキツネザルの体内にいる寄生虫がどれほど産卵するか、ということしかわかっていない。それをもとに、糞とともに体外に排出された卵の数を数えている。いや、正確には私が数えるころには線虫は孵化しているので、顕微鏡でサンプルのなかでうごめいている線形幼虫の数を数えると言った方がいいかもしれない。

ネズミキツネザルの線虫は繁殖力が強い。糞中に存在する線虫の幼虫の数は途方もない。1グラムの糞に1000匹もの線虫がいるのだ。できるだけ正確を期するために同じサンプルから二重確認するため、かなり根気がいる。しかもネズミキツネザルは非常に多くのパラサイトに好かれている生き物だ。実際のところ、雨期の初めごろには、ほとんどのネズミキツネザルの腸内に驚くほどのパラサイトが宿っている。

何人かの研究者が、ネズミキツネザルの寄生虫は、害をなす寄生虫ではなく、どちらかというと無害、さらに有益なものなのではないかという議論を交わしてきた。これまでのところ、私自身はごく簡単な説明でこの矛先をかわしている。すべての腸内の線虫はなにがしかの害があるものである。従ってネズミキツネザルの線虫も通常のパラサイトであるといっていい。

＊

それぞれの生き物は生存に必要なエネルギーと物質を周囲の環境から得ようとする。生物の一部は、光合成と化学合成から有機物を生成する生産者だ。草、白樺または穀物は二酸化炭素、水、太陽光を利用し、栄養分として糖分を生成し大気中に酸素を放出する。地球上に生きるほとんどの生物はこれらの植物と光合成をする藻類に依存している。その他の生物、例えば人間は、消費者である。生産者またはその他の消費者を摂取して生きていく。

パラサイトも消費者のカテゴリーに分類される。なぜなら、これらは、他の生物の栄養分を利用しているからだ。パラサイトは自分たちでなにも生産せず、合成もしない。人間の腸内に寄生する事がある広節裂頭条虫（*Dibothriocephaus latum*）〔ミゾサナダ、サナダムシの一種〕は宿主の人間から栄養を奪う。パラサイトはつまり、食物連鎖の次の環の部分ともいえる。人間を「狩る」生物はほとんどいないが、自然界の無数のパラサイトが幾重にも私たちを取り巻いている。

異なる有機的な組織体の種同士は互いに影響を及ぼしている。人間がサラダを食べれば、サラダと人間は生態系の相互影響関係にある。人間には栄養という益をなし、サラダには食べられるという害をなす。同様に、人間は獲物（栄養分）として様々なものを手に入れる。ハムを食べるということは豚にとっては害であり、我々には益となる。

パラサイトとは、定義からして搾取した宿主に害をなすものである。ある意味、捕食者といえるだろう。パラサイトと捕食者の違いは、相互作用の関係の近さだろうか。例えばネイチャー系のドキュメンタリー番組で見るようなライオンとアンテロープ〔ウシ科の多くの動物を含むグループ〕を想像してもらいたい。捕食者と獲物が出会うのはほぼ一度だけだ。対してパラサイトは宿主に入り込みずっと一緒にいて、さらに宿主に依存している。広節裂頭条虫に寄生されたら、体内に住み着かれたまま、毎回栄養は少しずつ奪われていく。とはいえ境界線はあいまいだ。蝶の幼虫が葉っぱを食べる時、葉は宿主で幼虫はパラサイトかそれとも捕食者か？　本書では主に人間のパラサイトを取り上げるので、パラサイトかどうかは比較的言葉にしやすいと考えているが、前述の例のように、難しい場合もある。

さて、なぜパラサイトが存在するのだろう。端的な答えは、生物が、それから搾取しようとするものにとって食べ放題のビュッフェのようなものだからだ。パラサイトは、手近な所に生物の存在があれば、それを栄養源として利用しようという、進化の点からもとても論理的な寄生という方法に行きついている。

寄生について語るのは、生物間の相互関係を語る本書の一つの側面に過ぎない。この短い答えは、単純化したものでもある。なぜならパラサイトは単に搾取だけを意味するわけではないからだ。この世界には共同作業や相互補助という関係もしっかり存在する。人間には、パラサイトだけでなく他にも多数の様々な、有益な生物がついている。私たちの場合、大切な腸内フローラが存在しなければ、食べ物の消化もスムーズには進まない。

結局のところ、生物間の相互の影響というものは、それほど大したことはない。腸内細菌も含めて、片利共生〔一方だけが利益を得る共生の形態〕の場合もかなり多いのだから。テーブルに出されている食事のおこぼれをこっそりあさるようなもので、その行為はもう一方にとっては邪魔でもなんでもない。このような片利共生で増えるパラサイトたちにとっては人間は巨大なビュッフェテーブルなのだが、その食卓（人間）が空っぽになる事はまずないのである。

人間の中にエコシステム

人間の体は動物としてはかなり大きい。50〜100キログラムのバイオマス（生物量）ともなれば、地球上では人間は動物として大きい部類に入る。他のほとんどの哺乳類はもっと小さいのだ。げっ歯類やコウモリを考えてみて欲しい。生物の種の大多数が昆虫で、そのほとんどが数センチの大きさである。より小さなものは細菌で大きさはといえば1マイクロメートル、つまり1ミリの1000分の1、1メートルの100万分の1となる。2メートルの身長がある人間と並べると200万個の細菌を積み上げてやっと人間と同じ位の高さになるというわけだ。

私が本書で連れ合い種について書く時は、私たちの身体を共有している生物の事を意味する。前述のように人間は動物としては大きく、多くの小さな生物たちに住みかを提供することになる。人間には推定で細菌細胞が──前回トイレに行ったタイミングにもよるが──人体そのものの細胞の2倍はあると言われている。なぜトイレの話が出てくるかというとほとんどの細菌は腸内に生息しているため、用を足したかどうかで大きな違いが出てくるからだ。便の組成の75%は水分で、残り半分は細菌である。トイレで毎回さっさと流してしまう便の事を、自然の多様性の結晶と考えるのは気が進まないかもしれないが、事実その通りなのである。世界中のどこを探しても、これほど高密度で多様な生物社会が存在する物体はない（前提として、腸活動が健全であることが必要だ。便の状態を分類するブリストルスケールでいうところの、「ソーセージ状であるが硬い便」か、「表面がなめらかでやわらかいソーセージ状、あるいは蛇のようなとぐろを巻く便」）で判断できる。

あなたの腸内には30兆ものバクテリアが住んでいて、トイレで「大」と書かれている水洗バーを流すたびにその半分が失われるのである。腸内のウイルス種別についてはまだ詳しく知られていないが、おそらくバクテリアの数よりもかなり多いと推測される。原生生物のような真核細胞の微生物は腸内には比較的少ないのだが、下痢などを引き起こすランブル鞭《べん》毛虫（ジアルジア）を除いて、これらの微生物もまだよく知られているとはいいがたい。フィンランド人は、外国へバカンスに行き、加熱が不十分な食品や、水道水を凍らせた氷のドリンク等からランブル鞭毛虫と出会う確率が高いだろう。

多くの、大型の腸内寄生虫が発展途上国の住民を悩ませているわけだが、フィンランドで見つかることもある。世界で最も一般的な寄生虫、蟯《ぎょう》虫はフィンランドで、とくに子どもからよく見つかる。ヘルシンキの保育所に通う5～10％の子どもが感染しているとみられている。また、世界では3億人もの人々が糞線虫に腸内感染していると思われる。フィンランドでは、海外で感染した人の腸内に見られる程度ではある。そしてこの線虫による大きな害があるというわけでもないので、すべての感染が判明するわけではなく、実際のところ、フィンランド人の感染状況は不明だ。ただ、臓器移植の際には、免疫機能を弱める投薬があると寄生虫の繁殖が活発化し複数の臓器の損傷を起こす可能性があるので、糞線虫の感染の有無は必ず検査される。

腸内のパラサイトという話をすると、多くのフィンランド人が、まずサナダムシを思い浮かべるようだ。どちらもフィンランドではほとんどお目にかかる事はないが、世界全体でいうと現在でも2億人の腸内がサナダムシの住みかとなっていると言われる。

私たちの連れ合い種にとって、もっとも居心地がいい環境は人間の腸内であるが、他にも体中に様々な種が住みついている。皮膚や、目の網膜、またあちこちの粘膜に多様なバクテリアがそれぞれの環境に適応しにぎやかな生態が展開されている。そしてこれらのほとんどが、前述の片利共生であるため、私たちにとって可もなく不可もなしにといったところだ。一般的にこれらの粘膜に住むバクテリアたちの存在は私たちを感染症の病原体から守ってくれていることが多い。害の無いバクテリア類が粘膜にいるからこそ、そこで有害なものが繁殖する余地がないのだから。これに気付くのは、抗生物質を摂取したとき、バクテリア全般の数が減ってしまうため、逆に菌の引き起こすカンジダ症などにかかりやすい。

口腔内の微生物群は私たちにとってもっとも問題となる部分だ。口の中にいる細菌たちは食べ物や飲み物と一緒に酸性の強い胃に流されてしまわないよう歯や歯茎に吸着する。このなかにカリエス菌がいる。口腔内の糖分を栄養としながらゆっくりと歯のミネラル成分を溶かしていくのだ。

つまり私たちは一人きりではない。何よりも、これまで私たちは一人で生きてきたことは一度もない。多細胞生物には、常に小さな単細胞生物が共にある。小さな生物たちは大きな生物の庇護と栄養分を利用してきた。多細胞生物がいつ誕生したか正確な所は知られていないが、すでに6億年前にすべての動物群の先祖が存在していたと考えられている。つまり人間は多細胞生物に進化して以降10億年近い間、連れ合いの微生物たちと一緒に発達を遂げてきたことになる。

この身近なライフスタイルには美しく、うまい表現の名前がある。Symbiosis、共生だ。Symbiosisはギリシャ語のsymbiōsisから来ており、共に生きることを意味する。共生の結果、腸内のバクテリアたちは私たちにとって最も大切な活動を進めてくれる。炭水化物を分解し、カルシウム、マグネシウム、鉄分やビタミンの吸収を容易にするのだ。バクテロイデス・ブルガータス菌〔口腔などにいる常在菌〕は酵素を醸成し、ベリーや果物に含まれるペクチンの細胞壁を構成する炭水化物を分解してくれる。ルミノコッカス・ブロミ菌はでんぷんを分解する酵素を作り出す。またビフィズス菌属は一部の乳糖類を分解してくれる。多くの腸内細菌たちが作り出す酵素などはすべて、小腸の腸壁と免疫機能が正常に発達するためにも欠かせないものである。

人間は、地上の神殿〔聖書でいう聖霊を宿らせる神殿＝体〕を無数の生物と共有している。私たちは病める時も健やかなる時も共に生きる。この考え方は、科学においては比較的新しく、その与える影響も計り知れない。現在では人間のマイクロバイオーム（細菌叢）について、つまり我々と生を共にするすべての生きとし生けるものの全体像について議論されるようになってきた。ここ数年熱心に研究がなされているのは、遺伝技術の発展が連れ合い種の特定を容易にしつつあるからだ。

すべての生物の遺伝子はDNAから作られている。そしてすべての生物は恐らく同じ最初の複製ゲノムを元に枝分かれし発達したと思われることから、ゲノムの差異を比べることで、それぞれの種の近似性を推測することが可能だ。もし二つの個体のゲノムが近似していれば、ほぼ同じ種に属すると考えることができる。

ゲノムの塩基配列は新しいシークエンシング手法によりかなり効率よく解析することができる。少しの手間で、例えば糞便に発現する細菌群を割り出すことができるのだ。特定には、種間でほとんど変化がないとすでに判明している遺伝子を使う。バクテリアの場合は、16Sリボソーム RNA〔リボソームは生物の本質に関わる部分で、配列の保存性が高いため細菌などの原核生物内でも判別しやすい〕である。この遺伝子はタンパク質生成に無くてはならない。実際の研究では採取した糞便から細菌のDNAは既成の試薬キットを用いて分離される。その後、欲しい遺伝子の塩基配列をすべての細菌種からPCR装置でクローンを作り、複製されたクローンをシークエンシング分析する、つまり塩基配列を機械に読み込ませる。このプロセスを数千の細菌を包含する100ものサンプルに対して、早ければ一日で実施することができるのである。

1980年代初めに、最初の16SリボソームRNAのシークエンス解析に数カ月かかったことを思えば、技術の進歩はまったく目を見張るものがある。今では当時の100万倍の速さで解析が進むのだ。

たとえマイクロバイオーム人気が一過性のトレンドであるとしても、微生物の重要性は長く認識されていた。例えば、乳酸菌は数千年のあいだ、整腸剤として使われてきた。古代ローマ人たちは乳酸菌で発酵させたキャベツ、つまりはザワークラウトを食していたし、韓国人はキムチが大好きだ。ヨーグルトは中東で生まれたし、北欧では乳酸菌はサワーブレッドやサワーエールで長く親しまれている。酸味ある製品は、もともとは保存目的で作られていたが健康効果も長く知られてきたといえるだろう。

酵母、またはイーストはアルコール発酵で数千年使われてきた原料でもある。人間はまた種間の競争といった生態系の仕組みも長い間利用してきた。一つの例は、ビールやワインの発酵の利点は、真水に住む病原体が殺菌されるということもあった。飲んで病気になるような水よりは、ビールの方がずっと安全だったというわけだ。
二、三十年前にプロバイオティクス、健康効果がある善玉菌への関心が高まった。これを1905年に確立させたのはノーベル賞を受賞した老年学の父と呼ばれるロシアのイリヤ・メチニコフである。彼は、正しい食事内容が腸内細菌を育て、善玉菌が悪玉菌に取って代わる、腸内の良い細菌バランスは長寿を意味すると主張した。プロバイオティクスという言葉は1950年代に抗生物質（antibiotics）の対抗馬として使われ始めた。抗生物質のように悪玉菌を殺すのではなく、善玉菌をどんどん増やそうという考えだ。
プロバイオティクスの本当の効果についてはまだはっきりと知られてはいない。欧州食品安全機関（ＥＦＳＡ）は、もし食品がプロバイオティクスであると宣伝するならば、それは健康にも栄養にも無関係であり、プロバイオティクスは医薬品と同じように評価・審査をするべきだという立場である。このため、ＥＵ域内では、２０１２年から食品をプロバイオティクス商品であるという説明を使う事は事実上禁じられている。なぜならＥＦＳＡがプロバイオティクスの健康効果を承認していないからだ。

一害あって一利あり

少なくとも、私たちの祖先が約7億年前に単細胞から分裂し多細胞生物に進化して以来、私たちにはずっと、連れ合い種がいることになる。その間に、私たちも、小さな連れ合い達も変わっていった。生物の変化を進化と呼ぶが、それは自然選択であったり偶然の産物であったりする。

自然選択の原則とは、チャールズ・ダーウィンとアルフレッド・ウォレスが到達した考えを意味する。つまり個体のそれぞれ異なる繁殖の成功が、ゆっくりとしかし重要な変化へつながるということだ。繁殖の成功には個体間の差異があり、遺伝子は親の世代から子の世代へ受け継がれるため、もっとも繁殖に成功した個体の遺伝子が個体群の中で広まっていく。これが群れの中での遺伝子関係とそれに基づく特徴の変遷へつながっていき、時の経過で個体群は環境に適応していく。なぜなら、世代交代ごとに最も繁殖に成功した個体が残っていき、種は環境に適応して生きていくことができるようになるからだ。

分かりやすい例は、人間のアミラーゼ遺伝子の数だろうか。アミラーゼは唾液が作り出す酵素で、でんぷんを単糖類に分解する働きを持つ。もともと人間の遺伝子にはアミラーゼ遺伝子はヒト1番染色体にしかなかった。染色体は対になっているため、人間にはアミラーゼ酵素を作り出せる遺伝子は二つあることになる。農業の伝統が長い地域では、人間はより複雑な多糖類を摂取していた。そしてアミラーゼ遺伝子がゲノムの他の部分にも複製された。したがってアミラーゼ遺伝子を四つ持っている人間はより効率よく新しい栄養素、例えば穀物を取り入れることができる。そうしてこれらの人々はより多く子どもをもうけ、次の世代も四つのアミラーゼ遺伝子を持っている人が増えるという具合だ。

ただし進化は毎回特定の方向へ向かっていくというわけではない。進化は、世代ごとに一定の環境において生産力を最大限に増やす。環境の変化のスピードは速く、個体は一昨年の環境に素晴らしく適応していたのに今年は適応がうまくいかなかったりする。連れ合い種にとって、このような環境の変化とは、例えば宿主である人間の食事内容の変化、外国への引っ越し、または下痢といったものを意味する。

人間と連れ合い種のライフサイクルは不均衡だ。人間は種としての変化はゆっくりである―現時点ではフィンランドでの一世代の交代は30年強である。それに比べて、腸内細菌は30分程度で世代交代を完了する。宿主個体のライフサイクルの間に、連れ合い種の細菌はかなりの回数の世代交代と進化を経ることになる。ここには明確な影響が表れる。つまり連れ合い種は、私たちという個体の宿主にどんどん特化していくのだ。人間にはそのような利点はなく、適応は非常にゆっくりと進む。

一方、人間の進化の変遷も一般に考えられているより早く進むものもあるかもしれない。ミルクを栄養として取り込むというのは良い例だ。母乳にはラクトース（乳糖）がふんだんに含まれている。この分解には酵素が必要となる。哺乳類が母乳を摂取しなくなると、乳糖を分解する必要はなくなり、ラクターゼという酵素の生成はそこで終わる。成体の哺乳類は乳糖不耐症となり、乳糖を分解できなくなるわけだ。しかし多くの地域の人々は乳糖に耐性がある。つまり大人になってもミルクを栄養として取り込むことができる。大人になっても乳糖を分解し接種する能力は、たった数千年前にミルクを栄養として摂取する地域で自発的に発達してきた。例えば北欧やアフリカの一部がそれにあたる。この突然変異がたった数百世代ほど前に起こった出来事であるのに、現在の北欧人のほとんどがこの突然変異を受け継いでいる。ミルクの有効利用という能力は、あまりに利点が大きかったために自然選択によって乳糖不耐であった遺伝子が駆逐されたのだろう。

進化はもちろん、なんでも自由に発達していくという事を意味してはいない。乳糖への耐性は、ラクターゼを生成する遺伝子が大人になっても機能を止めない、という事で簡単に実現できる。より複雑な特性、例えば社会性や植物のセルロースの有効利用といったことは発達にも何段階ものプロセスが関わるため、容易に起こる進化ではない。進化を妨げるのは来歴とそれまで積み上げてきた特性だ。例えば人間は体重が重すぎて飛ぶことができない。一方で、ある生物種がこれ以上進化してもその環境では何も変わりようがないというレベルに到達してしまうと、進化そのものが種を袋小路に追い詰めることもある。環境が少しでも変化すると、こうした種は絶滅に追いやられてしまうのだ。

袋小路の例は、リョコウバトに寄生するシラミだろう。リョコウバトは北米に生息する鳩で、その個体数はかなりのものだった——数十億羽が北米プレーリーを渡っていったという。パラサイトからみたら夢のような宿主だろう。数が多く、繁殖力が強く、あちこち移動してくれ、無数の寄生虫を体内に宿してくれるのである。急激な環境の変化と効率のよい狩猟のために、リョコウバトは1900年代の始め頃に数十年で絶滅した。その結果、リョコウバトに特化して寄生していたシラミは、他の宿主では生きていくことができず同じく運命を共にした。少なくとも、1999年にリョコウバトに近いオビバト（*Datagioenas fasciata*）に寄生している所を再発見されるまでは、そう思われていた。

適応はいつも成功を約束してくれるわけではない。なぜなら偶然のできごとも進化に影響を及ぼすからだ。種の個体数が小さいほど、自然選択の幅は狭くなり、個体が優勢となるには、より偶然の果たす役割が大きくなる。遺伝子は一つ一つの種の次世代について定めるわけではない。なぜなら、個体がうまく生き延びるかどうかはかなりの部分偶然によるところが大きいからだ。兄弟の群れから獲物として捕食者の牙にかかるものが出たり、凍え死んだり、群れとはぐれたりしてしまうかもしれない。特定の遺伝子と特性の利点は、大きな個体群となって初めてあらわれてくる。それはサイコロを投げるようなものだ。サイコロを10回投げても、出る目の分布がどのようになるかは分からない。回数が増えるにつれ、それぞれが平均化してくるため、どの目も均等に出るようになる。

　ではもし特定の目、例えば1に重しが付いていて、1の目が出る確率が他の目に比べ1・06になっていたとしたらどうだろう? 確率の1と1・06の差は大した違いには思えないかもしれないが、これは人間にとって知られている中ではもっとも大きな選択、つまり特性の進化による利点と同じ確率である。8000年前、乳糖への耐性があった人間は乳糖不耐症の人間に比べて1・06倍の数だったと考えられており、わずかな差であった。サイコロを何度も何度も投げなくては、1の目に重しがついているのではないかと疑うのが難しいほどに。しかし北欧の人口にはすでに当時、数千人の個体が存在した。従って、自然選択が機能する余地があったのだ。この利点はまた人間にとっても非常に大きなものであったために、数十世代を経る間にほとんどすべての人が乳糖耐性を持つようになったのである。

　進化の話をするときには、二つのランダムに起こる現象、すなわちボトルネック効果と創始者効果について語られることが多い。ボトルネック効果とは、とある種の個体群がある出来事を経験し、その出来事が個体群の遺伝子のそれぞれの特性に関わらず個体群の半分をランダムに死滅させてしまう事を言う。生物の本では、しばしば「火山の冬」の話が書かれている。いかに生物がこの火山爆発で激減したかという内容だ。人間はボトルネック効果を7万年ほど前に一度経験していると考えられている。インドネシアのトバ火山爆発によるガスが環境変化をもたらし、人口が激減したのではないかと言われている。おそらく当時ヒトはアフリカ大陸に固まって住んでいたと思われ、この環境の変化が個体群に大きな影響を及ぼし、数千人にまで減少したと考えられている。本書のテーマに沿うなら、下痢は一つのいい例だ。腸活動が加速すると、腸内のエコシステムのバランスが崩れて下痢になり、その結果残るバクテリアの種類はたまたまそうなったという構成になりやすい。つまりタイのビーチで、たまたまあなたが食べたシュリンプカクテルが連れ合い種にとってのトバ火山噴火になるかもしれないのだ。

ほとんどのボトルネック効果は、ここまで劇的で長期的影響を及ぼすものではない。フィンランドの自然が何度か経験したボトルネック効果は氷河期の変遷だ。気候が寒冷化しそれぞれの種の個体群は、もともと生息していた地域より退かざるを得ず、個体数も通常かなり減る。このあと再融合が起こる。つまり、寒冷期に1か所に留まってなんとか生き残った種が気候の温暖化に伴い再度拡散していくエリアのことだ。欧州が厚い氷原に覆われていたころ、人間たちはいくつかの再融合地域に退避していた。例えば西のソリュートレ文化〔フランス南西部からスペインにかけて〕、そして東のグラヴェット文化〔ロシア平原からクリミア山脈付近〕である。

創始者効果とは、少数の個体群が新たなエリアへ移住、または偶然別の地域へ隔離状態となり新たな個体群を形成する場合を言う。このとき新たな個体群の遺伝的多様性は元の群よりずっと小さく、無作為に選ばれた一部分である。フィンランド人はこの創始者効果の好例だ。現在フィンランドの各地域には少人数の人間の個体群が居住しており、特に北フィンランドの共同体はごく小さな集団をもとに徐々に人数が増えたものと考えられる。フィンランド人の遺伝病は複数存在するが他の地域ではほとんど発症せず、創始者効果を強く示しているものだ。サラ病は精神運動発達障がいで、しばしば重度の障がいをもたらすが、これもそうした遺伝病の一つである。名前の由来は、この病気が地球上でほぼサッラ〔ラップランドの一地域〕出身というルーツを持つ人にしか発病しないからだ。サッラの地域住民の先祖には、サラ病の原因となる遺伝子変化があり、この遺伝子変化を受け継いだ人が地域の個体群のほとんどを占めるようになったのだ。さて、人間にくっついている連れ合い種にとっては、少なくとも一度は創始者効果を体験する機会がある。新生児は腸内細菌という観点ではまっさらのカンバスのようなものだ。しかし腸内と粘膜には出産した母親の粘膜と皮膚を通じてすぐに最初の一群がやってくる。

私たちと連れ合い種の関係は長い時間をかけて形成される。偶然の出来事と適応がそこに影響する。善玉菌がなぜ善玉と呼ばれるかというと細菌自身にとっての利益が人間にも利益をもたらすからだ。同様に悪玉菌はなぜ悪玉と呼ばれるかというと、人間に害を及ぼすことがその細菌にとって利益となるからである。自然選択は連れ合い種と相互関係を維持する。

連れ合い種の進化は人間の進化に比べると速いため、私たちへの影響もそれなりに変化が速い。典型的な影響は新しい感染症の危険性である。しばしば、初期には危険であった感染症の危険性は何年かすると下がっていく。より大きな変化もありうる。人間に感染するものが害をなすものから、有益なものへと変わっていく場合だ。例えば、人間の腸内に生息するバクテロイデス・シータイオタオミクロンはもともと病原体であった。今では腸内のでんぷんや多糖類の分解に欠かせない存在だ。

ここから導き出せることは、私たちにとって有益な細菌種が腸内で繁殖すると、それが有害なものへと変化することもあるということだ。進化の観点から、相関的な成功は重要だ。もし個体群が他の細菌よりも強い繁殖力を持つ群となれば、当然その数は増え、その速度も増し世代交代を繰り返し個体群すべてに同じ遺伝子が行きわたる。私たちに有益な種の個体が有害へと変化し、同時に有益な細菌群よりも増えてしまうとなると、私たちは有益な細菌群を比較的早い段階で失い、その空席部分に有害な細菌群がこれ幸いとはびこる。ただ、これはそれほど一般的に起こる事態ではない。なぜなら今のところ一つも例がないからだ。もう一つ考えられる可能性は、宿主にとって有益から有害な存在へと変わる変化というのは、進化の観点からすると不安定で、問題児の細菌群は遠からず絶滅するというものだ。

病気を引き起こす進化というのは比較的早い段階で、有害な種が進化の法則から外れてしまうこともある。この場合、病原体が早くから宿主にとってより有害かつ危険になっていく。腸内で細菌が自分に必要な物質を集め、宿主から搾取すればするほど、その種は繁栄することになる。細菌が私たちから色々と奪うほどに、それは私たちにとって有害であるということを意味する。つまり細菌はどんどん進化するにつれて私たちにとって危険性を増していく。この進化は、有害な細菌が腸内の他の種との競争に敗れるか、私たちの免疫機能が戦いに勝つか、はたまた細菌が私たちを殺してしまうまで続く。従って進化から暴走した種は絶滅する事も多いのだ。

よって、連れ合い種はいつも私たちとの調和を求めて発達してくれるわけではない。進化がもたらす短期・長期の有益性は二つの違うものとしてとらえるべきだが、進化のプロセスは、水が高い所から低い所に流れるように、簡単なところからまず始まる。自然選択からすると、短期的に最も繁殖を成功させる因子は何かという点になる。

感染するかしないか（は神のみぞ知る）

ロンドンのソーホー地区でコレラ大発生が起こったのは１８５４年のことだった。ブロード・ストリートの辺りに住む住民は二週間で15％が死亡した。当時はコレラがどのように感染するかまだ知られていなかったが、空気汚染の瘴気によるものではないかと推測されていた。医師ジョン・スノウはその説に疑いを抱き、汚染された水が感染源ではないかと考えた。自論を証明するため、スノウはソーホー地区の住民に対して聞き取り調査を実施し、ソーホー地区のコレラ感染ケースをすべて地図に書きこんでいった。そこで気づいたのは、ブロード・ストリートにある井戸のまわりに感染が集中していることだ。スノウは顕微鏡で井戸水の試料を検査したが何も見つけられなかった。しかしポンプの水が使えないよう、ハンドルは取り外したところ、徐々に感染が収まっていったのである。後日、ブロード・ストリート近くにある古い汚水溜めからコレラ菌が飲料水の井戸に流れ込んでいたことがわかった。スノウの発見の後、ロンドンでは下水道網が徐々に衛生面で改善されてゆき、1900年代になって西側諸国からコレラは絶滅したといってもよい。現在では、私たちはコレラが汚染された水源か食物から感染する事を知っている。しかし、今でも何がコレラ流行を引き起こすのかはわかっていない。コレラ菌は様々な水源に出現するが、感染流行につながる事は少ないからだ。

前の項では進化の意義を取り上げ、同じ集団の中で、世代間における遺伝子数の関係の変化が、人間と私たちの連れ合い種の進化にどう影響するかを扱った。遺伝子の理解だけでは、一方の細菌が危険で他方は危険ではないというには不十分だ。遺伝子は生物の特性を定義するというより、個体の発展が遺伝子の活動指示に従って生物の特性を変えていく。遺伝と表現型〔生物が示す外見上の性質〕は異なる二つのものである。時に遺伝子は種の特性が発達するうえで細かな制限を設けることがある。また一方で環境における特性がより大きな影響をおよぼすこともある。

一卵性双生児は通常同じ身長へと成長する。これは遺伝子が正確にその個体がどれくらいの身長になるかを定義しているからだ。ただ、環境も身長に影響しうる。低栄養、喫煙、ホルモン異常といった因子が実際伸びたであろう身長よりも低く、または逆に高くなるような影響があるということだ。人間の平均身長は過去200年の間でかなり伸びた。オランダ人の平均身長は1850年代が162センチメートルであったのに対し、現在は平均身長

178センチメートルである。ここで中心となる進化生物学的な疑問は、この変化は進化によるものなのか、つまり背が高い人の方が相対的により多くの子どもをもうけられるのか、それとも環境による変化なのか、つまり環境が個体の発達を促すのかということだ。しばしばあることだが、この場合の答えは両方ともイエスである。研究によると、栄養状態が良くなると高身長の人も平均して生存率が高くなる。また、よりよい栄養状態と感染症の減少で成長が妨害されないので、結果的に人の身長が伸びる。

生態系の及ぼす相互影響は一定の環境で、一定の時期に発生するものだ。パラサイトの病原体としての感染力、または拡大の勢いはすべて遺伝子と環境が影響する特性と言える。同じ病原体群が環境によっては違う動きをする。多くのパラサイトが有害なものであっても、その一部は常に危険であるというわけではない。これらは日和見感染を引き起こす病原体であるが、感染症を引き起こす際にのみ増殖する全寄生の病原体と呼ばれている。

細菌種には様々な個体群があり、その違いはかなり大きい。大腸菌は腸内フローラの通常の1000分の1ほどを占め、そのほとんどがまず病原体とはならないものだ。ただ、大腸菌の一部が下痢やその他の病気、例えば尿道炎の原因となることはある。エンテロトキシン［タンパク質毒素で腸管に作用し異常反応を引き起こす］は世界中で毎年2億件もの下痢を引き起こしている。

後の章で述べる抗生物質耐性といった細菌の嫌な特性は、個体群から遺伝性物質が引き継がれるものだ。しばしば、細菌の病原特性は遺伝子のごく一部に依存する。もし病原性のある細菌がこれらの遺伝子を他の細菌から取り込めば、以前は有害ではなかった細菌に病原特性をも取り込むことになる。つまり進化はすべての病原性の原因ではなく、細菌間の遺伝子の移管〔親細胞から子細胞ではなく、細菌同士で遺伝子をやりとりする水平伝播〕で説明できることもあるのだ。

全寄生病原体に加え、時には病気を引き起こし、また別の時にはおとなしくしているパラサイトがいる。これらは本当に偶然に病原体となる。たまたま間違った場所に行きつき、自分たちの生き残りにはまったく意味のない病気を引き起こしてしまう。例としては、常在菌の一種である髄膜炎菌と腸内の敗血症を引き起こすバクテロイデス・フラジリスである。髄膜炎菌は名前の通り脳の粘膜を通じて脳の近くに到達すると髄膜炎を起こす。バクテロイデス・フラジリスは虫垂炎や銃創から死に至る感染を引き起こすことがある細菌だ。腸内ならば無害なままの細菌たちが、体腔に入り込んでしまうと危険な病気を引き起こし、そして細菌自らも死んでしまうのである。

日和見感染の病原体にとって病原性は時に有益で、時に有害であることもある。コレラ菌は日和見感染の起因菌〔感染症を引き起こす菌〕として恐れられている。1800年代にはコレラは都市部でもっとも大きな感染症の被害をもたらし、1980年代になっても年間300万人の命を奪っていた。現在ではコレラ菌による死者は1年に5万人から10万人と言われている。コレラ菌が分泌する毒素は非常に強い下痢と嘔吐を引き起こし早い段階で脱水症状となり、それが進むと死に至る。

典型的なのはコレラ菌が淡水の水源に存在し、プランクトンや魚介類、軟体動物の体内に生息している場合だろう。人間は汚れた水から、もしくは魚介類などからコレラ菌に感染する。人間の間での感染は稀である。ただ、すべてのコレラ菌ではなく、その一部の細菌叢（マクロバイオーム）が感染症を引き起こす。感染症を引き起こすには、二つの構造が必要である。細菌のしっぽと毒素だ。しっぽ部分の構造が細菌を他の細菌に引っ掛かりを持たせ、細菌間の情報伝達を支援する。毒素は下痢を引き起こす。コレラ菌個体群の一部からは毒素か、またはしっぽの部分の遺伝子、またはそれら両方が欠けている。

両方の遺伝子が揃っているコレラ菌であっても人間に１００％コレラを引き起こすわけではない。コレラ感染を起こした人の４分の３はまったく無症状であるが、知らずに感染を拡大させることは可能だ。多くの地域ではコレラが風土病として定着しており、感染流行を引き起こすことは十分に可能である。日和見感染というのはこういうことだ。コレラ菌自体は環境に常に存在しているが、毎回人間に病気を引き起こすということではない。

日和見感染の起因菌がおこす流行とは、例外的な大雨や温度変化など、なんらかの環境変化に原因があることが多い。ただ、衛生に関してきちんと気を配っていればコレラ流行の被害は最小限に抑えられることを私たちは知っている。同様に、油断すればコレラはいつでもおそいかかって来るものでもある。紛争や地震被害といった栄養状況、衛生状態に影響を及ぼす事態があればコレラ感染流行は細心の注意を払うべき問題だ。

感染症が発生するにあたっては、パラサイトと宿主の間の均衡が常に関係してくる。多くの場合、人間は感染しても病気にまで発展せずに終わる。コレラの場合はなぜ感染した一部の人が発症し、ほかの人は無症状のままなのかはわかっていない。明らかな症状があらわれている場合は、起因菌の数が体内でかなり増殖していることがほとんどだ。

全寄生、日和見感染の起因菌に加えて、相対的に感染を引き起こす群がある。これらの細菌はコントロールが出来ている間はこちらも気づかないほどの存在だ。例えば、クロストリディオイデス・ディフィシルは人間の常在菌叢の一種だが、下痢を引き起こすこともある。この菌は通常腸内細菌の2〜5%を占めているが、抗生物質投与のあとなどに他の細菌がいなくなった空白を占領し、腸内細菌叢の半分以上を占めるほどに異常増殖することがあり、下痢を引き起こすのだ。そうすると下痢もなかなか治らない。細菌の割合が異常に増えてしまうと、その数をまた元の数パーセントに戻すのは骨が折れる。現在、最も典型的な治療法は腸内フローラ移植、つまり健康な人の便を移植することだろう。

＊

体がパラサイトから守ってくれる

私はラファを罠から外し、彼が枝を駆け上がっていくのを眺めた。突然ラファは動きを止め、近くの藪を眺めている。私もそちらに目をやるともう一匹のネズミキツネザルがいた（おそらくメスだろう）。ラファがメスに興味を持っている事は分かっていた。今は繁殖期だから、その事で頭が一杯のはずだ。

ラファは枝から枝へ少しずつメスの方へ近づき、ついに隣の枝までたどり着いた。最後に跳び移る前に少し間が空く。何秒も待ったわけではないが、どのように近づこうか、思案していたようだ。直球勝負型のラファは結局そのままメスの隣に跳び移った。メスは一瞬もためらわずに右の前脚でグーを作ってラファの顔を殴りつけた。ラファは悲しそうな鳴き声をあげ、その枝から飛びすさり、メスは熱帯雨林の闇へ消えていった。

生存をかけた戦いでオスはメスに種付けを願い、メスは生殖におけるほとんどの重荷を負う。だからこそメスには選ぶ権利があるのだ。キツネザル科のサルたちは霊長類の中ではメスが強いことで際立つ存在だろう。つまりヒエラルキーの中で、群れであっても、単独行動であっても、常にオスはメスよりも下位にいるのである。ラファが受けた扱いもメスの権力を示しており、さもありなんというものであった。

ただキツネザルのメスは選り好みが激しいというわけではなく、精子競争をさせるのだ。これは進化生物学上の言葉だが、文字通り、1匹のキツネザルのメスは一晩の間に多い時は20匹ものオスと交尾する。父親となれるのはその中で最も力強い精子を持ったオスというわけだ。また、同時に生まれた3匹の子キツネザルの父がそれぞれ違うオスという事もあり得る。

ネズミキツネザルのオスは、この過酷な競争に勝つため、足の間にぶらさげたこう丸は繁殖期に非常に立派なサイズとなっている。ネズミキツネザルの体長は10㎝ほどである。これまで測った中で最も大きなこう丸は2・5㎝もあった。なんと一つのこう丸のサイズがネズミキツネザルの頭と同じ位の大きさなのである。つまり出来るだけ多くの精子をため込み、この繁殖期に勝負を賭けると言ってもいいだろう。オスにとってありがたいことに、繁殖期は2週間ほどしかないので、この大きさのものを一年中ぶらさげておく必要は無い。繁殖期が終わると、こう丸は徐々にしぼみ、オスとメスを見分けるのすら難しくなるほどだ。雌雄を見分けるのが難しいのは、メスには陰核が発達した擬ペニスがあるのも一つの理由である。

2週間の間、ラファはほとんど食べる暇もなく、メスの後を追いかけていたようだ。精子が作られ、こう丸が大きくなるのと並行して、オスのテストステロンホルモンの量も増える。ストレスと、テストステロンの量が増大することで、免疫機能が衰える。オスの一部は、特に若い個体やもともとの体力がそれほどないオスの場合、この免疫力低下のために繁殖期にパラサイトの数が一気に増える。可哀そうなラファもそのうちの1匹である。

＊

人間が、パラサイトや病原体に対しまったく無力というわけではない。人間も体内に侵入者を防ぐ複数の構造を持っている。まず皮膚はそう簡単に外部からの闖入を許さないようにできている。粘膜は粘液を出し、繊毛の働きにより侵入してこようとするものを外へ排出する働きを持つ。皮膚と、粘膜を覆っているマイクロバイオームも私たちを守る機構の一つだ。常在菌などから成る叢があるため、新しい種が侵入しようとしてもまず通常は居座るスペースがない。

ただ私たちの体内にも入り込みやすい場所がある。例えば腸内はいわば開口部があるパイプのようなものだ。口から入り、肛門から出られる。他の「内」臓や血管のように内側にあるわけではない。さらに腸内は、栄養分を吸収する構造であるから、病原体にとって皮膚などよりよほど適した侵入場所である。また環境としても温度が一定に保たれており好ましい。パラサイトにとっては、まずここにたどり着くために胃を通過しさえすればいいわけだ。酸性が強い、つまり低いpH濃度の胃液は大多数の微生物を殺してしまう。そして腸は常時蠕《ぜん》動《どう》しているために、侵入した後もそこに留まる機能を持っていなくてはならない。

腸がいかに弱いかの証明は簡単だ。衛生環境が普段と異なる国へ海外旅行をしてみると、嘔吐や下痢から逃れるのはなかなか難しい。どんなに手を洗い、サラダなどの生ものを避け、ジントニックの氷を入れないように頼んでも、「水が変わる」とお腹を下すのはよくあることである。

さて、人間の体で最もよく守られているのは皮膚と粘膜の内側である。通常皮膚を突破するためには何らかの傷口が必要だ。例えば蚊などのように血を吸ったり、顎で噛みついたりする昆虫や動物が介在すると、血液の流れに乗って次の宿主の体内を駆け巡ることができる。血液中というのは、循環によって体内を移動できるので腸内よりもさらに具合がいい。加えて栄養分も腸内よりもさらに細かく分解され、酸素も常に血液に溶け込んでいる。ただ、血液中には私たちの身体で最後の砦でもある、もっとも活発に機能する免疫機能が備わっているのだ。防衛機能は大体どんな病原体に対しても等しく機能し、感染の初期にすぐ病原体を攻撃する。この自然免疫は、以前にその病気にかかったという経験は不要で、身体に害を及ぼしそうな病原体が侵入してくるとすぐそれを検知する。自然免疫の武器は食細胞で、侵入者である細胞を貪食《どんしょく》し、処理するのである。また炎症反応はそれ自体が病原体を退けるのに役立つものだ。発熱も同様に、免疫防御を推進する。あまり見られない例ではあるが、発熱が病原体の増殖を防ぐという研究結果もあるようだ。自然免疫に加え、人間には過去の病原体を記憶する獲得免疫というものがある。この仕組みでは、細胞が以前感染した病原体の外側の構造を記憶し、ピンポイントに侵入してきた敵を攻撃するのである。体内に、以前も侵入したことがある病原体が入り込むと、獲得免疫は症状が始まる前に敵を撃退する。予防接種はこの獲得免疫の機能によるものだ。体内の免疫機能に対して、無害の抗原を感知させ、後日同じ構造を持つ実際の病原体が侵入すると病気になる前に攻撃し退治するというわけだ。

さて、どんな軍隊にも弱みがあるものだが、免疫機能も同じである。免疫防御にとって自分の身体の細胞と、異物である体外からの侵入細胞を区別するのは重要な機能であり、通常は体内の細胞に対しては表面にある分子、つまり抗原を認識するので攻撃はしない。この働きが、例えば臓器移植の際に治療の妨げとなってしまう。移植された臓器を異物とみなしてしまうからだ。時に人体は、危険でないものに対して過剰に免疫機能を発動させてしまうこともある。例えば白樺の花粉を危険な病原体と認識して、自己防衛活動を始めるのである。こうした間違った信号を引き起こす物質をアレルゲンと呼ぶ。アレルゲン自体は危険ではなくても、その引き起こされた反応が問題なのである。免疫防御はその間違った反応で死をもたらすことすらあるからだ。

一般的には、免疫防御によって、人間の体内のどこであっても障害を起こす可能性があるが、それほど大きな反応ではなくすぐに収まるものだ。恐ろしいのは自己免疫性の反応である。この場合、通常は免疫反応を起こさないはずの、体内の特定の表面細胞構造に過剰反応を起こしてしまう。例えば1型糖尿病は、免疫防御が膵臓のインスリンを出す細胞を異物だと認識してしまう事で発症する。

終わりなき競争

人間は体内で活動する微生物と終わりなき競争を強いられているようなものだ。進化の過程で増え続けることができたものだけが勝者である。人間も、その連れ合い種も、進化の将来は「産めよ、増やせよ」が実現できるほどに明るくなる。では、連れ合い種がますます増殖しようとし、私たち人間もより生き残る事を望んで増えていくとしたらどうなるのだろうか。

結果的に、人間と微生物たちの間における終わりなき生存競争となるだろう。人間の免疫機能が少し改善され病原体を抑制することができるようになるたびに、病原体自身もそれに応えて自分を進化させなければ死に絶えてしまう。逆に、病原体の変化に対応できなければ私たちも危ない。あらたに危険な病気が人間に感染すれば、免疫機能が十分機能し、ピンポイントでその病原体を撃退できる者だけが生き残る。しかし多くの場合は、このように極端ではなく、より小さな変化の連続である。病原体の少しの感染力の変化であってもバランスが崩れ、人間の劣勢につながってしまいかねない。小さな変化も、進化においては何世代も繰り返されると大きな差につながる。病原体が一世代の間に少し感染力が強くなると、遠からずそれは人間にとって脅威となる。

進化生物学では、この状況を赤の女王と呼ぶ。この仮説は、ルイス・キャロルの『鏡の国のアリス』の登場人物から名前を取っている。赤の女王（やたら首をはねたがるハートの女王とは混同しないで欲しい。赤の女王はより素直なキャラクターだ）はアリスに向かって、鏡の国ではその場にとどまるためには全力で走り続けなくてはならないと本の中で言っている。種の間の相互作用は、この話と同じように機能する。競っている種が何らかの利点を獲得すれば、対する種もその状況に適応し、同様の利点を獲得しなくては死滅してしまう。地位を維持するためには、進化し続けなくてはならないのだ。

進化し続ける、ということは必ずしも全体の仕組みがより改善され、または効率が良くなるという訳ではない。わかりやすい例は森林だろう。木々は高く成長し、光合成のために光を得ようとする。木々は他の樹種との間で、どちらがより多く太陽光を浴びられるかを競う。一種類の木が他よりも高くなれば、ほかの木々はより高く伸びるか、ほかの方法で繁殖の効率を上げなくてはならない。光合成の効率を上げる、長く生きる、より遠くへ飛ぶ種子を生み出す、といった風にだ。そうすると森林の状態は、すべての種が競い合い、それぞれの樹種がより多くの持てるリソースを繁殖に使ったにもかかわらず利点を獲得できないままということになる。パラサイトやパラサイトから身を守るという競争も同じような事になる可能性がある。なぜなら免疫機能の維持はただではないからだ。エネルギーを消費し、生殖機能につぎこむはずのエネルギーが奪われることになる。あまりに強い免疫防御機能は、自分の細胞を異物とみなして攻撃してしまう、自己免疫性の問題にもつながる。

赤の女王の仮説には、それを否定しないまでも競争相手ともいうべき黒の女王仮説が提唱されている。黒の女王の名前はトランプ・ゲームのハーツに出てくるスペードの女王から名を取っている。ハーツでは、プレーヤーはできるだけマイナス点を取らないようにするのだが、スペードの女王を引いてしまうとマイナス13点もついてくる。つまりスペードの女王を持っていないプレーヤーには選択の自由があるともいえる。進化生物学者たちは、2種類の種の関係は協力によって強靭になると提唱している。もし2種が近しい関係にあれば、自らが必要とする物質を他方に依存するというアウトソーシングの関係が成り立つ。そうすると自らの遺伝子で不要な部分を切り捨てても、共生相手がその遺伝子を持ち、必要な物質を生成してくれるからだ。こうして依存関係ができあがる。この考え方は、例えば新陳代謝を取り上げると分かりやすいかもしれない。もし私たちの腸内にすでに一定の栄養分の分解をしてくれる微生物が住んでいるならば、自らその栄養分を分解する酵素をわざわざ生成する手間が省けることになる。酵素を作らなければ、私たちは小さな連れ合い種に頼らざるを得ないが、栄養素分解の酵素を生み出すのにかなりのエネルギーを消費していたのであれば、これはうまい話ではないか。

黒の女王の極端な例は私たちの細胞内にある小器官、ミトコンドリアである。ミトコンドリアは細胞呼吸、つまり糖質が酸素を助けとして二酸化炭素、水、そして大きなエネルギー量を取り出す働きをつかさどる。もともとミトコンドリアはバクテリアだったが、10億年以上前に真核細胞の内部に入り込んだ。今ではもうがっちりと相互依存関係にあり、どちらも離れられない。ミトコンドリアを形成していたバクテリアはすでに生殖と細胞呼吸以外のすべての遺伝子を手放してしまっている。宿主細胞の方は細胞呼吸に関する遺伝子を失っている。結果的に、お互い離れてはやっていけなくなっている。この協力関係はあまりに強く、今ではすべての真核細胞生物、つまり動物、植物、きのこ類、単細胞の藻までが自分の細胞内にミトコンドリアを包含している。

この章では、本書の中心となる原則を形作ってきたつもりだ。人間の体は数多くの小さな種に素晴らしい生育環境を提供している。この小さなパラサイトたちはできるだけ多くの利益を私たち人間の体から得ようとする。その競争に最も成功したものが体内で増えることができる。進化は、私たちのマイクロバイオームとパラサイトに対し二つの選択肢を与えている。宿主を搾取するのみか、宿主と共同作業をするか、である。同時に、人間の防御機能は、これらに対して免疫機能を使って攻撃をしかけておとなしくさせるか、それらに巣食われても耐えていくかの二つである。そして人間の感染症の歴史は、終わりのない徒競走の形を成していく。人間の進化は、新たなパラサイトをもたらしてきたが、同時に私たちは古くからいるパラサイトと共存することを学んでいるということだ。立ち止まる事は許されない。感染症の危険度や拡大はそれなりにスピードの速い進化の結果だからだ。

*

1人では感染できない

私は一心にナポレアンを見つめる。研究技師が彼を手に持っているのだが、一生懸命に見つめればこれまで気づかなかったような点を見つけられないかと願っているのだ。ナポレアンは観察対象のネズミキツネザルの中でももっともパラサイトを多く宿している個体の一つである。しかし、これまでも科学論文に記述してきたように「臨床症状は見られなかった」と記録するに留まった。

私たちはこれまで捕獲したどのネズミキツネザルからも病気を判別することはできなかった。病気の存在については複数の定義ができるだろうし、私は専門家でもないことは認めなくてはならないが。これまでネズミキツネザルのパラサイトを調べてきた中で、病気のネズミキツネザルを見たことが無い。パラサイトはいる。しかも膨大な数が。しかし、それらが不快な症状を及ぼしているとはとても見えないのである。

進化生物学者として、一番興味があるのは病気の進化における影響だ。なぜ特定のパラサイトの存在がネズミキツネザルの生殖に好影響を及ぼすのか？　パラサイトが多い個体は、それによって生殖機能に影響を受け、子孫が少ないということはあるだろうか？　または、より多くのパラサイトを抱える個体は以前からエネルギーを免疫機能よりも生殖機能に振り向けているから子孫が多いのだろうか？　それとも、もともと健康である個体はかなりの数のパラサイトを住まわせていてもまったく何も感じないほど元気なのだろうか？　これらをネズミキツネザルで調べる事が出来ないのは非常に残念だ。私たちはうっそうと茂る森にネズミキツネザルを追っていくことはできないので、彼らが本当はどこで何をしているのかは分からない。死んだ個体を見つける事も難しいので、どこでどのように死ぬのかも知ることはできない。生れたばかりのネズミキツネザルが罠にかかる事もないので、幼獣の死亡率を知ることもできない。メスの巣がどこにあるのかもわからないし、たとえ判明したとしても、幼獣を取り出して印をつけることがその後の生存率にどう影響するかも不明だ。想像だが、もし人間がネズミキツネザルの巣を見つければ、逆ににおいで後を追えるボアコンストリクターなどの昼行性の蛇を、巣までおびき寄せてしまうことになるだろう。

ナポレアンはまん丸の目で私を見つめ返す。早く熱帯雨林へ帰りたくてしょうがないようだ。繁殖期の今、今晩もナポレアンは10匹を超えるメスと交尾をしなくては、すくなくともその努力をせねばならない。これほどたくさんのパラサイトを運んでいるのに、まったく意に介する様子もない。私はため息をついてナポレアンをかごに戻し、元の枝へ放してやった。もしナポレアンが口をきけたなら、病気でいう1から5段階でどれくらいの気分か、子どもは何匹いるのかを一番に聞いてみたい所だ。

＊

生物においては、「なぜ」の質問に対する回答は一つではない事は覚えておいた方がいいだろう。生物は同じテーマについて多くの科学分野の視点を包含しているからだ。特に病気という幅広いものを扱うにあたっては、複数の分野の視点から考える必要がある。進化にかかわる「なぜ」は本書では率先して扱いたい。その観点から、先の問いに答えたい。感染症があるのは、宿主となる種から生存と繁殖のためのエネルギーを得られるからだと。「なぜ」の質問では、より機械的な問いもありうる。どんな特徴がある生物を病原体とするのか？その時には分子レベルで見ていくことになる。病原体の構造は私たちの体内の構造と反応し最終的には生理学上、病気と呼べる状態になる。パラサイトは私たちの体内に侵入し、例えば細胞を破壊して得られる物質を利用する。ウイルスは私たちの細胞内に入り込み、細胞の活動を乗っ取り最後には細胞を破壊する。バクテリアは毒素を分泌し、私たちの体がそれに反応する。したがって病気の発生には様々な経路があることがわかるだろう。パラサイトの特性で必ず病気となるわけではない。人間自らの免疫防御機能が病気に対する反応で体に害を及ぼすこともある。ただ本書では、こうした機械的なレベルには入り込まないつもりでいる。しかし、進化的なレベルと機械的なレベルの問いはまったく切り離すことはできないし、生物学が二つのまったく切り離されたレベルの説明から成り立つということはあまりにばかげているので、必要に応じて機械的なレベルの話も取り上げる。重ねて言うが、生物学の分野が違うと、同じテーマに対してもその答え方がかなり異なることは覚えておいて頂きたい。

私は、病気に対して治療薬を勧めるわけではなく、より比喩的な意味での薬を提供するのである。いかに病気の数、具体的には様々な病気が増え続けるのを抑制することができるか。これは生態学、そして進化生物学の真骨頂だ。どんな要素がパラサイトの発達に影響するのか？　新しいパラサイトはどうやって生まれるのか？　そしてパラサイト群の変化は？

進化生物学は自然科学のなかでも独特だ。なぜなら進化の解釈において歴史はかなり大きな役割を負うからだ。進化の正当性について、一番良い調べ方は、「何が起こったか」を見る事だと考える。どんな種が存在し、その種はどう変化して来たのか。したがって、病気の将来へとジャンプする前に、まず人間の病気の進化史を見てみることにしよう。私たちの間でいかに病気が生まれ、死んでいったかについて歴史が素晴らしい講義を展開してくれることだろう。

II

どこから感染症はやってくるのか

人間は種としては20万年ほどの歴史しかなく、比較的若い。種のライフサイクルについては、最初の個体が現れてから絶滅するまで、またはあまりに大きな変化を経たために新しい種とされる場合で区切りができることになる。哺乳類の種では200万から500万年が平均のライフサイクルといったところであるから、私たちはいわばやっとおむつがとれたところだろうか。

それでも私たちは先祖の遺産を受け継いでいる。身体の作りも、脳の機能も、能力にしても、人間の前の種とほぼ同様であるからだ。祖先であるホモ・エレクトスからヒトへの変化はスムーズだったようだ。数百万年の間に急激な変化ではなく、ゆっくり種として確立していった。ヒトの先祖は500万年ものあいだすでに二足歩行をしていた。身体を覆う体毛――パラサイトにとってはとても大事な特徴だ――は100万年ほど前にすでに失っていた。

すでにヒトの前の段階である祖先の頃、彼らに寄生しているパラサイトがいて、そのまま私たちにも受け継がれている。スムーズな移行だったと書いたが、連れ合い種も変化に適応してきたのである。ただパラサイトの変化は、宿主の変化よりもずっとサイクルが早い。パラサイトの種としての寿命は、大きな寄生虫の10万年ほどから、バクテリア類の数千年といったところである。

本章にかかげた疑問への一つ目の答えは明白だ。ヒトの感染症の多くは祖先から受け継がれ、私たちの進化とともにある。しかしこの答えから、新たな疑問が生まれる。ではパラサイトはいかにして私たちの祖先にたどり着いたのだろうか？　どこからパラサイトがやってきてヒトにたどり着き、感染症が生まれるかを理解するために、まず私たちはヒトの個体がどのようにパラサイトに寄生されるのかを知る必要があるだろう。その謎が分かれば、なぜ一定のパラサイトが私たち人間に特化して寄生するのか、ということも見えてくるだろう。

＊

パラサイトからヒトへの道のり

フィールドワークにおける時の経過は、ネズミキツネザルの糞からも読み取れる。最初は繊維質がほとんどだ。そして少し経つとヤドリギの粘液に覆われた種が混じり始める。その後、昆虫の脚や顎、甲虫類の鞘羽《しょうし》の破片などが見られるようになる。

ネズミキツネザルの糞は研究者にとって本当の意味で「豊穣の角」〔古代ギリシャ・ローマ時代における食べ物と豊かさの象徴〕であると言っていい。これらを調べると、ネズミキツネザルとその腸内にどんなパラサイトが寄生し、腸内バクテリア叢が形成されているかを推測でき、様々なホルモン量も測定ができる。糞から食生活もうかがい知ることが可能だ。

私は特にネズミキツネザルが何を食べるかを研究しているわけではないが、幾つかのサンプルから偶然それを知ることになった。糞中にいる寄生虫を遺伝的に特定すると、ある段階でネズミキツネザルが食べた昆虫の塩基配列も得られる。二つのサンプルは、マダガスカルのタイコウチ（英語では水サソリとも呼ばれる）やタガメの仲間が含まれるタイコウチ下目（*Nepomorpha*）の一種と完全に一致した。10センチメートルに近い昆虫を見つけられたのは奇跡に近い発見だった。

名前に反し、水サソリは陸地にも生息する。羽があるので水たまりから水たまりへと跳び移る。ネズミキツネザルは樹上で動いていた水サソリを捕らえたのかもしれない。地上では水サソリの動きはゆっくりだし、ネズミキツネザルの歯は鋭い。しかし人間にとって水サソリはなかなか手強い相手である。がっちりとした顎を持ち――これは陸上の仲間のサソリが持つハサミを彷彿とさせる――その顎で不注意な観光客に噛みつくのである。

フィールドワークでも時が経つと、ネズミキツネザルにもより多くのパラサイトが寄生するようになる。その理由は、雨期が近づくにつれて彼らの食生活が昆虫中心になってくるからではないかと考えている。そして昆虫はパラサイトにとって都合のいい中間宿主でもある。昆虫を介してネズミキツネザルの腸内に侵入できるからだ。ネズミキツネザルたちは植物よりも栄養分の高い餌へ移行する事で、同時に感染症に対して無防備になっているということになる。

＊

パラサイトは人間に様々な方法で寄生する。糞便を通じ、皮膚や傷口から、吸血動物を介して、食物に付着し、飛沫感染で、性交の際に、そして母から胎児にといった風だ。パラサイトは外部寄生、腸内寄生、体腔の外部、内臓組織、はたまた血液の循環に紛れ込むこともある。そしてパラサイトは、できるだけ素早く繁殖したい場所にたどり着く必要がある。従って、どこに生息し、繁殖するかという方法がうまくかみ合わなくてはならない。例えば、気管支で増殖するパラサイトは、通常飛沫感染で気管支にたどり着く。そうすれば効率よく気管支内の粘膜で増殖し、くしゃみや粘液を通じて次の感染先に移動することができる。腸内に寄生したいなら、吸血動物を介するのは賢い方法ではなく、糞便を介して寄生するのが理に適っている。血液中に生息するパラサイトであれば、土壌の中に潜むのは間抜けな話だ。接触感染は現代において非常に効率がいい。なぜなら、我々は同じトイレのドアノブや現金自動引き出しコーナーの入力ボタン、バスの降車ボタンといったものに日々数えきれないほど触れるからである。

多くの細菌またはウイルスの引き起こす腸内感染は糞口感染によって起こる。腸内へたどりつくには、経口感染が一番効率が良い（他にも方法がないわけではないが）。一方で便と共に体外にも簡単に出られる。このようなパラサイトの生き方を直接的な生活環〔生まれてから死ぬまでの循環〕と呼ぶ。つまり、そのパラサイトには1種の宿主しかいないのである。多くの腸内感染症は私たちのまわりにはびこっているため、直接糞便に触れる必要は無い。まわりの環境が少し前に汚染された形跡があれば、それで感染を確立するのに十分なほどなのだ。例えばノロウイルス、サルモネラ、腸管ウイルス〔エンテロウイルス、腸管内で増殖するものの総称〕、カンピロバクター〔食中毒菌の一種〕はこうして拡大していく。これらのパラサイトを抑え込むには、何にもまして衛生を徹底することだ。そして単純ではあるが、今も昔も手洗いが一番効果的なのである。

媒介者を使うパラサイトは人間へ寄生する時に口を通じて入り込むことが多い。これを間接的な生活環という。例えば広節裂頭条虫は最初微小な甲殻類のカイアシ類等に寄生し、小さな魚に捕食され、幼虫が魚の腸内で孵化し、筋繊維にて成長する。遠からず小さな魚は大きな魚に捕食され、幼虫はより広い住処を得る。人間がその魚を釣り上げ、加熱調理が不十分なまま食すると、広節裂頭条虫のプレロセルコイド（幼虫）は死滅せず人間の腸内で成長し、成虫となり、産卵マシンと化す。便とともに卵はまた一部が水中に戻り、新たな甲殻類に寄生するサイクルが繰り返される。

間接的な生活環はとてもドラマチックだ。槍形吸虫（*Dicrocoelium dendriticum*）は哺乳類に寄生する吸虫である。虫卵は胆汁とともに腸内へ運ばれ、体外へ出る。最初の中間宿主は卵が入っている糞を餌とするカタツムリやなめくじの類である。パラサイトは無性生殖で増殖し、カタツムリは幼虫のまわりを自ら分泌したボールのような嚢胞で包んで、異物を体外へ排出する。嚢胞は次の中間宿主である蟻にとってご馳走となる。蟻は嚢胞を食べ、幼虫達は蟻の体内へ侵入し、体内で無性生殖する。幼虫のうち1匹が脳へ到達する。そして蟻の行動に変化があらわれるのだ。蟻は夜な夜な、背の高い草のてっぺんへよじ登りじっとしている。朝が来ると普段の行動に戻る。繰り返すうち、いつしか草を食む牛や羊に食べられ、槍形吸虫は最終宿主にたどり着く。腸壁を通過して血液循環に乗り、胆管にたどり着く。そこで成虫になり産卵する。このサイクルが成功する確率は低い為、パラサイトは成功率を高めるために中間宿主にたどり着く度に無性生殖で数を増やしていく。

感染症を防止するのに最も効果的な方法は衛生に尽きる。消化管を通って侵入するパラサイトは手をきちんと洗い、調理器具から、サラダなどの生ものや野菜をきれいな水ですすぎ、料理は加熱調理することでほぼ食い止めることができる。多くの病気は傷口や粘膜から体内に侵入するのだが、パラサイトにとって、皮膚を通過するのは傷口が無い宿主の場合難しく、不確実な方法だ。したがって傷口の消毒は、パラサイトが血液の循環に侵入するのを防ぐにも非常に有効である。

皮膚を突破するには、ほかのパラサイトに便乗するのが一番簡単な方法だ。人の外部パラサイトにはダニや蚊、カメムシ（一部吸血性の種）など感染症を媒介するのに適した種がわんさといる。従ってパラサイトは、例えば蚊のだ液腺にひそみ、蚊がヒトを刺した際に血管に侵入すればいい。逆のルートも可能だ。人間の血液中に病原体が存在し、蚊が血液を吸うことで他者に感染が繰り返される。とくに熱帯地域では蚊を媒介にする感染症は数多くある。マラリア、デング熱、チクングニア熱などだ。北欧では、蚊がそこまで感染症を広げるわけではないが、マダニ類がある意味その役割を果たしている。

感染症を広げる外部パラサイトは特定の生物に特化しているわけではなく、ある程度体が大きい恒温動物であれば、鳥であろうが哺乳動物であろうがえり好みせず血を吸うことが多い。しかし人間の場合は、我々に特化した外部パラサイトが存在する。トコジラミ（シラミではなくカメムシの仲間）や吸血性のシラミである。パラサイトの場合、1種の宿主に特化するか、どんな脊椎動物にも寄生できるようにするかで、かなり生態が変わってくるのだ。

人間の皮膚を破って侵入できるパラサイトもいる。取り付かれると非常に不快な相手であるが、よく見られる糞線虫属（*Strongyloides*）種の線虫はその好例である。土壌に生息し、毎世代、一部の線虫は感染性を持ち、そばを通った哺乳類の足に付着する。皮膚を食い破って血管中に入り込んだのち肺へと移動する。痰を通じて喉へと登り今度は食道から胃へ、そして腸内にたどり着いて産卵する。線虫の感染がなぜ一般的かというと、自己感染が起こり、長期化することが多いからだ。成虫が腸内で産卵し、幼虫が孵化し、一部が腸壁から血管内へ侵入し、肺へ到達し、と個体内でサイクルを繰り返すのである。どこかで断ち切られなければこの循環は半永久的に続く。

パラサイトは性交を介して感染することもある。人間には性交を通じてしか感染しない病気が数多く存在する。性交時には分泌液とともに粘膜にできる細かな擦り傷がつきものだ。

性病の病原体は多くがこうした傷口から粘膜を通過するか、または血液と接触して体内に入り込む。ＨＩＶ、つまりヒト免疫不全ウイルスは小さな傷口から感染する。従って性交時の相手はウイルスをうつされる被害者となりやすい。性病は他の病気と少々違う増え方をするが、こうした病気の生態学については後述しよう。

これまで述べた感染方法はすべて水平感染と呼ばれる方法だ。生存中の同じ世代間で感染するという意味であるが、これに加えて、感染症は垂直感染、つまり母から子へうつることもある。ジカウイルスやサイトメガロウイルスの場合は、母子感染により発達障がいを引き起こすこともある。しかし病原体にとって垂直感染はあまり意味がない。多くの場合、パラサイトにとってこれは袋小路を意味するからだ。例えばＨＩＶは長期にわたって潜伏しているが、母子感染でウイルスを持っている子どもの方は、もし治療をしなければそもそも性行為が可能な年齢に達する前に死亡してしまうことすらあり、それこそウイルスにとって出口がない。ジカウイルスやサイトメガロウイルスの場合、母子感染の胎児の段階でウイルスが出産前に死滅することも多いのだ。

パラサイトは裏切らない

では連れ合い種のどれが、先史時代から私たちと一緒にいる古なじみで、どれが新顔なのだろうか？　これについては驚くほど情報は少ない。直接的な証拠ともいえる、石化したパラサイトの一部や虫卵、人間の骨格に残された病気の痕跡といったものが数少ないからだ。人間の先史時代の病気を研究するには、間接的な方法、つまり遺伝子を用いたものになる。例えば、人間と近い霊長類の病原体において、遺伝子がどこで枝分かれしたかを調べれば、いつどのパラサイトが人間に寄生したかを推測することができる。霊長類のシラミの遺伝子を比較すると、現在の状態になるまでどれくらいの時間がかかったかが判明するといった具合だ。同じ原理で、細菌を比較するようにＨＩＶとサルのＳＩＶ〔サル免疫不全ウイルス〕も比較が可能だ。しかし比較の際はどの種から人間に感染したのかの経路は明確でなければならない。多くの場合は、パラサイトの出所はかなりのところまではっきりしている。サルなど霊長類か、人間社会に密接に関わっているクマネズミなどである。

人間の進化は、パラサイト群や宿主群の移動にも大きな影響を及ぼした。人間に寄生している多くのパラサイトが世界中に拡大したのは、人間がアフリカから出て他の大陸へ渡っていったからに他ならない。同時に人間も、新天地で、新しいパラサイトとお近づきになった。パラサイト研究においては、昔からいた種と、後からやってきた種を区別してとらえることが多い。人間にとって負担が大きい感染症は古くから一緒にいる種が引き起こすものだ。死亡率でいえば、マラリアは人間にとって最も危険な病気の一つである。毎年２００万人もの人が亡くなり、しかもその多くは子どもである。公衆衛生では、病気の影響度についてはＤＡＬＹ〔障がい調整生命年〕という指標を用いる事が多い。これは disability adjusted life years

の略であるが、特定の病気がどれほどの時間、健康状態を損なうかを意味している。死亡、障がいの度合い、病気を患う期間などが換算される。マラリアはDALYで測定すると明確に危険な病気の一つだと言える。WHOは、2012年にマラリアの負担を5400万DALYと換算した。感染症の中では、これより高い数値はHIVのみで、およそ倍の数値である。

マラリアを引き起こすのはマラリア原虫だ。原虫とは単細胞かつ真核細胞を意味し、さらに細かくいうと、マラリア原虫はアピコンプレックス門（主に細胞内寄生をする）に属する原生生物である。人間にマラリアを感染させるのは、5種類の異なるマラリア原虫、三日熱マラリア原虫（*Plasmodium vivax*）（以下最初はPと略す）卵型マラリア原虫（*P. ovale*）、熱帯熱マラリア原虫（*P. falciparum*）、四日熱マラリア原虫（*P. malariae*）、サルマラリア原虫（*P. knowlesi*）である。これらの分布は世界各地で異なる。例えば最も危険な熱帯熱マラリア原虫はアフリカで一般的だが、南米でよく見られるのは三日熱マラリア原虫と四日熱マラリア原虫である。

マラリア原虫は簡単にいうと、幾つかの種に特化している。例えば人間に感染するマラリア原虫のうち熱帯熱マラリア原虫は人間にだけ感染し、三日熱マラリア原虫はチンパンジーとオランウータンに感染し、卵型マラリア原虫は人間に加えチンパンジーにも感染する。人間に感染するマラリア原虫類は、互いが近い親戚ではないが、感染される側の霊長類は互いに近い親戚なのである。これら原虫の多くは、ほんの二、三千年前に人間に寄生するようになったと思われるが、この中で最も危険な熱帯熱マラリア原虫はすでに3万年前には人間に寄生していたと考えられている。マラリアについては後の章で詳しく取り上げる。なぜなら、フィンランドの歴史においてマラリアが中心的な感染症であった時期があるからだ。

外部パラサイトも、私たちと長い時間を共にしてきた。トコジラミ（南京虫）は人間がまだコウモリと同じ洞窟に暮らしていた頃、人間にも寄生するようになったようだ。コウモリと人間のトコジラミはおよそ25万年前、人間が洞窟を出た頃に枝分かれしている。考古学的な発掘から、人間はこれ以降、より雨風をしのげる場所を自ら作るようになり、コウモリはそういう場所を好まなかったということだ。しかしトコジラミがそれ以前にどれほど長い間人間の血を吸っていたかは不明である。

シラミについては、もっと長い歴史がある。チンパンジーから人間へと進化する前からの付き合いだ。人間の体毛が少なくなり、シラミは頭部に限定されるようになった。その後我々はもう一種のシラミをゴリラからもらい、これがケジラミ〔陰部の体毛に生息する〕となった。頭部のシラミは独自の進化を遂げ、その亜種が生まれた。衣服に生息するので文字通りコロモジラミという名をつけられている。コロモジラミは10万年前にアタマジラミから分かれたと考えられるが、おそらくこの頃、人間が何かを体にまとうようになったという間接的な証明ともなるだろう。

文化・技術的な変化がパラサイトと感染症の拡大にも影響してきた。居住の形態と衣服の変化は、たとえそれがどんなに小さいものであったとしても私たちの連れ合い種にも影響を及ぼすのである。シラミにとって、人間の体毛の量や、服を着るかどうかは劇的な環境の変化であり「生死にかかわる」問題だ。一方、腸内のパラサイトにとっては人間に体毛や衣服があろうがなかろうがどうでもいい話だろう。

狩猟採集民族の場合は直接個体から個体へ感染するパラサイトや感染症に出会う確率が高い。腸内寄生虫が幼生から成体へと成長する際に、多くが産卵後は糞便に混じって土壌に落ちるプロセスを必要とし、人間が定住ではなく移動を基本とする生活をしていると、次に寄生する相手を見つけにくいことこの上ない。蟯虫の場合は、人間から人間へと感染できるよう適応しており、成虫は小腸で交尾をしたあと、メスは大腸に移動し、宿主が寝ている夜に肛門付近に産卵し、その卵が痒みを引き起こすため、人間はねぼけながら手で掻いて爪の下に虫卵が入り込み、確実に次の感染者が周囲で発生する。この土壌に還らず、直接感染する能力は蟯虫にとって非常に効率が良い。保育園などは特にその温床として知られる。

マラリア、シラミ、トコジラミ、蟯虫は先史時代から人間とともにあった連れ合い種である。そして有史以降、私たちはさらに多くの連れ合い種を得ている。逆に、撲滅できた連れ合い種の数は、非常に少ないのである。

農業はすべてを変える

最初に連れ合い種たちを激震させた最も大きな事件は——これは疑いなく私たち人間の歴史においても、最も大きく意義深い変化でもあったが——1万年ほど前に中米、中国、中東という複数の地域でほぼ同じころに農耕が始まったことだ。

それ以前は、人間は比較的小さな集団で暮らし、多くても100人か200人ほどの規模で季節の変わり目には食糧を求め移動をしていた。従って人間に寄生するパラサイトの種類も限られており、パラサイトも少人数の集団内でそこまで拡大することもなかったのである。また土壌に住み着いて感染を拡大する事も難しい。なぜなら同じ土地にまた別の人間がやって来るとは限らないからだ。

しかし農耕が人間を1か所の土地に縛り付け、集団の人数も劇的に増える事になった。村が町となり、数千人が同じ場所に暮らす。農耕のもたらした変化を過小評価してはならないだろう。人間社会の構造も変わり、周囲の環境も開拓で変わり、家畜が加わり、何よりも人間の食生活が大きく変わった。これにより人間の体内にも文字通り大変革が起こった。体内にいるパラサイトの種類がごっそりと入れ替わったのである。人間が一つの場所に留まることで、人間はそうした増え方をする種にとって都合のよい宿主となったのである。例えば糞便を介して寄生する種は、生活環をより効率化することができた。また人間は定期的に肉を食べるようになった。するとサナダムシの類が増える。人間にはサナダムシが寄生していた例もそれ以前に報告されているが、それまでは魚介類を食するグループに限られていたのである。

農耕の開始によって、人間社会の規模も大きくなった。そうすると多くのパラサイトにとっても生存し易い環境が生まれる。狩猟採集社会時代の人間同士の関わりについてはあまり多く知られていないが、おそらく集団同士は互いを避けていたのではと想像される。しかし農耕をするようになり、同じ場所に住み続けると、ほかの集団との接触も増える。それが戦争であろうと貿易であろうと、感染症にとっては村から村へ拡大する絶好の機会となる。

マラリア、河川盲目症［ブユに媒介され発症し、失明する事もある］、アフリカ睡眠病なども集団の人数が多いと被害も甚大になる。これらにとって人間が作り出す側溝などに貯まる水も病原体の繁殖に適した場所となっている。狩猟採集時代には人間はこうした水たまりのような、蚊や蠅などの感染症を媒介する生物が多い場所を避けることができた。しかし農耕はどうしても貯水池や溝を必要とする。蚊はその短い生涯の間に長距離を飛ぶことはなく、多くの蚊の仲間にとって移動距離は1キロメートル未満といわれる。村が生まれる事で蚊にとっても病気を広める可能性が広がったわけである。

貯水池はその他のパラサイトにとっても都合がいい場所だ。ギニア虫や住血吸虫症をおこす寄生虫類は、こうした流れのない水辺で繁殖しやすくなる。村全体が、ため池を飲料水や生活用水用に使う場合、さらに人間と寄生虫が接触する機会は増え、感染もますます容易になる。

ギニア虫は、変化を味方につけたパラサイトの好例と言えるだろう。飲料水から人間の体内に侵入し、腹腔で幼虫から1メートル近い長さの成虫へと成長し血管を経て下肢に移動する。幼虫産出のために皮下に水泡を形成し、体外に出ていく。このギニア虫の生態は文字通り、感染される人間にとってもかなり不快な症状を伴うものであるが、詳しくは後述することにする。この段階では、ギニア虫の生活環は、人間がどれくらいの頻度で水飲み場を訪れるかという点に依存していることに注目して頂きたい。人間にしか感染しないため、人間とともに水場にやってきて、体内に取り込まれなくてはならない。狩猟をする集団であれば移動してしまい、次の集団がいつか水場にたどり着く前に幼虫が死に絶えてしまう。村社会が生まれてからは、それぞれの集団が決まった水場を持つようになった。そして実際ほとんどの水場にギニア虫が住み着いている。しかしギニア虫にとって水の温度が問題となる。水温19度以上の場所でなければ生息できない為、その分布は地中海沿岸、アフリカとアジアの熱帯地域に限られる。ギニア虫はまたメジナ虫〔メジナとはサウジアラビアのマディーナのこと〕とも呼ばれるが、両方とも地名であることから、アフリカと中東で人々を長く悩ませてきたことが窺える。

農耕を始めた事で人間の食生活は大きく変わった。穀物と家畜の肉、そして牛乳や鶏卵が栄養の源となった。しかし食生活の変化と、パラサイトの種の関連は実はあまり認識されていない。肉食が増えた事で、家畜を媒介者とするパラサイトがより増えたと思われる。栄養分はパラサイトに二つの点で作用する。人間の栄養状態が良ければ、免疫機能もよりよく機能する。一方、身体の状態が良ければより多くのパラサイトを体内に宿すことも可能になる。例えば広節裂頭条虫は、十分栄養を取っている人間の腸内の方が、飢餓に苦しむ人間の腸内より居心地が良いようだ。

食物も間接的にパラサイトに関わる。人間が口にする家畜がまだ生きている間に感染するからだ。狩猟採集生活をしていた人間には犬くらいしか周囲に他の動物はいなかったが、農耕型へ移行してからは、牛、鶏、猫、豚、馬、アヒル、象、とその種類と数は枚挙にいとまがない。生態系が多様になれば人間のパラサイト群へも影響を及ぼす。私たちと関わる生物の種類が劇的に増え多様化していった。多くの文化で、人間は家畜と同じ場所で生活を共にし、その形態は現代でも続いている。多くの家畜から感染する病気がそれを証明している。麻疹、インフルエンザ、百日咳、サルモネラ感染症、結核、これら以外にも数多くの例がある。

食物には直接的な影響もある。虫歯は人間がかかる感染症としては、比較的新しいものだ。信じられないかもしれないが、私たちの祖先には虫歯で苦しんだ例はほとんどない。なぜなら虫歯がまだ存在しておらず、でんぷん質を口にすることもほとんどなかったからである。従って歯がダメージを受けるのは食物に付着する石や砂であった。現代人の私たちの歯が酸で溶けるという問題を抱えているとすれば、先祖たちは歯がすり減るという悩みを持っていたのである。虫歯の影響は直接的だ。虫歯菌は私たちの食べ物である炭水化物（でんぷんや糖分）を利用し、乳酸を作り出す。酸は歯の表面のエナメル質を溶かし、穴を開ける。エナメル質の下にある象牙質はより柔らかいためさらに虫歯の進行が早まる。虫歯菌は、歯の表面にバイオフィルム〔微生物が形成する生物の膜〕を形成し、細菌が住みやすい環境を作り出すところがさらに厄介である。

虫歯を引き起こす菌のなかで一番の原因となる細菌は、ストレプトコッカス・ミュータンス菌（*Streptococcus mutans*）である。この細菌は人間の口の中で、代謝の産物として酸性の強い有機化合物を生み出し、酸性の環境でも全く影響を受けず、バイオフィルムを形成できるという3つの点で実にうまく適応している。これらすべての点が虫歯の進行を助長するのだから。ちなみに、細菌は口内でも腸内でもバイオフィルムを形成することができる。バイオフィルムの中であれば、細菌類は膜の外の環境が大きく変化しても影響を受けにくくなるため、例えば抗生物質もあまり効かない。バイオフィルム内の細菌を殺すには通常の100倍もの抗生物質が必要だという研究結果もあるほどだ。このバイオフィルムは、細菌がタンパク質や多糖類を含む細胞外物質を分泌することでできる。膜の内側に細菌類が増殖し、結果、膜を更に成長させる。一方細菌類の特性も膜の外で自由に動きまわる仲間に比べ、バイオフィルムの内側では異なってくる。薬剤の影響を受けにくい事に加えて、代謝も変化する可能性があるのだ。

過去数十年の間にバイオフィルムの形成については徐々に研究が進んできた。というのも、この能力はすべての細菌に備わっている機能ではないからだ。また細菌の社会性という点からも非常に興味深い。なぜなら膜形成物質を分泌する細菌は、ほかの細菌のために自らエネルギーを使い、負担が大きいと言えるからだ。最初に膜を形成する細菌群はもともと一つの細菌から分裂したクローンか、近しい存在が多い。しかし同じバイオフィルム内に存在する無関係の菌類は情報伝達をしながら機能を分担しコミュニティを作っていくのである。しかもバイオフィルム内では、異なる細菌同士の遺伝子のやりとりも膜外よりも容易に行われる。

虫歯菌が作り上げるバイオフィルムと、歯を溶かすという影響の仕方から、いつ頃虫歯菌が人間を悩ませるようになったかを割り出すのは比較的容易だ。先史時代から私たちが知ることができるのは先祖の骨格が教えてくれることに限られる。歯はその中でも最も「持ち」がいい部分であるから、歯についての研究が最も進んでいるともいえる。数例の虫歯は100万年前にも知られているが、虫歯の化石から判明していることは、本格的に虫歯が私たちと共にあるようになったのは、1万年ほど前、人間が農耕生活を始めてからだということだ。一部の研究者は、穀物を摂取するようになった事から虫歯菌にとって快適な環境となったのではないかと論じている。もう一つの虫歯の原因については、クマネズミが人間と行動を共にするようになった事だという説もある。ストレプトコッカス・ミュータンス菌はストレプトコッカス・ラッティ菌（*Streptcoccus ratti*）の近い親戚である。名前が示す通り、これはクマネズミの口内に巣食う細菌だ。したがって農耕が始まり、クマネズミが人間と共にある選択をしたために、細菌がクマネズミから人間に感染したということだろう。

*

感染症を運ぶクマネズミ

「出発前の予防接種の時に、医者には観測地のそばでこの数年ペストの症例があったと伝えるのを忘れないように」とすれ違った講師がアドバイスをくれた。私はヘルシンキ大学のフィールドコースを受けるために初めてマダガスカルへ渡航する準備を進めている所だった。熱帯地域へ行くのは初めての事で、ヨーロッパを出た経験は、感染症の少ないニューヨークとボストンへの旅行しかなかったため、様々な予防接種を受けることになった。ジフテリア、破傷風、ポリオ混合、腸チフス、狂犬病、そして念の為にマラリア予防薬も持たされた。

「ペスト？　それは興味深い」医師は言って、「マダガスカルってこの地図のどの辺にあるのかな？」と続けた。

今まで医者という職業全般に対してどちらかというと不信頼感を抱いていたのだが、このコメントを聞いてもその気持ちは変わらなかった。その代わり、後日この医師はある意味正しかったことを知る。ペストは実に「興味深い」病気なのである。

＊

ペスト、つまりペスト菌が引き起こす感染症は有史以降、我々を悩ませ続けてきた。少なくとも、青銅器時代の複数のロシア人とシベリア人の墓からペスト菌の痕跡が見つかっている。当時の感染の流行については今となってはどれがペストで、どれが天然痘か野兎病だったのかを知ることは難しいが、確実にペストだと言える記録が残っている最初のパンデミックは、西暦５４１年に始まり２００年の間に全世界の４分の１の人口を死に至らしめたユスティニアスのペストである。

パンデミックとは、幅広い地域、少なくとも大陸をまたいで感染が拡大したものを指す。ペストのパンデミックとそれより小規模ながら大流行は、不定期ではあるが何度も発生している。１３００年代は黒死病と恐れられ、大陸をまたぎ被害が拡大した。ヨーロッパの３分の1の人口が死んだのである。今でもペストと聞けばこの時代を思い浮かべる人も多いだろう。

ペストには3種あり、すべて同じペスト菌を原因とする非常に不快な病気であるが、発症する部位と感染源によって腺ペスト、肺ペストそして敗血症型ペストと分けられる。腺ペストは、主に保菌者のノミに噛まれることによって人体に入り込み、リンパ系にたどり着いて炎症を起こす。外見上の特徴でもある膿瘍《のうよう》は、リンパ系での炎症部分が盛り上がったものだ。

治療を施さなければ致死率は30〜90％とかなり高い。しかし発見が早く、抗生物質を投与すれば回復は十分可能である。

ペスト菌は血液の循環に乗って肺に到達すると敗血症型ペストか肺ペストを引き起こす。敗血症型ペストは治療をしなければ確実に死亡し、しかも診断から1日で、時には症状が出る前に死に至ることもある。死因は主に血管内での血液の凝固である。ありがたいことに腺ペストが敗血症型ペストに進行する、または敗血症型ペスト患者からの直接感染は稀である。肺ペストも進行はかなり早く、さらに恐ろしい事に咳などから飛沫感染しやすい。この場合は保菌者のノミなど全く不要で、より感染拡大のスピードは速まる。ノミは自身も感染により死んでしまうのでそれほど効率がいいとはいえない。

中世の黒死病は最もよく知られている肺ペストのパンデミックである。貧富の差なく平等にバタバタと人がなぎ倒されるように死んでいった。

1300年代のパンデミックでは中国の半分の人口が死亡し、ヨーロッパの人口が3分の1減少してしまった。また、ペスト菌は「生物兵器」として最初に利用された細菌でもある。黒死病のパンデミックの時代、モンゴル軍はクリミア半島のジェノバの植民都市カッファ〔現フェオドア〕を包囲し、モンゴル軍兵士がばたばたと倒れ死に始めると、カタパルト〔投石器〕で死体を城壁の内側に投下しはじめたのである。これが欧州での流行の発端かは不明であるが、すくなくともジェノバの船団が交易であちこちをまわり、南ヨーロッパに感染が大流行することとなった。しかし、ペスト菌が永久にヨーロッパに留まったわけではない。保菌者のクマネズミやノミも感染後に死ぬことが多かったからだ。しかし、忘れたころにペストは中央アジアからまたヨーロッパに進出してくるのであった。

ペストと聞くと、何を古くさい話を、と思われるかもしれないが、これは過去の病気ではない。米国西海岸では、毎年5〜15症例が報告されている。多くの感染が国立公園付近の野外小屋周辺、人間が保菌者のげっ歯類と接近する場で起こっているようだ。従ってこのエリアでは毎年ペストの感染についてのモニタリングが実施されている。多くの場合、何らかの動物との接触がその原因となる。例えば２０１２年に、ネズミを食べようとして窒息しそうな野良猫を助けた男性が猫に噛みつかれた。保菌者はネズミだったのか、野良猫だったのかは不明だが、数日後に敗血症型ペストの症状が急激にあらわれた。オレゴン州の獣医は後日、野良猫の喉からネズミを引き抜くのはあまり賢い考えとは言えないというごもっともなコメントもしている。

ペストはオーストラリアとヨーロッパ以外、中間宿主となるげっ歯類が生息していれば地球上のどの大陸でも風土病として発生している。２０１７年に広範囲に拡大したように、マダガスカルでもより一般的になりつつある。マダガスカルと米国に加え、ブラジルとベトナムでも毎年感染が見られるが、一方アフリカ南部と中央アジアでは頻度は多くないものの、一旦発生すると大きな感染流行となる。

マダガスカルでは感染症が流行するのは特に8月から12月にかけてである。特にペストに関し危険なのは、刑務所であることは間違いない。なぜならペストによる死亡者のほとんどが刑務所で発生しているからだ。マダガスカルの刑務所は、ペストにとってまたとない居心地の良い場所なのである。健康状態の良くない人々が、クマネズミやノミとともに密集して収監されているのだから。おそらく、蔓延しているのはペストだけではないはずだ。ありがたい事に私はマダガスカルで刑務所を体験をせずに済んでいるが、その代わりにペストを媒介するにあたって中心的な役割を担う生物たちとはお近づきになったことがある。他の多くの地域と同様にマダガスカルでは、クマネズミとノミのコンビが背景にある。ペストの時期は、米の収穫が終わり、クマネズミの栄養状態が非常に悪くなる時期と合致する。するとクマネズミたち（と一緒にくっついているノミ）はより人里に近い場所へ出てくるので、ペストが人間に感染するリスクも劇的に増える。ペストはマダガスカルにおいて高地で特に発生しやすい。その辺りのクマネズミは、低地のクマネズミに比べペストに抗体を持っている率が高く感染してもすぐに死なないのである。低地では、ペストはクマネズミからノミを媒介してその次へと広がる前にネズミが死んでしまうのでそこまで感染が広がらない。しかし高地では感染がノミからノミへ、ネズミからネズミへと広がる。なぜ進化はこのように高地のクマネズミに利点（抗体）を与えたのだろうか？　その理由ははっきりとは分からないが、現在の仮説でもっともそれらしいと思われるのは、低地と高地のクマネズミの種としての違いだと言われている。高地ではもともと土着のクマネズミがおり、風土病であるペストに対して抗体があるネズミが生き延びられるように長い時間をかけ進化してきた。もし抗体がなければ、高地のクマネズミも絶滅していただろう。

２０１７年、ペストは恐ろしい勢いでマダガスカル中に感染が拡大した。腺ペストを患う男性が高地エリアから首都アンタナナリボへ行き、その後マダガスカルの東海岸部へ向かった。そして移動の間に何度もバスを乗り換えたのである。男性は目的地へたどり着く前に死亡した。もともと感染したのは腺ペストだったが、おそらく肺ペストも続発〔続いて発症〕しており、飛沫さえ周囲に飛ばせば簡単に周囲の人にうつしてしまう。移動ルートの間に男性がまき散らした飛沫によって実に２３００名もの人がペストに感染したのだ。この時、感染者の４人のうち３人が肺ペストと診断された。世界保健機関（ＷＨＯ）の迅速な介入により、マダガスカルでのこれ以上の被害を食い止めたと思われる。それでも死亡者は最終的に２０９名、感染者の９％が死亡したのである。

私が仕掛けるネズミキツネザルの罠には、ときにクマネズミがかかることもある。そこでクマネズミのパラサイトも比較の為に収集しようということになった。ネズミキツネザルにくらべてクマネズミはさらに外部パラサイトに好かれている。これまで罠にかかったどの個体も、かなりの数のノミをその毛皮の中に潜ませていた。私自身はマダガスカルでペストの脅威にさらされたことはないが、毎回ペスト流行のニュースは耳にしていた。研究でノミも取り扱うため、かなり注意して滞在していたことも功を奏したと言えるかもしれない。西欧人にとってありがたいことに、ペストは抗生物質によって治療は可能だ。薬が入手できればだが。私はマラリア予防薬のドキシサイクリンも持参しており、これはペストに対しても投与されるものである。

歴史上、人間を悩ませた最初のげっ歯類は、1万年ほど前にインド北部から地中海周辺へ広く分布していったハツカネズミ（*Mus domesticus*）である。学名には家を示す言葉（*domes*）がついており、そのまま人間とハツカネズミの近しい関係を示している。学名だけでなくhouse mouse, husmus, koduhiir, *ratón casero, souris domestique* または *Домо́вая мышь* と、多くの言語で家ネズミを意味する名前がついている。

農耕を始めた結果、人間は収穫をするようになった。一年の間で食糧が得られるのは決まった時期に限られる。従って収穫ができない時期をしのぐために貯蔵が必要となる。そうして穀物を貯蔵するサイロや倉庫が考え出された。ネズミにとってこれ以上の天国があるだろうか？　食べ物が一か所に、ほぼ無尽蔵に集められているのである。ネズミはこの機を逃さず利用し、広く繁殖・分布した。年間を通じて畑から、そして秋以降は倉庫から食物が得られるというわけだ。そしてネズミを餌とする猫が続いた。猫にとってありがたい事に害獣駆除という役目を与えられ、人間のそばに居つくことになった。現在の飼いならされている猫の種は中東の辺りが起源とされ、その地域では猫は宗教的な慣習としても尊ばれている存在だ。こうして人間は害獣と、その天敵を身の回りに住まわせることとなった。ちなみに両方とも人間へのパラサイトの感染源である。

クマネズミ（*Rattus rattus*）は亜種も多く、世界中で64種は知られており、実に様々な環境で生育している。最も広く分布しているのはドブネズミ（*Rattus norvegicus*）とクマネズミである。クマネズミは少なくとも古代ギリシャ・ローマ時代には東南アジアからヨーロッパに広がっており、大航海時代にヨーロッパ人と共に船に潜んで世界中へ分布していった。このネズミたちは、人間社会がもたらした害獣と言ってもいいだろう。都市の発展と人間の集団という環境を非常にうまく利用しており、ハツカネズミよりも大きく、賢く、社会性も持ち合わせている。ハツカネズミが家族単位で行動するのにくらべ、クマネズミはより大きな集団を形成することができ、経験豊かな年長のネズミがそれを率いて行動する。大型のげっ歯類として、ハツカネズミよりも建造物へ与える被害は大きく、移動距離も長く、さらに直立した壁であろうと難なく登っていく。

ヨーロッパにおけるクマネズミの支配はしかし、それほど長くは続かなかった。１５００年代にドブネズミがクマネズミを駆逐したのである。そして近年ではドブネズミの繁殖と世界各地への拡大はすさまじいものがある。しかし熱帯地域では、クマネズミは自分より大きいドブネズミに対しても強みがあるようで、駆逐されるに至っていない。マダガスカルでも、ドブネズミがみられるのは大きな港の近くに限られ、内地ではクマネズミの天下である。パラサイトの寄生という点では、クマネズミもドブネズミも違いはない。どちらも感染源としてはかなり強力な害獣で同じようなパラサイトを拡散させる。両方とも熱帯から生まれた種であり、環境適応力は高い。哺乳類では、人間だけがこの2種よりも適応力が高く、地球上に余すことなく繁栄し生活している。

人間のそばで生育しているげっ歯類には共通点が幾つかある。人間がいくところにはどこにでもついていき、同じスペースに生息し、非常に効率よく感染症を広げるという点だ。げっ歯類の社会性が個体から個体への感染を可能にする。餌が無ければネズミたちは移動もまったくいとわない。そしてこの移動がまたしても感染症の拡大に寄与してしまう。生息している下水管エリアで餌が少なければ地上に移動するという小規模な移動もあれば、現在の生息地でネズミが増えすぎたために餌が無いとなれば、別の町を目指してネズミが道を埋め尽くすように大移動することもある。特にクマネズミは感染症の拡大に関しては他に類を見ないスプレッダーである。というのも、クマネズミの血液中にはほかのげっ歯類よりも病原体が多く住み着いているからだ。なぜかは分からないが、これによってクマネズミは新天地にて圧倒的有利な地位に立てる。もともと生息しているげっ歯類に病原体を感染させ、生物間の戦争に勝ち、相手を駆逐することができるからだ。

人間も新たなパラサイト群の大きな波については無実とはとても言えるものではない。住環境を好きに作り変えてきたことで、私たちとともにあるパラサイトの種をも大きく変えてきた。農耕を開始したことはその最初の一つに過ぎない。こうした激動を経て人間に寄生するパラサイトが毎回増えることとなり、今ではその種類もどれほど多様なことか！「創造の冠〔人間が神に似せて作られた、生物の中でも別格とする聖書の描写〕」という表現が許されるなら、我々にくっついてくるパラサイトの種類は他に類を見ないほど多様だ。ウイルス、細菌、原生生物〔単細胞の真核生物〕、腸内寄生虫、または外部寄生虫。すると、次の疑問が生まれてくるのは自然だろう。

なぜ、私たちなのか？

Ⅲ

なぜ人間はこれほど多くの感染症を持つのか

人間にはかなりの数のパラサイト、または感染症が存在する。平均的なフィンランド人は生きている間に十数回感染症にかかる。インフルエンザ、様々な風邪、食中毒、ノロウイルス、水虫、口唇ヘルペスといった具合だ。私たちの身体は、実はそれ以上の数の訪問者、病原体と接触しているのだが、多くは強固な免疫機能に阻まれるお陰で発症することはない。さらに、私たちはすでに感染しているがあえて確認しなければ気づかないままの感染症もある。これらはヒトパピローマウイルス、ヘルペスウイルス、トキソプラズマといった多くの不顕性〔無症状〕感染症である。

人間の感染症についていったいどれくらいの数があるのかという全体像は知られていない。最新のＩＣＤ〔ＷＨＯが公表している疾病及び関連保健問題の国際的統計分類〕では、様々なコードで２６０もの病原体が公開されている。これらの分類コードは一つで複数の感染症を含む。例えばパピローマウイルスのコードは一つだけだが、ヒトパピローマウイルス（ＨＰＶ）は２０１７年の時点で２００種以上が知られている。風邪も同様にコードは一つだが、その下に２００以上のウイルスがある。一方インフルエンザの場合、基本形は3つあり（A型、B型、C型）、それぞれの下に亜種が十数種存在する。つまり、人間がかかわる病原体の数は、数万から十数万種のパラサイトが存在することになる。これらのうちほんの一部が人間に感染するものだと仮定しても、地球上の生物のうちどれほどがパラサイトであるのか、その膨大なことといったら気が遠くなりそうだ。

他の生物については、知られている感染症の数はずっと少ない。一つには、人間以外の生物についての研究自体が絶対的に不足していることがある。家畜やペットの感染症について研究をしている研究者よりも人間の研究をしている研究者や医師の方がずっと多い。野生動物の感染症についての研究の数を持ち出すまでもないだろう。しかしネズミの種はよく知られている。なぜならネズミが実験用に使われているからだ。それでも、人間に比べれば研究されているとは言えず、感染症の数でもネズミは人間に及ばないだろう。私たちは「最もパラサイトに寄生されているで賞」の優勝者だと自信をもっていえる。しかし、なぜ人間がそこまで特別な存在なのだろうか？

＊

長命で体の大きな私たち

マダガスカルでのフィールドワークは8～9月から11～12月まで続く。ネズミキツネザルの生態がフィールドワークの時期に大きく影響するからだ。この時期はネズミキツネザルの繁殖期にあたり、ほかの時期と比べて罠にかかってくれる確率がかなり高いのである。5月から9月の乾季にはネズミキツネザルは冬眠状態であり、12月以降は雨期が始まる。その時期には、山岳地帯の熱帯雨林で泥流や洪水などが発生し、その地形を自由に歩き回れない私のような生物学者にとって、かなり危険なのである。

私はラノマファナに着いて2日目だった。前日は暖かい日だったが、打って変わってかなり涼しい日となり一日中霧雨が降り続いた。外を歩くと濡れるというより、じっとりと湿る。なんとかやる気を振り絞って、午後から熱帯雨林に罠をしかけにいった。どうせかからないだろうな、と思いながら。

夕刻になって念のため罠を見に行った頃には、さらに気が滅入る天候となっていた。気温は摂氏10度ほど、空気は湿気を含んで肌がべたつく。これは普通の人が想像する熱帯雨林とはまったく異なるものだろう。ラノマファナ国立公園の熱帯雨林はおよそ1000メートルの高地にあり、寒い時期は文字通りに寒いのである。木々に生い茂る葉からは大きな水滴が私のレインコートの襟足から内側にしたたり落ちる。不快指数がますます上がるようだ。森の中には数名の人間以外はヒルばかりで、ここぞとばかりに血を吸おうとあちこちの枝からぶら下がっている。

ヒルから身を守るには、素早く作業をするしかない。次から次へと仕掛けた罠が空っぽであることを確認していく。それはそうだろう。長い乾季から目覚めたネズミキツネザルとはいえ、こんな肌寒い日にのこのこ起きだすよりは、もう少し気温が上がるまでまどろんでいたいはずだ。しかし一つの罠にじっと動かないネズミキツネザルがかかっていた。助手と一緒にネズミキツネザルを測定し、今晩たった1匹の獲物からサンプルを採取する。ネズミキツネザルを手で摑んだが、いつもと違いかなり大人しい。埋め込んであるマイクロチップからこの個体がララオであると判明した。普通ならもっとちょこまかと動きまわる奴である。ララオは他の多くのネズミキツネザルに比べ、攻撃的なところがまったくないのだが、それにも増して好奇心が旺盛で、あちこちの匂いを嗅ぎ、触れ、噛みつく癖がある。

助手がララオを手に持ち、私は今までも、そしてその後も見たことが無いものを目にすることとなった。冬眠からゆっくり覚醒するネズミキツネザルである。ララオは最初非常に動きが鈍かった。しかし手で触れている間にだんだん活気を帯びてきた。測定をすべて終えた頃にはいつものララオに戻っていた。おとなしいが周囲をきょろきょろ見回している。

冬眠は、ネズミキツネザルの非常にユニークで魅力的な点だ。多くの哺乳類と違い、ネズミキツネザルは変温動物で、しかも長い間冬眠をする。2か月以上もの寒い乾季をしのぐためだ。しかし1時間から1日といった短時間の冬眠に入ることもある。ララオは今晩、バナナを食べようとして罠にかかり、そこで冬眠モードに入って体温調節も止めたのであろう。ときどきネズミキツネザルが羨ましくなる。天気が悪ければ、わざわざ餌探しに出ることをやめ、短い冬眠を決め込むことができるのだ。その夜、私は冬眠と寄生の関係について、つらつらと考え始めた。体温の大きな変化は、パラサイトにとってネズミキツネザルの体内での適応に不都合とはなりはしないか？　変温性は、ネズミキツネザルのパラサイトを減らすのだろうか。本書の多くの疑問と同じように、この問いにも明確な答えは得られていない。私の研究は、長い冬眠から目覚めたばかりのネズミキツネザルの腸内にはパラサイトがおらず、毎年冬眠の後にパラサイトが増えていくという傾向を示してはいるが、――少なくともまだ――私の想像を証明できる研究は実現できていない。

＊

パラサイトの数を調べるにあたっては、宿主の身体の大きさから取り掛かるのが理にかなっている。私たち人間は実は体が大きい動物だ。動物界では巨大といっていい。体の大きさはパラサイトの種類を考える上で最も大きな要素である。体の小さな生物よりも物理的に多くのパラサイトが入る余地があるのだ。研究によると、腸内寄生虫の数は、そのまま腸の長さに比例する。小さな哺乳類の腸内に数匹の寄生虫しか入らないのに対し、人間の6メートルにも及ぶ腸は成虫に加え、幼虫にも十分なスペースを提供するのである。長さに加えて、腸内のそれぞれの部分で環境も変わる。食物が消化されながらゆっくりと腸内を移動するときは、その組成や内容も徐々に変化していく。ゆっくりと書いたが、実際に移動のスピードは遅い。食道から肛門を出ていくまで実に1日はかかる。換算すると毎分5ミリメートルの速さである。そして腸内の様々な場所で、それぞれの栄養分が吸収されていくので、場所によって違うものがパラサイトの栄養となっていく。腸内の酸性は、胃から遠くなるほどに弱まり、同時に栄養分も減っていく。最後に大腸で水分が吸収され、残る便は乾燥した物質となる。腸内で変化していくのは食べ物のカスだけではない。腸壁の構造も部分によって異なっている。胃袋は小腸と全く異なる器官だし、大腸も小腸とは共通点が少ない。

腸内環境の差は、腸内寄生虫の特異性〔特定の場所を選択するということ。選択性ともいう〕をもたらす。一部の腸内寄生虫は酸性の強い胃液の中でも適応し、他の種は十二指腸を好むこともあれば、盲腸付近を好むパラサイトもいる。環境が異なるので多様なパラサイトの寄生が可能となる。それぞれの腸内寄生虫は、特定の腸壁とそこを通過する栄養物に適応することもできる。クマネズミの実験で判明したことは、もし腸内に1種の線虫しか寄生していないなら、その線虫が腸内全体に増殖する傾向があり、もし3種の線虫が寄生していれば、それぞれが特異性を持ち、適応した部分に住み分けをするようになる。想定した理論が証明されるほど研究者が喜ぶものはない。

環境の多様性の規模が大きい場合、種分化に更なる余地を与える。人間の腸内がハツカネズミの腸内環境より多様であるということは、人間の腸内の各部分にそれぞれ適応した寄生虫が住み着いているということになる。

宿主の体にはパラサイトにとっても重要な要素がある。体温だ。人間は哺乳類として恒温動物であるから、非常に好ましい、予測のしやすい環境であるといえる。私たちの腸内寄生虫に加え、血液中に生息する微生物でさえ、人間の体内の温度は年間を通じて安定し約37度であるという点に依存できる。変化があるとしても2度前後だ。パラサイトにとってはどういう事は無いがこの程度の体温の変化でさえ、人間にとっては辛い発熱となる。また、人間はしょっちゅう食事をするので常に栄養分が腸内へ入ってくる環境でもある。

人間は長命だ。したがって長い人生の間に様々なパラサイトと出会う。そのうち一部はごく短期間—風邪は数日間で治る—であるが、他のパラサイトの引き起こす感染症は長期にわたる場合もある。広節裂頭条虫、つまりサナダムシは何年ものあいだ腸内にこっそり巣食っていたりする。また、私たちが死ぬまで体内に留まるパラサイトもいる。HIVは血液中に最後まで居座るウイルスの一つだ。最後まで残るとはいっても、実際は次々と感染者の体内で新しいHIVが生まれては死んでいく。HIVの寿命は約1日である。従って一人の人間がHIVに感染すると、死ぬまでの間に数千ものウイルスの世代交代が行われることになる。

人体の特徴である、恒温で体が大きく、長命であるという点がそのまま多様なパラサイトを維持できることにつながる。人間の特異性はこれらに留まらないのだが、他の特徴は生物学的というよりは、より文化的なものになってくる。

＊

忙しない都市部

私は森の中を歩くとき、落ち葉や枝を動き回っている蟻を目ざとく見つける癖がある。子どものころから蟻を観察してきた習慣が残っているのだが、行動生物学者はこの能力をsearch imageと呼ぶ。つまり肉食動物が獲物を見つけ、捕まえられる個体かを判断する能力と同じだ。

蟻を見つける能力は、そちらに注意がいってしまうので時に疲れるものでもある。熱帯雨林では無数の蟻がいて、ときに森が目に入らなくなるほどだ。ある日、私たちはネズミキツネザルの罠を仕掛けに行くところだったが、途中で私は蟻の様子に釘付けになってしまった。竹の葉に1匹の蟻が死んだ仲間を顎に咥えて運んでいるのだ。これを見逃がす手は無い。マダガスカル人のアシスタント達は私が何をしているのかと見に来た。

「ここに蟻がいるんですよ。先に行ってください」と私は叫び、時間がかかるとジェスチャーで伝えた。アシスタントはマダガスカル人らしい仕草で肩をすくめて、先を急いだ。こういう西洋人の癖はいちいち理解しようとしても無駄だとでも言っているかのようだった。

他の蟻を運んでいる蟻たちという存在は、わたしにとって特に身近な存在だ。私の人生最初の研究は、高校時代、フィンランド・アカデミーの科学コンペに参加した時の事で、まさに仲間を運ぶ蟻、つまり死体除去と呼ばれる習性をテーマにしたものだった。

一つの巣はフォルミカ・ルファ（*Formica rufa*）のコロニーを用意し、もう一つの巣にはキイロクシケアリのコロニーを用意した。当時の私は、働きアリたちが死んだ仲間をどこに、どのように運ぶのかを調べたかったのである。

さて、マダガスカルに話を戻す。働きアリたちの様子を10分ほどみていると、とある方向にまっしぐらに進んでいき、また戻り、今度は別の方向へまっすぐ進んでいく。竹から地面に降り、落ち葉の間を一定の方向へ進んでいき、小さな灌木の枝にのぼった。やっと立ち止まり、触角をひとしきり動かして顎を緩めた。仲間の死骸はゆっくり落ちていき、竹の葉に止まった。同じ葉の上にはすでに3匹の蟻の死骸がある。さらにその下に目をやると、数十匹、いや数百匹の蟻の死骸の山があった。その中の数匹の死骸からはすでにカビの発芽が見られる。私は蟻の墓場を見つけたのだ。

パラサイトの観点からすると、人間の街と蟻の巣は意外と似ている。同じところに集団が住み、毎日顔を突き合わせている。食料は仲間内で分け合い、仕事もある程度分担しあう。狩りをするもの、守りの役目を果たすもの、卵の世話をするもの、さらに加えて、同じコロニーに住む仲間は多くが親戚関係にある。

蟻たちは、人間が直面している都市化にまつわる多くの問題を、すでに数百万年前に体験済みのようだ。蟻たちは先に、人間と同じような解決法にたどり着いている。巣から死骸を運び出し、抗菌性がある物質を分泌し、病原体をコントロールし、それぞれの役目を分担し、免疫の弱い仲間を隔離して守っているのである。

蟻は灌木の枝を降りて歩き始めた。これからおそらく長い帰路に就くのであろう。

＊

人間の病気の種類がこれほど多い理由の一つは、人口の多さである。言い方を変えると個体数が多ければ、それだけ多くの病気を蔓延させることが可能である。人間は地球上のあちこちに住んでいるため、地域によってパラサイトの種類も異なる。フィンランドで見つかる、熱帯の環境、つまり生き延びるために高い気温を必要とするパラサイトは、主にタイのバカンスから戻った観光客が持ち込んだものだ。同時にフィンランドの気候に適応したパラサイトが少なからずいる。例えば腎症候性出血熱〔フィンランドでは通称モグラ熱と呼ばれる〕を起こすプーマラウイルス、そして例えばダニ媒介性脳炎を引き起こす多くのフラビウイルス〔脊椎動物に広く分布し、ダニや蚊から感染する〕が存在する。

人間がこれほど増えたのは、農耕に拠るところが大きい。農業によって食糧の生産が効率化され、少なくとも年間を通じ定期的に食糧が手に入るようになったことから、出生率が飛躍的に上昇した。子どもを産むことは、それまでの移動を基本とする生活の場合には文字通り「重荷」であったが、定住することでその悩みも無くなり、子どもたちは畑で早くから役に立つ大事な労働力となったのである。そうして人間は順調に増え続けた。しかし農耕の開始そのものよりも、同じく農耕から発展した都市化への変化の方が実は影響は大きいだろう。

食糧を効率的に生産・貯蔵し、これまで狩猟採集していた労働力が解放され、他のことに注力できるようになる。そして職人、経営者、兵士、聖職者、自然科学者といった数々の職業が誕生する。ではこれらの人々が集まってどこに住むかというと、都市部、つまりはさまざまな活動と商業の中心地だ。都市部はその周辺にある地方と頻繁にやり取りをする。生産された食糧が都市部へ流れ込み、逆に職人の作り上げた商品が地方へ運ばれる。こうしたやり取りは人と人との密な接触を必要とする。

その集団が強大で勢力があればあるほど、町の求心力は高まった。最終的には都市部は非常に大きく、狩猟採集時代の集団の数百倍の規模となったであろう。大きな町はといえば、商業活動がより活発になり、人と物の動きはさらに広いエリアを行き来する事につながる。最初の都市と呼べる規模のものは、およそ9千年前、古代オリエント時代のエリコで、当時数千人の人口がいたと想定される。古代エジプトの都市メンフィス、それに続くアヴァリスやペル・ラムセス、テーベ、アレクサンドリアといった有名な都市には数万人の人々が暮らしていた。バビロンでは最盛期に20万人の人口を誇ったというし、中国の下都〔戦国七雄の一つ、燕の国の都市〕、長安、成都といった都市も同様だ。そしてローマは史上初の百万都市となった。その後しばらくの間、百万都市は主に中国で出現し、1800年代にあらたな都市化の波が始まり、ロンドンを筆頭とする欧州と、米国の都市が続いた。

パラサイトの多様性の観点からすると、人間が密集しているのは感染症の存在とパラサイトが生存するためにも非常に重要だ。個々の感染症にとって、次にうつる相手がいることが、つまり行先があることが必要条件である。従って都市部というのは感染症にとって人から人に感染できる、無くてはならない場所となった。糞便が人家の近くに放置され、蚊などが生きられる環境で、不衛生であるほど簡単に感染でき、効率も良い。パラサイトにとってこれ以上の好条件は考えられないだろう。

古代ローマ人たちは入浴文化と、きれいな水を都市部に供給する土木技術に長けていた。彼らはまた廃棄物と下水の処理に関しても厳しい法律を設け、衛生に力を入れていた。上水と下水の通り道を分け、公衆便所を設置し廃棄物の収集を仕組みとして作り上げた。加えてローマ人たちには、大規模下水道であるクロアカ・マキシマの守護神、浄化者ウェヌスまで定められ、トイレがつまるとウェヌスに祈りを捧げたと言われている。現代では、衛生状態、汚水の処理、綺麗な飲料水といった点に気を付ける事でパラサイトを減らすことができているが、想像とは逆に、石化した古代ローマ人の便からは、当時の田舎に住んでいた人間よりもローマ人の方がパラサイトの数が多いということが考古学的調査で判明している。数百年の間に発達してきた衛生に気を遣う都市部の構造は、古代ローマ人が特に清潔好きであったというよりは、密集して暮らす数百万人の市民をなんとか生活させていくために欠かせない知恵だったのかもしれない。

公衆浴場は特に清潔だったわけではない。大人数が体温に近いお湯に体を浸し、その湯は滅多に替えられなかったようだ。都市部、交易そして公衆浴場は、より人間同士の交流、つまり性交が自由に複数の相手と行われることにつながり、従って都市部での性病の数々が広がっていった。ローマでは、糞便は町から運び出され、農村部の肥料として使われた。しかしすぐに糞便が畑に撒かれてしまえば、パラサイトがまた人間に経口感染するリスクがあった。従って、肥料として利用する前に数か月かけてたい肥にし、パラサイトが死滅するのを待つ必要があった。

また、ローマ人は、ガルムという魚醤を愛していた。魚を発酵させてつくる調味料である。多くの料理の味付けとして使われ、スープに使われることも多かった。しかし薬味としてサラダなどにも加熱調理の後に使われたとみられる。発酵させただけで加熱処理はされていないため、ガルムの中に広節裂頭条虫などは生き残っていることがあった。広節裂頭条虫はもともと北ヨーロッパの寄生虫だが、交易によってローマにまで広がっている。

考古学調査により、古代ローマ時代にヨーロッパのパラサイト種は多様化し、より一般的になったと判明している。理由は複数あるが、特定の文化的な習慣、たとえば糞便の肥料利用や発酵食のガルムの愛用、交易の拡大によって人と物の行き来が活発になったことで様々な地域のパラサイトが国境を超えるようになったこともあるだろう。

都市部は不衛生なだけではなく、大人数の接触が同時に可能だという点でも大きな意味を持っている。都市部の形成と感染症の増加は比例しているのだから。病原体は一定数以上の人数が集団で生活していないと生き残ることができないのだ。

麻疹〔はしかとも言う〕のウイルスは、人間から人間に感染する典型的なウイルスの一つだ。自然環境で、またほかの動物の体内では生きられず、人間の体内でのみ増殖し生存が可能だ。

体外に出ると最大でも感染能力は2時間ほどしかもたない。従って麻疹ウイルスは人間の集団に常在し、常に次の感染先（人間）を見つけなくては死滅してしまう。

麻疹のウイルスにとってやっかいなのは、同じ人間に再度感染できないことだ。一度麻疹にかかれば、死ぬまで有効な免疫が獲得される。免疫防御は最初の麻疹ウイルス感染をしっかり記憶し、二度と同じことが起こらないように機能する。従って麻疹ウイルスは常に新しい獲物、すなわちこれまで麻疹にかかったことが無い人間が必要となる。それには集団の出生率が十分高くなくてはならず、乳幼児がそのターゲットとなるわけである。

麻疹は、少なくとも50万人規模の集団であれば常に循環し風土病となるといわれている。それより小さい集団では、麻疹は住人を一巡してしまい新たな感染先である乳児の出産が追い付かなくなって先細っていくだろう。自分で自分の首を絞めているようなものだ。感染力が高すぎて次のターゲットがいなくなるという事態になるのだから。もちろん人間の免疫機能もこの事態に寄与している。

先史時代の狩猟採集社会は言うまでもないが、50万人は古代の社会規模を考えるとかなりの大きさだ。当時麻疹は存在していなかった。研究によると西暦1100~1200年頃に発生したと言われている。その時期は町の人口規模、交易の活発化を考えても妥当だと思われる。当時は中世の都市部が発展してきた頃で、互いの往来も頻繁にあった。十分な人口を抱えた町で、生まれた赤ん坊へ次々と麻疹は感染し続けることができたのである。

では麻疹はどうやって生まれたのだろうか？　他の生物と同様、もともと存在したウイルスから進化を経て誕生したと思われる。麻疹に最も近いウイルスは牛疫《ぎゅうえき》で、牛疫の株から突然変異し人間に感染が可能となったようだ。そして進化の速度も驚くほど速い。ウイルス種は新たな獲物（感染先）を見つけ、自ら新たな系統へと変化したのである。そして今度は人間の間だけで感染している。生物学者が本で種分化は時間がかかると主張していたらそこは無視して頂きたい。麻疹ウイルスの種分化はまさに逆の例なのだから。

都市は危険がいっぱい

社会のエリートと呼ばれる人達は、多くの場合、都市より田園生活を好んでいるようだ。例えば英国貴族や王室はロンドン行きは楽しみどころか義務だから仕方がないと捉えていた。実は都会に旅するという考え方は、ごく最近、この数十年の間に生まれたコンセプトと言っていい。１９００年以前、富裕層にとって、旅行とは同じ上流社会に属する知人の元を訪ねるか、海辺の空気がいい所へ保養に行くことを意味していた。

理由は単純だ。都市部は、長い間、不潔で何よりも危険な場所だったのである。田園地帯で技術の発展により生活の質が向上した頃、都市部では人が密集し、生活の質の向上など望むべくも無かった。１８００年代にはその傾向が最も強かったと言えるだろう。当時ニューヨークでは5歳未満の幼児死亡率は、近郊の田園部に比べ倍近かった。10歳のニューヨーク在住の子どもの平均寿命は当時36歳未満で、地方在住であれば50歳近くまで生きられたという時代である。

都市部の死亡率の高さにおいて、もっとも大きな要因は疫病の流行であった。病気が流行っては人々が死んでいった。それでも都市部の拡大は止まらない。ただ町に住んでいた人口が増えたわけではない。出生率よりも死亡率の方が高かったからだ。人口が増えたのはひとえに近郊からの流入が多かったからである。産業構造が変化し、1次産業から2次産業へ移行していた頃でもある。農業での技術革新で労働力の需要は減っていき、人々は好むと好まざるとにかかわらず都市へ移住し、不健康な環境で働き、早死にしていったのである。

産業革命の結果は農耕の開始と同じような道をたどった。人々が密集して生活し、人口が増えたことは、人間ではなくパラサイトにとって非常に都合が良かった。もし本書を読んで、これはパラサイトが繰り返し私たちとの戦いに勝利をおさめるというテーマではないか、と感じられたとしたら、それはあながち外れではない。

第2章で紹介した感染症疫学の父、ジョン・スノウがロンドンにてコレラの研究で名をあげたのは偶然ではない。そしてまさにコレラが、都市部での生活環境改善へのきっかけとなったことも、疫学だけでなく公衆衛生への関心を高めた事も偶然ではない。当時、コレラは大都市において何度も感染拡大を引き起こした典型的な病気だった。1800年代のロンドンでは少なくとも1832年、1841年、1848年、1849年、1854年そして1866年にコレラ流行が記録されているし、ロンドンに加えて、コレラは1800年代の大都市における人々の死因の上位に常にランクインしている。

　コレラにかかると非常に不快な症状に悩まされる。長く続く水のような下痢で脱水症状のために死に至る事も多い。ひどい脱水と電解質の損失を引き起こすのだ。また、コレラで死に行く人が青ざめた皮膚をしていたので「青い死」とも呼ばれていたという記述も残されている。特に免疫機能と脱水症状への耐性が無い乳幼児には非常に危険な病気であった。

　都市部が成長していくに従い、人間を悩ませる害虫も増えてきた。ホモ・サピエンスがアフリカから踏み出した時から行動を共にしてきたトコジラミは、都市化の「勝ち組」の一種である。しかし昔はそこまで数が多くはなかった。厳しい環境、まばらに住む人間やみすぼらしい居住環境がそこまでトコジラミが増えるには好条件ではなかったのだ。

　衛生状態の改善はトコジラミにとって利点もあった。もともと存在していた競争相手や天敵が激減したからである。柔らかくて広いマットトレス、家具やカーテンといった布地の使用が住宅に増えた事でトコジラミが潜む面積も物理的に広がった。ルネサンス時代にトコジラミが一般的になり、１８００年代にはその数は最も増えたと思われる。例えば当時ロンドンではほぼすべての住居がトコジラミに悩まされていた。

　１匹のトコジラミはその生涯の間に移動することはほとんどない。サバイバルの秘訣はひとえにその嫌になるほどのしぶとさにある。メスは数カ月は虫卵を保持でき、１年ほど栄養源がなくても生き続ける。トコジラミ、とくに卵はしぶとく、熱さ寒さに強く、毒への耐性もかなりのものだ。摂氏マイナス10度から40度の間であれば生き延びることができるのは、もともと洞窟に生息していたころからの特徴であろう。そこにはコウモリやヒトもいた。しかしいつも血が吸える動物がいたわけではない。都市部においてこのしぶとさはさらに利点となった。荷物に潜み、引っ越しの際はじっと息をひそめ町から町へ、時に国境を越えた。今でもその特徴は変わらず、パタヤのモーテルのマットレスでぴょんと荷物にジャンプしたトコジラミがヘルシンキの学生寮で新たなコロニーを作り上げるのである。

人間は気づかぬ間に、パラサイトにとって素敵な住み処を提供している。パラサイトが多様化し、それによる死因が人間の注意を引き始めてやっと、住環境や公衆衛生に対して関心が向き、対策としてパラサイトに不利な環境を考え始めたのである。都市部というのは、人間の抱える感染症という負荷を形成する最も大きな要因かもしれない。不衛生、密集した環境、大きな人口が組み合わさるとパラサイトにとっていわば天国とでもいう状態となってしまうからだ。社会人類学者ウェンディ・オレントはスラムを感染症製造工場と呼んだ。先進国のすべてに存在していたが、現在では発展途上国のほとんどに存在する。スラムでは感染症の拡大は恐ろしく速いため、食い止める事はほぼ不可能だ。多くは遅きに失してパンデミックが発生する。

感染症は跳び移る

麻疹の種分化は、なぜ人間がこれほどまでに様々なパラサイトを寄せ付けてしまうかを教えてくれる。多くの感染症は、ペットや家畜から感染する。人間は長い時間をかけて実に数多くの動物を飼いならし、時間をかけて接触を深めてきた。それと同時に動物から様々な感染症を受け取っている。鳥インフルエンザや豚インフルエンザ〔新型インフルエンザH1N1〕は名前が感染源を示しているし、SARSは鶏、MERSはラクダが感染源だ。またトキソプラズマは猫から、エキノコックスは犬から感染する。クロイツフェルト・ヤコブ病やアフリカ睡眠病は牛から感染すると言われている。感染症を挙げていくとそのリストは驚くほど長くなる。他の動物から人間に感染するものを動物由来感染症と呼び、ほとんどが家畜やペット由来のものである。

パラサイトが種から種へ移動するのは進化の観点からも中心となる問いである。どのような時にパラサイトは自然宿主（もともとそのパラサイトが寄生していた種）から別の宿主へ移動するのだろうか？　私たちが知っているのは、一定の種、例えば麻疹ウイルスは人間に特異性を持っており他の種には感染しない。一方トキソプラズマ原虫は簡単に複数の種をまたいで感染を起こす。一つの種にだけ感染する病原体は複数あるが、種を超えて他の宿主へ適応していく病原体もある。インフルエンザはそうした病原体の中の一つだ。様々なインフルエンザウイルスは特定の生物に特異性を持ちながら、他の種にも簡単に適応してしまうのである。

では、どうしてある種のパラサイトは、新しい宿主に適応できないのだろうか？　この疑問は、進化生物学でも特に興味深く、生死に関わるものでもある。多くの場合、他の種から私たちに感染する感染症は、特に最初の頃は危険である。麻疹は最近でこそ致死率は０・１％未満で、死に至る病気とはいわれないが、その昔、麻疹が発生した頃は10％もの人が死亡していた。インフルエンザウイルスも同様だ。新しいウイルスが引き起こすパンデミックでいえば、例えば１００年前のスペイン風邪の際は、数千万人が死亡している。もし私たちがどこで、どのように、どのパラサイトが脅威を引き起こすのか予測できれば、予防策はもっと取りやすいはずだ。

感染症を拡大しやすくする要素は幾つかある。新たな宿主は、もとの宿主とできるだけ似ている方がいい。ここでいうのは、外見などではなく、パラサイトにとっての居心地という意味だ。それもパラサイトの種によって条件は異なる。人間に乗り移る腸内寄生虫であれば、元の宿主と人間の腸内環境と腸内を移動する栄養分が出来るだけ近い方が良いということだ。パラサイトが中間宿主を必要としていれば、新たな宿主が、中間宿主の生活環に組み込まれているとさらに理想的である。また多くの血液循環にひそむパラサイトにとっては、免疫機能が似ていることも重要となってくる。パラサイトが古い宿主の免疫機能をうまくだませるようにやっと適応してきたところで、人間の免疫機能が前の宿主と似通ったものでなければ感染はうまくいかない。従ってパラサイトにとって種を超えるためには生理学、免疫学、行動パターンといった類似点が必要になってくるだろう。そしてそれら個々の比重はパラサイトごとに変わってくる。

私たち人間に近い宿主というと、まだそこまで分化によって差ができていないか、進化の方向性が似ている生物ということになる。人間と類人猿の進化の系統はほんの少し前に分岐したばかりだ。よって私たちは互いに多くの点で似通っている。進化の方向という点では、習慣や環境が似ていると言えばいいだろう。例えば雑食で社会性があり、長命で同様の寄生虫を体内に飼っている、などの点が考えられる。これは少なくとも人間が遭遇するのと一部同様の自然の淘汰圧にその種もさらされる可能性はあるということだ。

多くの人間の感染症は私たちと遺伝的に近い存在、他のサルからやってきた経緯がある。ＨＩＶ（human immunodeficiency virus）は、英語名が示すように、サルの病原体である。これらの2種のウイルスの近似性はウイルスのＤＮＡ塩基配列から判明する。同時に、比較的容易にいつＨＩＶが人間に感染するようになったかも両者を比較することで推測ができる。なぜなら、現代ではＨＩＶの塩基配列の変化速度が判明しているので、以前の変化も同様の速度であったと想定できる。するとＳＩＶとＨＩＶの現時点での差異から、これらの2種のウイルスが分化してからの期間を割り出せるのだ。最新の推論では、もともと同じウイルスであった両者の種分化が起こったのは1920年ごろであろうといわれている。通常、種分化の時期は古い検体（できるだけその時期の前後、あまり間が空いていない事が望ましい）から比較調査することが多いが、HIVの場合はそれが困難だ。というのも、最初の症例が発見されたのは当時のベルギー領コンゴ〔現在のコンゴ民主共和国〕で医療レベルも高くなかったため、症例記録からどこでHIVが発生しているかの情報が不正確で、検体がきちんと収集・保管されていなかったからだ。熱帯の気温ではウイルスのDNAも保持されず古い遺体から病原体を発見する事はかなり難しい。

これまで知られている中で最も古いHIVのサンプルは、1959年と1960年の同国首都キンシャサのものである。この二つのサンプルはかなり相違点が多いため、HIVはおそらくこれ以前数十年前から人類の間で感染していたとしか考えられない。つまり、これら最初のサンプルは分子時計〔生物の分子的な差を比較し進化の年代を推定、仮説をたてること〕の点からしても分岐の定義を満たしているのである。

HIV、そしてSIVもだが、感染性はかなり弱い。健康な粘膜は通過する事が出来ない。最も成功率が高いのは、血液を介して起こる接触で、例えば人間がチンパンジーに噛みつかれたり、その生肉を食べたりといったケースが想定される。

人間に近いサルたちから受け取ったものとしては、黄熱病、住血吸虫症、サル痘、マラリア、デング熱、結核、ハンセン病がある。これらの中には人間だけに特化したため、もともとの宿主には感染できなくなったものもある。黄熱病や住血吸虫症は複数の宿主に感染することができる。従って、ずっと人間の中にいなくても生き延び、その間他の霊長類に感染するなどしている。しかしまた人間に感染して、ひどい感染拡大状況を引き起こすことも少なくない。マラリアは進化が速く、宿主の種をまたいで感染する。もともとマラリア原虫は鳥類から哺乳類へ、そして霊長類へと守備範囲を広げ、そして人間はマラリア原虫の受け皿となっている。そのうち最も危険な熱帯熱マラリア原虫は今では人間にしか感染しない。一方三日熱マラリア原虫は人間に加えチンパンジーとオランウータンにも感染するし、卵形マラリア原虫はチンパンジーにもほかの霊長類にも感染する。卵形マラリア原虫が本来寄生していた自然宿主は実はまだはっきりしていない。人間やチンパンジーに感染しているこのマラリア原虫の割合が非常に少ないため、これだけでは卵形マラリア原虫が生き延びるのに不十分なはずなのである。だからこそ本当の宿主は他にいて、霊長類にはちょっと間借りしている状態に過ぎないと考えられる。

感染症が他の種から人間にうつるためには、病原体が人間に感染できるというだけでは不十分である。多くの病原体は人間が単に近くにいたから、などの理由で感染している場合が多い。特に人間が別の種と常に接触がある環境であればなおさらだ。そして免疫機能がほとんどのパラサイトの侵入を防いでくれるのだが、その網をくぐり抜けた一部が症状を引き起こす。これらは感染症を引き起こす際、命に関わる状態になりかねないので、感染された個人にとっては不運である。しかし人間の種全体にとっては問題とはならない。多くの感染症にとって人間は間違った宿主、つまり袋小路で、そこから病原体は次の感染先にうつることができないからだ。したがって病原体は感染した人間の体内で増殖する事はできても、たとえば肺の細胞から分泌され体外に出ることまではできない。すると気道から外に出て次の獲物を探す事もできずに終わる。こうした病原体は人間全体として考えると、感染がほとんど起こらないので大きな脅威とはいえない。恐ろしいのは、人間から人間に感染する病原体だ。

こうしたヒト—ヒト感染は、その前に別の種の体内での感染拡大に適応してきたパラサイトにとってはなかなか難しい能力だ。パラサイトが新たな宿主の種間で感染する能力を獲得するには、何が起こらなくてはならないかということははっきり分かっていない。それでも病原体の遺伝子を組み換え、どういう組み換えを行うと別の種に感染し拡大することができるのかという初期の研究は始まっている。

また、ヒト—ヒト感染が起こるだけではなく、それに加えて感染が効率的に起こらなくてはならない。感染症の一部は、他の個体への感染が遅すぎては人間の体内だけで生きられないものもある。もし人間の免疫機能が、次の人間に感染する前に病原体を排除してしまえば感染はそこで止まる。このような場合、人間の体内で生息している病原体群をシンクポピュレーション（sink population）と呼ぶが、これは増殖のスピードが死滅よりも遅い個体群、要は先細りであることを意味する。ただ、シンクポピュレーションも人間以外の宿主にいる、勢いがあるソースポピュレーション（source population）〔シンクと逆に、出生や増殖のスピードが死滅よりも速い生物個体群〕からどんどん病原体が送り込まれてくれば群として生き延びることは可能ではある。そうすればシンクポピュレーション中のパラサイトが死んでいく部分をソースから送り込まれたパラサイトで補うことができるからだ。

ソースポピュレーションの多くが人間以外の自然宿主の体内にあるパラサイト種にとって、人間に感染することはシンクポピュレーションとなる事を意味する。このような感染をスピルオーバー（spillover）と呼ぶ。パラサイトの数が普段より増殖し、個体群がソースポピュレーションとなると、その場所からあふれ（スピルオーバー）、他の宿主に感染することがあるのだ。この仕組みは、多くの感染症に共通している。熱帯気候の環境では、エボラ出血熱がこのスピルオーバーを起こしやすいが、北の果てのフィンランドでも起こりうる。例えば野兎病や腎症候性出血熱は、モグラが大発生したときに症例が増える。

さて、実験におけるハツカネズミとドブネズミの役割は計り知れない。ネズミたちのお陰で、私たちは哺乳類の生物学について様々なことを知り得ている。しかし感染症の研究においては、げっ歯類の限界が立ちはだかる。ネズミでは人間のパラサイトの研究に適さない点が数多くあるからだ。従って研究者は他の様々な実験動物を選択する必要がある。

サルは分かり易いが、フェレットや豚が実験動物としても人気であるのは意外だろうか。これらの動物は、人間の他にインフルエンザAウイルスが感染する数少ない動物なのである。また、豚は実のところ人間にかなり近い動物だ。食べるものも雑食で似ているし、住環境の衛生レベルも大して差はない。人間と豚の免疫機能も似通っている。なぜなら、長く家畜として一緒に過ごしてきたため、似たような病原体にさらされてきたからだ。そしてフェレット、これはもともとヨーロッパケナガイタチを家畜化したものであるが、インフルエンザの研究にこれほど適しているモデル動物〔動物実験に適し、そのデータを人間に適用する〕はいない。フェレットの免疫機能は人間のそれに似ているので、ヒトのインフルエンザウイルスが容易に感染する。また感染後のフェレットの症状も人間に非常によく似ている。季節性インフルエンザはフェレットに簡単に感染するが、重篤な症状は引き起こさない。一方鳥インフルエンザはフェレットになかなか感染しないかわりに、一旦感染すると致死率は高い。

オランダとアメリカの研究者は、２０１０年代の始めに鳥インフルエンザウイルスを分離させ、表面の被膜〔エンベロープとも呼ばれる〕タンパク質を記述する遺伝子を季節性インフルエンザウイルスから移植した。こうして実験室レベルでフェレットからフェレットへ簡単に感染し、しかも致死率も高い、いわゆるスーパーウイルスを作り出したのである。別の研究者グループは、鳥インフルエンザに多少変更を加え、フェレット間で10回感染を成功させた。この間、ウイルスには突然変異が加わり、フェレットから別のフェレットへの感染もかなり容易であったようだ。実験室の環境では、こうした小さな操作でウイルスが簡単に感染するように変化させられるのである。

両グループの研究目的は、容易に感染し危険な症状を引き起こすウイルスを作り出す事だった。なんでまたそんなグロテスクで不必要な研究を、と思われるかもしれない。しかし、結果的に両方とも、私たちの持てる知識を飛躍的に増やしてくれた事は否めない。異なるアプローチで始められた実験は、双方とも、小さな変化、突然変異によってそこまで危険でない病原体が人間に対して大きな脅威となりうるということを示している。つまり、危険な病気が生まれるのは自然かつ時間の問題だ。防ごうにもそうそう食い止められるものではないが、私たち人間は、昔から慣れ親しんだ感染症が突然非常に危険なものになりうるという事態に備えるべきである。〔原著は新型コロナウイルスが世界で猛威をふるう前、2018年3月に出版されている〕

危険な感染症叢を作り出す実験研究は賛否両論がある。もともとの論文発表時期は、感染症について資金提供をした公衆衛生当局が詳細の公開を渋った為、予定より遅れた経緯がある。また、多くの研究者は危険な感染症を作り出す実験に反対している。万一実験室から流出し一般人に感染すれば多くの被害を出すなど様々な恐れがあるからだ。研究が必要だと主張する研究者たちは、実験室は安全で、外に病原体が流出する危険性はかなり低いとしている。危険な感染症を作り出す実験の必要性、是非、倫理性といった議論はまだまだ続くと思われる。

*

人間にとっては永遠の厄介者

「どうやって人間の病気がネズミキツネザルに感染しないよう、または逆のことが起こらないようににしているんですか?」

私が研究結果を学術会議で発表していたとき、年長の研究者が罪のない質問をしてきた。おそらく駆け出しの研究者のほとんどが経験していることではないだろうか。他の研究者が、自分が築き上げたものすべてが足もとから崩れていくような問いを投げてくるというあれだ。私の場合はまず、自分がこれまでそれを思いつかなかったことでショックを受けた。そして脳内の思考が3秒ほどぐるぐる回った後、私の中での結論は、自分の研究が倫理に反するもので、研究結果には何の価値もなく、おそらくこれまで触れてきたすべてのネズミキツネザルに致命的な病気を次々に感染させてきたのかもしれない、なんということをしてしまったんだという絶望だった。

さらに悪いことには、一見シンプルなこの疑問にはちゃんとした根拠もあるということだ。霊長類研究者の間では知られてきたことだが、人間と他の霊長類の間では感染症の往来がある。これはとくにツーリズムの周辺で発生する。世界中の人々が珍しいサルを見るために遠くからやってくる。霊長類ウォッチングはネイチャーツーリズムの中でも人気のプログラムだ。ラノマファナ国立公園でも毎日のように国立公園エリアに生息するサルの群れを追いかける観光客のグループを見かける。この結果、サルたちは人間を見るとストレスを感じるようになり、大人数が歩きまわることで自然の植生が踏み荒らされ、観光客が持ちこむ感染症がサルにもうつることになる。つまり人獣共通感染症のうち、ヒトから動物へ伝播する方で、人獣共通感染症を語る上でこれまであまり問題とされてこなかった部分である。

霊長類ツーリズムはビジネスとしても無視できない規模だ。ラノマファナと近郊の地域はツーリズムがもたらす収入で成り立っている。国立公園ができる前は、人々は熱帯雨林から生きる糧を得ていたが、自然保護区域となったために熱帯雨林への自由な出入りが禁止されてしまった。ツーリズムによってもたらされる収入はある意味、補償のようなものだ。地元の人々にすればあまりに小さな補償ではあるが。

霊長類人気にも差がある。ラノマファナのガイド付きネズミキツネザル・ウォッチングが20ユーロほどの値段であるとすれば、アフリカ大陸でゴリラを見る為には250ユーロも支払わねばならない。ゴリラは地域に多くの収入をもたらすが、この値段でゴリラを見るチャンスに恵まれるのは裕福な層に限られる。このようなツーリズムはゴリラにも犠牲を強いることになる。というのも、人間からのインフルエンザウイルス、ヒトパルボウイルス〔伝染性紅斑、通称リンゴ病を引き起こすウイルス〕、黄色ブドウ球菌がゴリラに感染した実例がすでにあるからだ。

「ラテックスの手袋を使用しています」というのが私にできる精一杯の回答だった。真実でもある。これが唯一の防止策でもあるのだが、それさえも、使用理由はネズミキツネザルの糞便を扱うからであり、ネズミキツネザルよりも自分の身を守るためだった。実際のところ、人間とネズミキツネザルの間にどんな感染症の行き来があるかはまったく分かっていない。それを調べることも難しいだろう。というのも、私はこれまで一度も、病気で元気のなさそうなネズミキツネザルを見たことが無い。ネズミキツネザルは千年前、人間がマダガスカルに上陸した時にすでに感染症をもらっていたかもしれないし、私が知らずしらずのうちにネズミキツネザルたちに何かを感染させたかもしれない。なぜなら、これまで調べたネズミキツネザルたちの半分は私たちのキャンプ設営エリアに生息しているからで、何度も捕獲し、接したことがある個体も多い。そして、逆に私が気付かないうちに、ネズミキツネザルから何らかの感染症をもらっていないとはどうして断言できるだろう?

*

どうして病原体の中には人間だけに感染するものと複数の宿主に感染する病原体があるのだろう。なぜ麻疹は人間だけの病気で、腎症候性出血熱を引き起こすプーマラウイルスは複数の動物に感染するのだろうか。そしてなぜプーマラウイルスは人間に感染はするが、人間から人間に感染しないのだろうか?

感染症を引き起こすだけではパラサイトに利点はない。パラサイトが人間に侵入してもすぐ死滅することもある。鳥類住血吸虫によるアレルギー反応はそのいい例だ。湖などに生息している扁平な吸虫だが、生きている間に宿主が2種類必要となる。孵化した幼虫は貝類に寄生して成長し、無性生殖を行う。貝類から出た次の段階の幼虫は水鳥を探す。陸上での糞線虫のように、カモの皮膚から体内に入り込み血液の循環に乗って肺胞に侵入し、気道へ上がる。その後食道から腸内へと移動し、産卵するのだ。しかし実は吸血虫は、水鳥を見つけるのが下手である。人間が湖で泳いでいると水鳥を探している幼虫が間違って人間の皮膚から入り込むことがある。しかし人間の体内ではこの住血吸虫は生きられないため、2〜3時間で死んでしまう。結果的に人間には刺された後の水膨れや湿疹ができるが、これは命に関わるようなものではないとはいえ、不愉快きわまりない症状ではある。

パラサイトは、宿主の免疫機能をだますために実に多くのメカニズムを使う。免疫機能が探しにくい中枢神経系や眼球などの部位にひそんだり、宿主の細胞のふりをしたり、免疫機能に見えない存在になったり、免疫機能が認識する暇がないスピードで表面のタンパク質を変化させたり、活動を停止して休眠状態に入ってみせたりする。パラサイトはまた、宿主の免疫機能を弱める物質を分泌することもある。それぞれの宿主の種と構造、そして免疫機能は異なるので、パラサイトが宿主の免疫機能を出し抜くためには、宿主に特異性を獲得している必要がある。多くの場合、パラサイトが増殖するにも特定のメカニズムが必要だ。たとえば特定の臓器で、または赤血球や肝細胞で増殖するといった具合だ。マラリア原虫のように、宿主の細胞に適応していなくては難しい。

パラサイトは、宿主の体内のどこにいるかにもよるのだが、そこからまた次の感染先を探しに出ていく。腸内に生息していれば体外に出るルートは簡単に確保できるが、血液循環から体外に出るのはハードルが高い。気道から分泌される粘液に混じって体外に出るならば、まさにウイルスは粘液分泌細胞にたどり着く必要がある。進化生物学は、種の構造と活動が互いに密接に関わりあっている事が浮き彫りになる学問である。パラサイトは、自らの増殖が出来る限り効率よく実現するように宿主の体の構造にしっかりと適応し利用しなくてはならない。それでも、人間に特異性を持たないパラサイトが我々に害をなすのである。湖で間違って食いついてくる住血吸虫はまったく人間に対して宿主特異性はないが、非常に不快な症状をもたらす。モグラなどから感染する腎症候性出血熱は人間から人間にうつることはなく、ウイルスにとっては袋小路だが、それでも感染した人間に重症を引き起こすことがある。エボラ出血熱は人から人に感染するが、感染は遅いのに症状が発現してから死に至るスピードが速いため、ずっと人間の集団にとどまることは難しい。

ここまであげてきた点をまとめると、一定の法則が見えてくる。宿主の体内深くに潜る寄生ほどハードルが高く、宿主特異性が必要となる。血液循環に寄生するならば、腸内寄生の場合よりも免疫機能をかわすような特性が必要だ。外部寄生で吸血するだけなら、栄養分は毎回得られるわけではないが、脊椎動物なら大体同じような構造をしているのだから、特定の宿主への特異性は不要だ。

多くのパラサイトにとって特異性を持つ宿主に近い生物は寄生し易い存在だ。身体の構造や機能も似ていることが多いからである。人間がゴリラと共通の感染症を持っているのは、私たちが互いに近い存在であるということで説明がつく。また、多くの遺伝的に近い存在のパラサイトは生理機能や生態も近いため、似たような宿主に寄生する。

宿主の生物多様性も、進化の面からパラサイトにとって無視できない要素である。サナダムシの生活環は、中間宿主に寄生し、他の動物に捕食される点に依存している。肉食動物が多い環境では、特定の動物のみに捕食されるという可能性は低い為、できるだけ宿主になる動物は多様な方がよい。もしフィンランドのサナダムシがヨーロピアンパーチ〔スズキ目の魚〕とカモメにしか寄生できなければ前途は多難だが、実際には選り好みせず複数の魚類、鳥類や哺乳類に寄生し、高い確率で生き残る。

もしパラサイトが人間から人間へとすぐに感染するならば、人間に宿主特異性を持つのは悪い方法ではない。麻疹はすぐに他人に感染するので、人間の体内で生き残りやすい。同じ空間に複数の人間がいれば感染は容易だ。

しかしながら、人間に特異性を持ちたいパラサイトは数多くあっても、人間専用の特異性を獲得した数多くの古株パラサイトが存在するため、そこに割り込むのは並大抵のことではない。人間の身体は無限ではないし、人間の腸内にも無尽蔵にパラサイトが寄生する余地はない。新参者はそこまで人間に適応していないため、競争でも優位とはいえない。腸内パラサイトが他の動物から人間に感染することはあるが、それらが居つくには、古参の腸内パラサイトが不在中ならばチャンスがあるということになる。そこへいくとサナダムシなどは自分の居場所を守るのに長けていて、新参者が侵入してくるとパラサイト間の化学兵器戦争が勃発することもある。こういう場合のサナダムシの勝率はかなり高い。

「込みあい効果」はパラサイトの研究ではよく取り上げられてきたテーマである。腸内にパラサイトが溢れかえっていると、パラサイト同士で栄養分の奪い合いが始まるか、競合する相手の増殖を抑制しようとする。栄養分をめぐっての競争で勝利するのは、もちろん最も効率的に宿主の腸内から栄養分をかき集められる種である。一方でパラサイトは互いに邪魔をしはじめる。毒成分を分泌し、相手が増殖できないようにするのだ。こうした物質を分泌するのは自らのエネルギーも消耗する行動だが、それによって栄養分の奪い合いの勝算が増すことになる。この戦いは人間の腸内で起こる。人間も受動的なだけではない。免疫機能が最も大きな動きを引き起こし、ほとんどのパラサイトがその攻撃にさらされる。それでも免疫機能の攻撃を生き延びた種が最も恩恵を受けることができる。

パラサイトが人間を宿主と定め特異性を持つと、まだ人間に適応していない侵入者のパラサイトに対して優位に立てる。逆に、人間に特異性を持つということは人間に依存することを意味するため、人間の健康状態がパラサイトの生死にかかわる問題となってくる。逆説的だが、パラサイトの繁栄はすなわち、寄生している宿主の繁栄にかかっているのだ。

人間の行動とパラサイトの多様性

人間の体だけに寄生するパラサイトのうち、さらにその上を行くものがいる。その種分化によって、特定の人間にのみ寄生するか、人間の特定の部位にしか寄生しないのだ。例えば結核株は人間の居住地域や地理的な背景により異なる。その個体群に特化したパラサイトは時を経て独自の叢を作り上げる。ウイルスや細菌といった有性生殖をしない種の多様性は、様々な個体群が地球上のあちこちに存在する人間に起因するであろうことは想像に難くない。

時に種分化は小さな規模でも発生する。人間に外部寄生するシラミは、体毛の分量と、衣服の文化によって種分化した例だし、人間の行動様式が連れ合い種の分化へつながることもある。性感染症のパラサイト叢がその好例だ。

性行為によって感染する多くの連れ合い種はいわゆる病気をもたらすわけではない。しかし、だからといって、性行為中に粘液を介して微生物が相手にうつらないというわけではない。実際フィンランド人のほとんどがヘルペスやパピローマウイルスに感染したことがある。これらのウイルスが幅広く行きわたっているのは、重篤な症状を起こすことがほとんどないという性質にもよる。感染していても症状が出ない人が大多数なのだから。不顕性であるがゆえに、気付かず危険なスプレッダーとなってしまうというリスクが存在するのである。

ヘルペスは典型的な性感染症の一つだが、症状はほとんどあらわれることはない。口唇、そして性器周辺のウイルスとして口唇ヘルペスや性器ヘルペスを引き起こすものであるが、約7割の人がこのウイルスを持っていると言われる。性行為に限らず、同じコップを使う事などでも簡単に感染する。一度感染すると、完全に排除する事は残念ながら不可能だ。普段は神経節あたりに潜んでいて、時機を見て活性化するのである。口唇ヘルペスと性器ヘルペスは違うウイルスが引き起こすもので、単純ヘルペスウイルス1（ＨＳＶ－1）型と単純ヘルペスウイルス2（ＨＳＶ－2）型である。人間以外の霊長類ではヘルペスウイルスの型は宿主に対して1種類のみであるから、人間はここで例外的な存在だ。ちなみに両ウイルスに最も近い親戚はチンパンジーのヘルペスウイルスである。HSV－2型は、人間とチンパンジーに種分化したのと同じ頃に、チンパンジーの同類のウイルスから分化していると考えられる。一方HSV－1型はどこから来たかというと、150万年ほど前にチンパンジーのヘルペスウイルスとして人間に感染したものと思われる。

ウイルス叢は体のそれぞれの部位、頭部と下半身に分かれていった。ここには明確な理由がある。ウイルスが女性器に生息していれば、簡単に男性器の粘膜に感染ができ、そこから他の女性器にまた乗り移ることができる。口内に生息するヘルペスウイルスは、他人の口内に感染するルートが確実だからである。従って人間のヘルペスウイルスは感染ルートによって分化している。HSV－1型は口内に生息して口唇ヘルペスを、HSV－2型は性器に生息して性器ヘルペスを引き起こすのである。ただ違いは生息場所であって症状ではない。従って1型でも2型でも場所が入れ代わっても関係はない。つまり1型が性器に感染すれば、性器ヘルペスとして発症し、逆もまたしかりである。

近年、この分類が少々あやふやになってきている。過去50年の間に、口唇ヘルペスを引き起こすHSV－2型ウイルスが増え、逆に性器ヘルペスでHSV－1型ウイルスが発見されているのだ。研究者の間では、性行動の変化が原因であると言われており、アンケート調査の結果も性行為中のオーラルセックスが一般化してきたことを裏付けている。それによって、以前は部位で分かれていたウイルスが混在するようになったということだ。人間の行動が変化すると、ウイルスの感染経路もそれに従って変化し、ウイルス叢も新たな場所にあらわれることになる。

ヘルペスウイルスの型が混在することで何か結果に変化があるのだろうか？　理論的には、二つの型のウイルスが同時に感染することで進化の観点からはヘルペスウイルス同士で競うことになり、より攻撃的で症状のひどい方が優勢となり、弱い方が死滅することになる。しかし私たちには簡単に結果を知るすべはない。一方で、もう一つの性器感染症を引き起こすパピローマウイルスに関しては、感染経路の変化がもたらした直接的な感染症の発現の変化へとつながっている。

ヒトパピローマウイルス（ＨＰＶ）は、性行為にて感染するもっとも一般的な病原体で、おおよそ8割の人が生きている間に感染すると言われている。また子宮頸がんを引き起こす病原体としても知られるが、実際はウイルスが行きつく先でがんを引き起こす。いわゆる先進国では、直腸がんの原因はほとんどヒトパピローマウイルスが関連し、陰茎がんのほぼ半数、そして口腔・喉頭がんの3分の1も同様だ。喫煙が減るとともに、口腔・喉頭がんが減ってきたところに、オーラルセックスが定着しヒトパピローマウイルスの経口感染によって再度口腔・喉頭がんの件数が増えてきた。同様に、直腸がんの増加と肛門性交は密接な関係があるといわれている。

ＨＰＶワクチンはもともと子宮頸がん対策として考えられたもので、従って対象は女性だった。しかし、性交の傾向がこれまで同様に続くのであれば、男性もリスクグループではないか。成長しいつかは性交をすることに性別は関係ない。２０１６年にフィンランド国立健康研究所（ＴＨＬ）は、男性にも接種を開始すべきではと検討を始めた。これまでの間に、女性の接種率は期待されているよりも低く、男性に接種することで女性の将来の感染率を下げることができると考えられる。

ＨＰＶワクチンは、10代前半で接種されるので、私はここで男女両方について書いている。ワクチン接種は、ヒトがヒトパピローマウイルス感染にさらされる前に始める必要がある。最初の性交の体験が、感染リスクにさらされる機会の始まりともいえるため、それより前の年齢で開始する事になる。性交開始は低年齢化が進んでおり、また第２次性徴の始まりも早まっている。１８００年代には思春期は15歳から16歳に始まるとされていた。現代では９歳から11歳が思春期の始まりと言われており、しかし継続期間は短くなっているわけではなく、若者はそれぞれ５年間近くの間、思春期となんとか折り合いをつけていかなくてはならない。

過去50年の間に、性交開始年齢は平均して男性の場合19歳から18歳に、女性の場合20歳から17歳に下がっており、この傾向は西側諸国で共通している。こうした低年齢化も感染症のフィールドに影響する。性交開始が早まれば、いわゆる活発な性生活の期間が長くなり、必然的に感染症にさらされる危険性も増えるというわけだ。ただ、ありがたいことに、性感染症の治療と防止はかなり改善されており、思春期と性交渉開始の年齢が下がったからと言ってすぐに性感染症が蔓延するというわけではない。

最近では下半身のムダ毛処理を徹底的にする人が増えており、ケジラミにとっては生きづらい時代となっている、などというメディアの記事も見かける。まことしやかに言われているのは、いわゆるブラジリアンワックス脱毛でアンダーヘアを完全に脱毛してしまうとケジラミは生息できなくなり、絶滅してしまうというものだ。しかしこれはいわゆる都市伝説である。なぜなら、世界中のケジラミの数はこれまで正確に数えられたことは一度もなく、その説を証明することは不可能だからだ。また性行為も、アンダーヘアも、しばらくの間この世界からなくなることはないだろうし、ケジラミの行く末はまだまだ安泰だと言っていいだろう。

Ⅳ

なぜ危険な感染症とそうでないものがあるのか

病原体やパラサイトは私たちの身体に様々な反応を引き起こす。風邪であればだれも恐怖を抱いたりはしないしサナダムシであればそばに寄ると嫌がられる程度の話だ。しかし、エボラ出血熱となると周囲はパニックを起こすだろうし、ギニア虫は感染するともっとも忌まわしい体験を強いられるものの一つだ。

「危険」という言葉は複数の意味があり使い方も難しい。エボラウイルスは危険である。なぜならほとんどの人間が―治療を受けたとしても30％の感染者が―死亡してしまうからだ。フィンランドの日常生活において、エボラ出血熱は危険ではない。なぜなら知られている限りではエボラ出血熱に感染したフィンランド人はいないからだ。２０１４〜２０１６年のエボラ出血熱感染拡大以前はアフリカ人にとってもそこまで危険ではなかった。年間の死亡者も２０００名前後であったからだ。現在では年間１万４０００人前後を推移している。エボラウイルスはそれほど簡単に人から人へ感染せず、感染者の特定と隔離は他の感染症に比べて比較的容易である。従って、一般的にエボラ出血熱感染は命に関わる病気ではあるが、感染するリスクは低く、衛生と公衆衛生システムがまったく機能しないといったような事態と、よほど不運な人でなければそれほど恐れる事は無いと言えるだろう。

個人にとってはそれほど危険ではない感染症も、人類全体でみると多くの人間に感染するため非常に危険といえる。たとえばインフルエンザは１９００年代始めから死亡率の高い感染症という位置づけだが、これはひとえに感染件数による。人類のうちかなりの数が毎年インフルエンザに感染しており、死亡率が低くても総数はかなりのものとなる。また、インフルエンザのウイルス株も多様だ。あらたなウイルス株が生まれると、第１次世界大戦の頃、スペイン風邪が多大な犠牲者を出したように、死亡率自体が高くなることもある。

どれくらいその感染症にかかりやすいかは、それぞれの病原体による。たとえばコレラ菌に感染するには、少なくとも１億個の菌を体内に取り込まなくては菌が体内に定着しないが、結核菌の場合は、ほんの10個未満でも感染が確立する。病原体の一部は、天然痘のように数千年生き延びると推測されているものもあれば、人間の体外に出て数分で死滅してしまうものもある。

人間にも個体差がある。一部の人にはＣＣＲ５遺伝子〔免疫系に関与するタンパク質をコードする遺伝子〕の変異体を持ち、エイズに感染するリスクが低いか、まったく感染せずに済む場合もある。ＣＣＲ５遺伝子は白血球の表面タンパク質を定義づけるもので、エイズを引き起こすＨＩＶはこのたんぱく質を利用して細胞内に入り込む。変異体を持つ人の細胞に表面のタンパク質が形成されなければ、ＨＩＶはとりつくしまがなく細胞内に入り込むことができない。この遺伝子変異体を持つ人々は欧州に最も多く、10％近くの人が保有し、そのうち１％の人は完全にＨＩＶに抵抗力があると言われる。変異体が大幅に増えたのは、約二千年前と考えられている。当時HIVはまだ人間に感染していた形跡がないため、何か他の感染症、たとえばペストや天然痘の結果としてこの変異が増えたのではないかと思われる。一方この変異体には弊害も存在する。マウスを使用した実験では、この膜タンパク質はインフルエンザに対する免疫反応の中心的役割を果たすもので、変異体を持つ人々はダニ媒介性脳炎の合併症患者にかなり多い。人間には長い間に特定の感染症に対して抵抗力を持つようになった遺伝子変異体が複数あり、これらの出現は地域や共同体によって異なる。

免疫抵抗の有効性にも他の要素にも、ちゃんと意味がある。基礎体力や年齢は免疫抵抗力の有効性に影響するし、性別も感染症に大きく影響する。テストステロンホルモンの値が高いと、免疫防御力を弱めるため、一般的に男性の感染症のリスクは高めである。

現代では、適切な治療がすぐに受けられるかどうか、そしてその感染症がすぐに特定できるかどうか、が感染症の危険性を左右する。昔であれば手の打ちようがなかった感染症も抗生物質を摂取することで早くに対応できる。たとえばペストはその昔、死の病だったが、普通の抗生物質を早めに投与すれば回復も早く、完治が可能だ。また、それぞれの感染症は進行のスピードも異なる。じわじわと進行するものも、あっというまに死に至るものもある。エイズは治療をしなくても死亡するのは数年経ってからの可能性が高い病気だが、肺ペストは感染後たった36時間で死に至る。

感染の確率と治療の有効性の両方に、実は地理と経済の二つの要素が密接に関わっている。経済的に豊かな地域は、より感染症の防御にも力を入れるし、治療の選択肢も幅広く、技術も発達している。さらに米国や西側ヨーロッパといった経済面で豊かと言われる地域は一般的に涼しい気候の所が多い。そうすると多くの感染症にとっては熱帯地域に比べて広がりにくい。また生活水準が高ければ感染症防止につながりやすい。それぞれの感染症のリスクは、実は個々の人間のその時々の状況にかなり左右され、性別、健康状態、場所、そして財布の分厚さも関わってくるのである。

感染症の危険性はたとえば感染者の死亡率、感染率、感染してから死亡するまでの時間、感染の為に必要な病原体の数などから定められる。これらすべてに宿主とパラサイトの関係から生じる生物学的な根拠がある。宿主とパラサイトの間の関係を左右するのは他の生物学的な関係と同じく、生物間進化の圧力だ。この章では、どのような要素がパラサイトの観点から中心的な役割を果たすのかを検証していきたい。

新たな感染症は致死率も高い

天然痘は１５００年代、スペイン船団とともにアメリカ大陸に上陸した。クリストファー・コロンブスはイスパニョーラ島に植民地を建設し、これがのちのサントドミンゴに発展していく。ここが新大陸に置かれた最初の拠点となったため、天然痘が最初に到達したのがこの地であることは不思議ではない。感染拡大のタイミングは１５１８年の12月であることまで分かっているが、さすがに船団のどの船の天然痘だったかまでは不明だ。バルトロメ・デ・ラス・カサスは、ウイルスはスペインのカスティーリャから伝わり、まず島内の劣悪な鉱山トンネルにて働いていた奴隷たちの間で拡大したのではないか、と歴史書で述べている。当時、サントドミンゴは新たなカスティーリアの首都に相当する街であったから港湾の往来も活発であった。コンキスタドール〔征服者〕たちの船団も島から南米大陸へと旅を続ける。船の往来にしたがって、天然痘は1年遅れて南米大陸へ到着した。

ヨーロッパ人がやってくる前は、イスパニョーラ島には先住民族のタイノ族がいた。1519年までにタイノ文化は事実上壊滅状態となった。25万人ものタイノ族がヨーロッパ人のプランテーションにおいて奴隷として酷使されたために死亡し、天然痘により残っていた者の9割が死亡した。

征服者たちの先住民族との争いは感染症のお陰で赤子の手をひねるようなものだった。フランシスコ・ピサロがインカ帝国を征服しようと出発したころには、すでに天然痘が次々と人々をなぎ倒していたからだ。インカの皇帝ワイナ・カパックと跡継ぎは天然痘で死亡し、インカ帝国は後継者争いに倒れた。すでにインカ帝国の人口は半分に減り、社会構造は壊滅し、スペイン人たちは武器と鎧と馬を持っていた。かつての栄光見る影もないインカ帝国を制圧するのはたやすいことであっただろう。

1500年代、ヨーロッパ人たちは世界の海に乗り出し、互いに競うように次々と新たな植民地を開拓していった。その結果はご存知の通りである。アステカ王国の先住民族は85%

が死んだと言われている。大砲だけではなく、感染症に倒れた人も多かった。麻疹だけでも100年の間に新世界の人口のうち100万〜400万人を死亡させたと言われている。1630年代の麻疹感染拡大は、カナダの先住民ワイアンドットたちの半分を死滅させてしまった。

ある新型感染症が、それまで触れた事の無い個体群に到達すると、その多くは破壊的な影響力を持つ。欧州型の感染症のアメリカ大陸における大流行は一つの例である。同様の犠牲は別の場所でも発生した。麻疹が太平洋沿岸で感染拡大した際、1848年ハワイの人口は3分の1減少し、1875年にはフィジーの人口も3分の1減った。1900年、ひっそり暮らしていたアラスカ先住民の集落では死亡率は40％にものぼった。1911年、フィジー領ロトゥマ島では住民の5分の1が死亡した。麻疹の最後の大流行はグリーンランドである。総人口4000人のうち感染せずに済んだ住人はたった5名だったのだが、死亡率はほんの数パーセントにとどまった。

なぜ新しい感染症は既知の感染症よりも影響が大きいか、という疑問には幾つもの理由がある。第1に、病原体はすでにしばらくの間、他の個体群の中で感染を繰り返しているため、人間に適応して（特異性を持って）おり、人から人への感染もすでに可能になっている。第2に、その個体群では誰もその感染症に対して免疫抵抗性をもっていないため、濃厚接触すると容易に感染が成立する。麻疹は、ヨーロッパでは未感染の乳幼児の間を循環していたのに対し、無防備なアメリカ大陸の先住民族たちを余すことなく一掃した。大人数が同時に病の床に倒れてしまうと、治療を受けられる可能性そのものがぐっと低くなり、生存の可能性もそれに連れて低くなり、悪くすると社会構造が壊滅的な影響を受ける。このようなときに、飢饉や紛争といった出来事が重なると社会への打撃は甚大となる。

第3に、自然選択がまだ影響していない。ヨーロッパで数百年の間その感染症に弱い人達が死亡しているとすると、次の世代は同じ感染症に対して弱い人達の割合は当然小さくなっているることになる。それ以前に特定の感染症に触れる機会がなかった者は選択が働いていないため、それらと共存してきたヨーロッパ人に比べると、アメリカ大陸の先住民族たちはほとんどの感染症に対して無防備であったはずだ。自然選択は特定の感染症に対して機能することもあるが、感染症全般に対しても同様だといえる。様々な感染症の負荷が大きくなると、強い免疫を持つことがより望ましくなるのは当然だ。

ヨーロッパの征服者たちがアメリカ大陸に広めた感染症は、麻疹だけではない。天然痘は死亡率の高い土産物となってしまった。同時に水ぼうそう、風疹、インフルエンザ、発疹チフス、ジフテリアが上陸してしまい、あちこちで感染拡大を引き起こし、結果的に天然痘の死亡率はさらに上昇してしまった。1500年代は、中央アメリカでは、大干ばつが起こった時期でもある。そして同時期に、もともと土地に存在していた疫病、ココリツリが流行した時期が重なった。実の所ココリツリがどんな感染症だったのか詳しいことは知られていないが、症状と発症の仕方からするとげっ歯類由来の出血熱に似ており、ハンタウイルスの一種ではないかという説と、サルモネラ属菌によるパラチフス熱ではないかという説がある。

なぜならこれらの病で死んだとされる犠牲者の遺体からサルモネラ菌のＤＮＡが見つかっているからである。これらの感染症の相互作用によって、１５００年代の間に、実に数千万人もの人々が命を落としている。メキシコ周辺では人口が２５００万人から１００万人弱にまで減少した。コロンブスが襲来する前のレベルに人口が回復したのは、やっと１９４０年代になってからだ。アメリカ大陸の先住民たちの受けた壊滅的な状況に比べれば、ヨーロッパのペストなどちっぽけなものだ。

これまでの話から、ヨーロッパ人の方が他地域で生きる人々に比べて感染症を数多く持っており、植民地支配とともに風土病を世界中に拡散し、ヨーロッパには新しい感染症は持ち帰らなかったという解釈を得られただろうか。だとすれば、その解釈はあながち外れてはいない。事実はもう少し複雑とはいえ、全体像としてはその通りなのである。ヨーロッパ対アメリカ大陸でいうと、犠牲となったのはほとんどがアメリカ大陸の先住民族たちであった。

返礼として、ヨーロッパ人たちも新しい感染症をもらってはいる。コロンブスはインドこそ見つけられなかったが、コロンブスの部下たちは少なくとも梅毒を見つけた。ヨーロッパでの最初の梅毒症例はコロンブスが１回目の航海から戻ってすぐであり、最初の梅毒感染拡大は１４９４年か１４９５年、第１次イタリア戦争のナポリ包囲の頃であった。梅毒は現在知られているよりもずっと激しい症状を引き起こしたため、それまでヨーロッパで存在しなかったと思われる。当時は、発症して数か月のち、死亡することが多かった。このアメリカ土産は、すぐに軍隊の兵士とともに大陸に広がったが、50年ほどの間に現在と同じ程度の症状で落ち着いている。

そして、アフリカの感染症群はといえば、間接的にヨーロッパ人たちを苦しませることになった。奴隷貿易により、黄熱病とマラリアがアメリカ大陸に拡大し始めたのだ。これにはヨーロッパ人達も頭を悩ませた。アフリカから連れてこられた奴隷たちの多くが鎌状赤血球症などを罹患済で、結果的にマラリアから身を守る変異体の遺伝子を持っている事が多いのに比べ、ヨーロッパ人にはそのような変異体の遺伝子はほぼなかったからである。ヨーロッパ人は、アフリカ人がこれらの感染症にも耐えうることに気付き、ヨーロッパ人が働けない場所でも労働を強いる事ができたため、さらにアフリカからの奴隷貿易推進に繋がってしまった。

それでも様々な感染症に対し、ヨーロッパ人の耐性は群を抜いている。これは昔ギリシャ、ローマ時代そしてその後のシルクロードの交易も含む盛んな交易の賜物といえる。ヨーロッパの商人たちは世界のあちこちに出かけ、品物だけでなく感染症も持ち帰ったのだ。ペストは、交易が盛んになった頃にモンゴル帝国からヨーロッパに持ちこまれたし、いわゆる旧世界は世界のかなり大きな地域が含まれ、途方もない数の住民が互いに交流していた。感染症の往来も拡大も早かった。多くの人間が交わり、家畜も多く、居住地域も広いという事は、多様な感染症が存在したという事に他ならない。これらの感染症がヨーロッパ人の遺伝子を形作ってきた。免疫機能が弱い人間はまだ小さいうちに死んでしまう。感染症が選択圧力に作用し、結果として世界の他のどんな個体群よりも、ヨーロッパで生き残った者たちは様々な感染症への耐性を備えているということになったのである。

それに対してもともと感染症が少なかったアメリカ大陸では、人間同士の交流も多くはなかった。ヨーロッパ人たちは、感染症に対して知らずしらず万全の態勢（耐性）で征服の旅に乗り出したのだ。従って、アメリカからヨーロッパに持ち帰られた感染症がヨーロッパで猛威をふるうことはなかった。ただ、アメリカ大陸の先住民たちも、ヨーロッパ人と同じ感染症を複数持ってはいた。アメリカ大陸に人が渡ったのは前回の氷河期の頃、つまり1万5千年前に過ぎない。しかしその間、人間は実に多くの感染症を得て、しかもそのほとんどが旧世界で起こったのだった。これらの旧世界の感染症がまさに新世界で人々を破滅させたものだったのである。

＊

餌をくれる手に嚙みついてはいけない

研究基地に、短くも恐ろしいメッセージが届いた。「ミカエルがクマネズミに嚙まれた」というのだ。フィンランド人学生たちは熱帯雨林にサンプル収集へ出かけていたが、私は作業のためフィールドステーションに残っていた。

マダガスカルでは毎年ヘルシンキ大学のフィールドコースが開催される。テーマは保護区域計画である。この授業が、私にとって初めてのマダガスカル体験となり、それがネズミキツネザルを対象に博士論文を書くインスピレーションの源となった。何年もの間に、フィールドクラスの主催側として準備に携わるようになり、今ではマダガスカル訪問者の中でもっとも経験が長い研究者の一人となっている。同時に、学生たちを熱帯雨林に連れて行くのはかなりの無茶であるという学びも得た。

熱帯地域で、野生の哺乳類に嚙まれた場合、最初に確認すべき、そして最も重要なことは嚙まれた人間が狂犬病予防接種を受けているかどうかである。幸運なことにミカエルは予防接種を受けていた。これが命に関わる大事な時間稼ぎができるかどうかの瀬戸際となる。

狂犬病は、怖い感染症だ。なぜなら、発症したということは死が確実であるということだからだ。絶対にということではない。なぜならこれまで1人だけ生き残った人間がいるからだ。狂犬病のフィンランド語名、狂気の病、とは感染した動物が攻撃的になり近くにいる動物や人間に嚙みつくことからきている。この性質の変化によって狂犬病は感染拡大のチャンスを得るのだ。狂犬病ウイルスは、どんな手を使ってでも次の宿主に感染する必要がある。なぜなら、感染力があるのは発症している間だけで、発症後3日ほどで宿主が死んでしまうからである。感染自体から発症するまでは数週間から1か月もかかることがある。

狂犬病に対して強力なワクチンはまだないが、予防的に用いられる曝露《ばくろ》前接種をしておくと、実際に噛まれたあとに補強接種するための時間的余裕ができる。もし狂犬病に感染した疑いがあれば（そして少しでも怪しいと思えば確実な治療法がないからこそ、きちんと対応するべきだ）、曝露後ワクチン接種をすることで、事実上発症を妨ぐことになる。曝露前接種を受けていれば、曝露後は3日以内に2回のワクチン接種をすれば良い。もし曝露前ワクチン接種を受けていなければ、4回のワクチン接種に加え、抗ウイルス抗体（抗狂犬病免疫グロブリン製剤）を投与する。

どんな哺乳類であっても、狂犬病を持っている可能性は否定できない。特に危険なのはコウモリで、人間にもすぐに噛みついてくることと、噛まれてもすぐに気づかない事が多い。用心は簡単だ。熱帯地域で朝起きて部屋にコウモリがいたならば、まず狂犬病感染を疑うことだ。ジャングルに慣れている者はもちろん、毎回コウモリに噛まれたかもしれないと言って医者に飛んでいくわけではない。とある獣医のアドバイスは分かり易く、筋が通っている。噛みついてきた個体を3日ほど捕獲し、3日後までその個体が生きていれば狂犬病にはかかっていないというものだ。

ミカエルに噛みついたクマネズミは残念ながら取り逃がしたため、その後アンタナナリボまで曝露後狂犬病ワクチンを取りに行くこととなった。おそらく、クマネズミは狂犬病ではなかったかもしれない。捕まえたクマネズミが人間に噛みついたからといって狂犬病であるとは限らない。生きた野生のげっ歯類を扱った事がある者は知っているだろうが、捕まえられた動物にとって噛みつくというのはごく自然な防衛行為だ。しかし、熱帯雨林では余計なリスクは負うべきではない。そしてミカエルは無事生き残った。

*

感染症の危険性には、病原体の生き残る必要性というごく基本的なものが作用している。パラサイトは常に宿主に依存している。宿主が生きている限りはパラサイトも安泰なのだ。死亡率が最も高い感染症の場合は、宿主を殺しつくして自らも滅亡してしまう。マダガスカルではペストは湾岸地域では生き残ることはできない。なぜなら次のネズミにうつる前に宿主である感染元のクマネズミがあっという間に死んでしまうからだ。一方高地のクマネズミはペストに対して耐性が強く、感染を繰り返しながらペスト菌も生き続けられる。

一方で、病原体は感染した宿主の栄養分を効率よく吸収し、自ら増殖しなくてはならない。多くの病原体にとって、人間から人間にうまく感染できたとしても、そのままではただのぬか喜びに終わる。なぜなら人間の免疫はパラサイトの駆逐に関し非常に優秀だからだ。従ってパラサイトは1人の人間に感染したらすぐに増殖を始め、増えた仲間を他の人間にできるだけ急いで感染させるのだ。そして増殖と感染の為に必要なエネルギーはすべて宿主から搾取する。

感染症の危険性は、パラサイトが宿主からどれほどのエネルギーを搾取するかにもよる。パラサイトが宿主の栄養分を奪うほど、パラサイトは宿主に有害な存在となる。感染症の症状の深刻さとパラサイトの増殖効率の間には相関性がしばしばみられる。そして深刻な感染症であればあるほど、感染症は拡大しやすい。エボラ出血熱やペストは死亡率が高い割には感染力が弱いため、人間に寄生するだけでは生存し続けられない。宿主をうまく搾取することで、パラサイトは増殖し他に広がりやすくなるのだが、同時にパラサイトを他の問題にも晒す側面がある。

パラサイトが有害であるほど、宿主が急速に、しかも確実に死んでしまうことになる。よって非常に危険なパラサイトの場合――たとえばペスト菌やエボラ出血熱ウイルスを考えてみて欲しい――取り付いた宿主から次の宿主へうつるまでに残された時間は実はかなり短い。逆にパラサイトが宿主を極度に搾取しなければ、宿主はそれだけ長生きし、パラサイトにはほかの宿主に感染する時間が長く与えられる。生き残る方がパラサイトにとってもましな選択肢であることに変わりはない。宿主となる個体の免疫は、パラサイトが自由行動できる時間にも制限を設ける。感染から2週間ほどで、免疫機能はフル装備で感染源を攻撃しはじめる。一方、パラサイトが宿主をほとんど搾取しないのであれば、宿主もパラサイトを排除する理由はない。宿主の方でも限られたリソースに優先順位をつけて効率的にパラサイトと闘わなくてはならないのだから。従って、栄養分を多く使うパラサイト攻撃を始めるために、あまり害がないと判断されたパラサイトをそのまま体内で見逃しておくという選択もなされるわけだ。

そしてパラサイトが宿主個体を搾取しようという動きは、二つの問題に突き当たる。行き過ぎれば宿主が死んでしまい、その結果パラサイトも増殖する事なく終わってしまうか、または宿主が自らの免疫を活発化させてパラサイトを攻撃するか、である。パラサイトはいわば袋小路に追い詰められているようなものだ。できるかぎり宿主に害をなさないように自らを進化させ、生き延びる道を探らなくてはならない。以前、感染症は時とともにまったく無害ではないにしても有害性は減少すると考えられていた。なぜなら宿主を殺してパラサイトにいいことはほとんど無いからだ。宿主の利点はパラサイトにとっても利点となる事が多い。つまりパラサイトの目指すべきところは宿主との平和な共生ではないだろうか？

残念ながら、この考え方は間違っている。なぜなら、宿主から宿主への感染は、パラサイトのライフサイクルのほんの一部に過ぎないからだ。生き残りをかけたとき、慈悲は無用だ。次の項ではなぜパラサイトが宿主を殺してしまうほどの威力を必要とし、なぜ危険な存在であらねばならないかを見ていきたい。

パラサイトの脱出計画

宿主個体から次の個体へと感染するということは、パラサイトにとって生死を分かつ問題だ。感染の方法は様々だが、パラサイトにとっては感染できればなんでもいいというものではない。パラサイトの「ライフスタイル」そのものが、できるかぎり感染を助長するようにできている。

感染症とパラサイトの危険性を評価するにあたって、すべての背後には進化があるという点は覚えておかなくてはならない。パラサイトは目的をもって特定の生態を目指しているわけではない。感染症は、生き残ったから存在しているだけだ。米国人の植物生物学者ホープ・ヤーレンは砂漠に適応した植物は、砂漠が住みやすいからそこにいるわけではない、と進化について実に的確な表現をしている。それらの植物は、砂漠でまだ誰にも枯らされていないからそこに留まっているに過ぎない。他のすべての生物にも同じ事が当てはまり、病原体も例外ではない。病原体の生涯を見てみると、――人間に到達し、感染が成立し、増殖し、次の人間に感染する――最初と同じ数だけの病原体が残っている計算でなくてはならない。

もしパラサイトが次の宿主に感染できなければ、物語はそこでおしまい、そのパラサイト種絶滅の危機となる。世界に存在するすべての病原体がサバイバル競争を勝ち抜いてきた強者《つわもの》であり、すでに生存競争のレースを走り、勝者として増殖を続けている。生き残るためにはこれらのパラサイトは宿主の免疫に勝ち、人間の体内で生き延びた上、人から人への感染も成功させているということになる。もう一つ覚えておかなくてはならないのは、パラサイトの競争相手は何も人間だけではない。人間の体内で、その他のパラサイトや善玉菌とも常に競い合っているのだ。

マラリアは死亡者数でいえば、世界でもっとも死亡率の高い感染症である。マラリア原虫は蚊の体内で有性生殖をし、人間の体内で無性生殖をする。その生活環は間接的だ。なぜなら宿主は蚊であり、中間宿主が人間だからである。感染した蚊が人間の血を吸うと原虫は人間へと移り、そしてまた蚊に戻るのはマラリアに感染した人間の血が次に蚊に刺され、吸われた時である。マラリア原虫が生き残るには、前提条件として蚊が多数の人間を刺し、その血を何度も吸わなくてはならない。

人間が蚊に刺される機会が多いほど、マラリア原虫にとって都合が良い。最も原虫にとってありがたいのは、原虫が引き起こす症状が感染方法と合致するというものだ。マラリア原虫の戦術は、マラリアの熱けいれんであるが、この発作が3〜4日ごとに続く。マラリアを感染させるハマダラカ（羽斑蚊）のフィンランド語名は訳すと熱けいれん蚊である。マラリア患者は高熱が出ると、ベッドでぐったりと寝たままで蚊が寄ってきても追ったりしない。こうしてマラリア原虫は蚊を通じてまた次の人間に感染がしやすくなるというわけだ。元気な人であれば追い払うどころか蚊を叩き殺すのが普通だろうから、感染拡大をさらに確実にするため、少なくとも蚊を追う元気がなくなるほど人間を弱らせる必要がある。これは蚊などをはじめとした動物を介して感染拡大する、昆虫媒介性疾病において典型的な症状だ。この系統の疾病は症状が重いため、かかった側はもれなく病の床につき、順調に感染が広がっていく。

しかし同じ方法がすべてのパラサイトに有効というわけではない。飛沫感染でもっとうまく感染拡大できるのであれば、宿主の感染症状をあえて重くするのは得策ではない。なぜなら元気に動き回り、社交的で、多くの人（つまり次の宿主候補）と接触する個体の方がパラサイトにとってもありがたいのである。いわゆる風邪といわれている症状を引き起こすウイルスは１００種類以上あるが、ほとんど生活に支障をきたさない。大体において症状が軽いので、風邪程度であれば仕事に行く人が多い。オフィスであちこちに飛沫をまき散らす宿主に対して、ライノウイルスは感謝に堪えないだろう。

また、下痢はパラサイトにとって非常に手頃な感染方法である。糞便とともに周辺に飛散する、これ以上体外に排出される楽な方法があるだろうか。別のパラサイトはより目的志向型で計算高い。ギニア虫が産卵をする前に、人間の足の皮膚に水膨れを形成し、焼けつくような痛みを感じさせる。この痛みは足を水につける事で和らぐため、感染者が足を水につけると、水ぶくれが破れて産み付けられた卵が水中に散乱する。そしてまた中間宿主となるミジンコなどのカイアシ類を探しながらギニア虫の新たなサイクルが始まるのだ。ギニア虫はある意味、人間の行動にまで影響を及ぼしている。洗練された方法とはいいがたいが、その生活環の周期を継続できるのであるから、スタイルにはこだわらないのだろう。

パラサイトが用いる感染方法は目的達成のために細かい所まで実にうまくできていると感じる向きもあるかもしれない。それは実は幻想だ。なぜなら、進化というものは短期的な視野に立って起こるものだからだ。進化は様式美や印象的な方法等は一切考慮せず、そのときどきで一番簡単な方法を取る。もし数学がエレガントな科学の分野だと呼ばれるなら、生物学はその正反対の存在だ。乱雑で、時に意味もなく複雑である。何らかの特性が進化の過程で不要になれば、それらは衰退するか、また別の使い道が与えられる。マラリア原虫の祖先はもともと葉緑体を持っていたが、現在では光合成はせず葉緑体は不要だ。従って原虫内の葉緑体は、アポプラストという構造体に変化している。アポプラストは、血液を栄養分とするマラリア原虫にとって新陳代謝になくてはならないものだ。つまりマラリア原虫は、血液を利用するにあたって効率の良い新しい構造を作り出すのではなく、もとからあったものを使って必要な機能を果たすように変化させたのだ。パラサイトの生き方は、言い方を変えれば勝者の選択の積み重ねともいえる。こうした選択は他のパラサイトよりもすぐれていたり、生き続けるために必要な機能を果たしてきたという証拠だ。

感染症の症状の深刻さ、つまり宿主にとってのパラサイトの危険性だけが差異というわけではない。症状の違いも、感染方法の差異に関係している。血を吸う昆虫などを介して感染するパラサイトは、正しい時に正しい場所にいるために、宿主のライフスタイルに合わせる必要がある。熱帯地方では、蚊は夜間に飛びまわるので病原体も暗い時に蚊と同じ時間帯に行動しなくてはならないが、暑い日中は次の夜まで生き残れる場所に潜んでいる。

*

3か月に及ぶマダガスカルでの調査からの帰路、急に高熱が出た。翌朝熱は下がり、体温も平常となったが、また夜に熱が上がる。真面目なキリスト教徒並みのモラルを有する私としては、夜に寝られない為日中も疲労が取れず、仕事ができないことは非常に問題である。しかしそれ以外は特に気分が悪いという事もない。2、3日様子を見た後、これは何らかの病気だと判断し医者に行くことにした。毎晩熱が上がるという病気は聞いたことがないので、研究者としてもこの症状が一体何によるものなのか、個人的に興味津々だった。しかし、医者に対して特に期待をしていたわけでもない。この世界には熱が出るけれどそれ以上の悪さをしない病気というのは山ほど存在するのだから。

「熱」と「熱帯地域」というキーワードを発すると、特に病院では確実にマラリアの検査を受けさせられることになるだろう。私もそうだった。しかしマラリアなら3〜4日ごとに高熱が出るはずだが、私の場合は毎晩であると主張し、さらに私はマラリア予防薬を摂取していたし、3か月の間、マラリア感染がある地域には短時間しか滞在していないのだとうったえても無駄だった。血液検査を受けることになったが、医者にも、おそらくマラリアではないだろうがそれ以外の検査はできないと言われたのはせめてもの救いだ。検査結果は当然のことながら陰性で、「もし症状が長く続くようならまた受診して下さい」と言われて家に帰されたのだった。

もし話がここで終わっていれば、少しばかり興味を惹かれた軽い病気の話で済んだかもしれない。しかし状況はより興味深い方向へと変わっていった。1週間後、発熱はなくなったのだが、かわりに猛烈な痒みが襲ってきた。毎晩夕方6時を過ぎると皮膚に痒みが、そして手と足に湿疹が生じる。この時点で私は、単純かつ学術的な結論に達した。私は蚊を媒介とする感染症にかかったのだ。それがどんなグループに属する病原体であろうと、夜間に血液循環で活発化するというのは、マダガスカルの蚊に乗って感染するものに違いない。マダガスカルは赤道に近く、日没は夕方6時頃である。日が暮れると蚊は次の獲物を探しに飛びまわる。私を刺した蚊は何らかの感染症を持っていて、そのパラサイトはそろそろ次の蚊に刺されるのを待っているのだろう。残念ながらこのパラサイトの望みは叶わない。なぜならフィンランドの1月の夜は非常に寒く、どこを探しても蚊などいないからだ。

症状の変化は、私の体内で何が起こっているかを教えてくれる。最初は体内に侵入してうまく隠れているつもりだったのだろう。増殖しても免疫に気付かれずにいた。しかしずっと隠れていられるわけもなく、私の体内の免疫が何かがおかしいとパラサイトに気付く。パラサイトの白鳥の歌〔白鳥が死ぬ前に美しい声で鳴くという言い伝えから、最後の嘆きという意味〕は、私の体内の血液循環中での絶滅だ。一週間の痒みと湿疹ののち、症状はすっかり消えた。おそらく——そうであってほしいが——私の体内に感染したものはもう駆逐されたのだろう。もう一つの可能性は、病原体が肝細胞などに隠れ、休眠状態にはいったというものだ。ひょっとしたら数年後に再発するかもしれない。

将来的に、臓器移植を受ける、または免疫不全になった場合、私のこれまでの渡航歴からして、他にも隠れている病原体がないかどうかはかなり詳しい精密検査を受ける事になるだろう。

＊

パラサイトがいつ活発化するかといった日々のリズムは、よく知られ、研究の数も多い。これは血液中をめぐる寄生虫、いわゆるフィラリア症を引き起こすパラサイトに顕著な傾向である。このグループには複数の非常に不快な感染症、たとえば象皮病を引き起こすバンクロフト糸状虫やマレー糸状虫がいる。象皮病は、病状がかなり進行すると下肢が腫れあがる状態から付けられた名称だ。感染した人間のリンパ液の循環に重大な障害が起こり、慢性的な炎症がリンパ管を破壊してしまう。そうすると多くの場合、回収されない組織液が下肢部分に溜まりひどいむくみを起こす。運の良い男性であれば、糸状虫が陰嚢リンパ管に侵入した結果、炎症を起こしリンパ液が溜まって水腫となるため、陰嚢が膨れ上がる。歩きにくく、痛みもあるだろうが、ふさぎ込むようなことではないかもしれない。なぜなら多くの文化で立派なこう丸は男性性の象徴としてあがめられているからだ。

概日リズム〔ほぼ24時間周期で変動する生理現象で体内時計とも呼ばれ、明暗や温度などに左右される〕は、医学的にも意味のある現象だ。なぜなら、概日リズムは感染症の特定にも影響するからである。象皮病を引き起こす糸状虫の幼虫形態、ミクロフィラリアは夜間にのみ血液中で活動する。すると夜間に血液検査をしなければ検出されず、診断が下せない。日中は肺の毛細血管に潜んでいる。不注意な医者であれば、血液検査の時間帯を誤り、感染などしていないという診断を下してしまうだろう。

寄生虫は媒介してくれる相手の生活環と行動範囲に適応している。皮下フィラリア症を引き起こす寄生虫を媒介するのは、日中活動するブユやヌカカなどの昆虫である。日が昇ると成虫は産卵し始める。免疫が幼虫を攻撃し、破壊し始める。日没後、成虫は産卵をやめ、免疫は血液中の幼虫を取り除く。成虫はその代わり、どこかに潜んでまた翌日産卵できるのを待つのである。

たった1個のウイルスでも

パラサイトが感染する方法には、例えば一人の人間に対して感染を確立させるために感染病原体が何個必要かも影響する。単純に考えれば1個でもいいのだが、パラサイトの熾烈な世界では一個だけ病原体を世に放り出しても成功の確率は限りなく低い。くしゃみ、接触感染または排便と共に人間の体外へ出ていく細菌の場合は、次の感染可能な人間に確実に出会う確率は低い。もし誰か見つけても、その人間の免疫、皮膚、粘膜が侵入者を阻む壁として立ちふさがる。

人間の体内侵入に成功した後のパラサイトの成功率も千差万別だ。結核菌は10個ほどで感染が成立するのに対して、炭疽菌の感染確率には数千個の菌が必要だし、大腸菌に至っては数百万個の菌が必要だ。では、宿主の体内に侵入するのにどれくらいの数が必要かは何が決め手となるのだろうか？

感染に必要な病原体の数は、その感染方法によって異なる。飛沫感染で広がる病原体は、たとえば糞便とともに感染を広げる病原体に比べると、目的地に到達できる数が少ない。一方肺の粘膜は、強い胃酸が溜まる胃袋を通過しても生き残ることを考えたらよっぽど侵入しやすい場所ではある。糞便とともに体外に出て拡散するパラサイトは、また人間の腸内に侵入しなくてはならず、その道中に胃袋がある。胃酸は、パラサイトにとって簡単にすり抜けられるとは言えない代物だ──だからこそ病原体は侵入した仲間たちのうちせめて一部でも腸内にたどり着くようにしなくてはならない。

感染方法はまた、様々な自然選択の圧力にさらされる。新たな宿主を征服するためには少数または多数の同胞とともに乗り込んでいく必要がある。また単に病原体の数だけではなく集団の力というのは多くの点でパラサイトの強みとなる。

病原体が集団であると、パラサイト群の中に遺伝的にもさまざまな個体が混在する可能性は高い。新たな宿主で、感染に成功しやすい遺伝特性を持つパラサイトがいれば、少数の病原体で挑むよりも結果的に感染の可能性は高まる。例えば１００万個の子孫のうち新たな宿主の個体に感染しやすい性質を持っているものが数千個ある、といった状態になる。多様な遺伝変異の良い点は一種のパラサイトが複数の宿主個体へ感染する事が可能な点だ。そうするとパラサイトは宿主（例えば人間）の一部にのみ特異性を持たなくても、すそ野を広げてできるだけ多くの宿主がかかるように網を張ればよい。この方法は、パラサイトが宿主に出会う確率が低い時に特に有効だ。

また、中には種の異なる細菌同士で同じ宿主に対して手を組むこともある。例えば、新しい宿主に侵入し易くするための物質を分泌するのだ。そのためには、新たな宿主を征服するために文字通り集団の力が必要となる。攻撃に参加する細菌のうちごく一部のみが体内侵入に成功し、残りは途中で力尽き死んでしまう。同じパラサイトの子孫は互いに近い存在であり――細菌の場合は遺伝的に完全に同じ、つまりクローンと呼んでもいい――互いに協力することで利点もある。この集団の力は、精子の集団が一斉に卵子に向かって移動するのに似ている。

感染成立に必要なパラサイトの数は、対象の人間の免疫レベルにも左右される。一般的に抵抗力の弱い個体、つまり赤ん坊や高齢者は様々な病気に感染しやすい。栄養不良やストレスは免疫を弱らせる要因ともなる。特定の病気の結果、たとえばＨＩＶにより免疫不全に陥ることもある。一方、多くの感染症に対しては、人間の遺伝子も感染のしやすさに影響をおよぼす。

感染に必要なパラサイトの「分量」はその人間が特定の感染症にかかるリスクがどれほど大きいかを左右するが、それすらもリスクのほんの一要素にすぎない。なぜなら、どれだけパラサイトに曝露されたかにも影響をおよぼすからだ。感染症の中には、感染力が弱いものもある。たとえばＨＩＶがその一つで、性交渉でも確実に感染するわけではないのだが、それでもＨＩＶが生存し続けているのは、人間があえて自分を感染のリスクにさらす行為を繰り返すからである。感染力が弱くても、回数が多ければパラサイトに十分なチャンスとなる。

パラサイトは合理的

人間が広節裂頭条虫に感染した魚を食べると、条虫は人間の腸内に行きつくことができる。この場合、パラサイトにとって、中間宿主が食べられてしまうことは利点である。というより、そうなってもらわなければ困る。つまり広節裂頭条虫にとって、中間宿主である魚を病気にするかどうかはどうでもよく、どうにかして魚が食べられるようになればそれで良い。逆に、最終的な宿主である人間にはできる限り元気で長生きしてもらうことが広節裂頭条虫のメリットとなる。広節裂頭条虫は何年も生き続けるため、宿主の健康状態は、成虫の産卵生産性を考えても非常に大切だ。つまり広節裂頭条虫は人間にとってそれほど危険とはいえない。

サナダムシ（または条虫類）が面倒なのは、その成長段階であろう。サナダムシの仲間、豚を中間宿主とする有鉤条虫《ゆうこうじょうちゅう》は、同じパラサイトの成長の段階によって人間にまったく異なる症状を発症させてしまう好例だ。通常、有鉤条虫の卵が人間かほかの動物の腸から体外へ拡散して地面に落ち、そこから豚が何かを食べて体内に入る。卵は中間宿主の腸内で孵化し、腸壁を破って血液を循環し、そのうち筋繊維にたどり着いてシスト、または嚢虫《のうちゅう》と呼ばれる状態で、豚が人間に食べられるまでじっと待つ。数年、時に十数年も嚢虫のままで生き続けることができるという辛抱強さだ。そして加熱が不十分な豚肉を食すと、人間は有鉤嚢虫の嚢胞を体内に取り込んでしまう。嚢虫は胃酸で溶け、幼虫は無事に腸内に居座り、十分成長すると産卵を始める。有鉤条虫は不快な存在だが、いわゆる先進国に住み、健康な人であれば、腸内にいる条虫の存在に気づくことはまずないだろう。

しかし、有鉤嚢虫が人間のことを中間宿主だと勘違いしてしまうと、状況は劇的に変化する。こうした状況は、有鉤条虫の虫卵が混じった糞便と接触した食物を人間が口にしてしまった場合だ。もう一つの典型的な感染のケースは、嘔吐があったときだろう。嘔吐するときは実は胃袋からではなく十二指腸から吐しゃ物が逆流するため、腸の内容物も混じることがある。ちょうど有鉤条虫が産卵した後であれば、口や食道に残った虫卵が飲み込まれ、胃を通って幼虫が孵化する。幼虫は生活環が成功したと考え、中間宿主の豚の体内にいるものとして成長し始め、そのうち内臓のどこかで嚢虫を作り、宿主が誰かに食べられ消化器官に到達できるのを待つ。すると嚢虫症が発症する。多くの場合は危険な病気ではないのだが、それでもリスクは存在する。危険なのは、嚢虫が心筋や中枢神経系に嚢胞を作る場合であるが、フィンランドでの症例は平均して年に1件程度であるのでその点は安心してもらいたい。

＊

感染症が宿主を変える

センター・ヴァルビオ調査ステーションのテラスには照明があり、多くの昆虫類が群がっている。熱帯の夜には、様々な蝶類、結婚飛行〔多くの昆虫にとって重要な繁殖の段階〕をする蟻たち、甲虫、そしてこれらすべてを捕食するカマキリといった昆虫たちが動き回っている。朝になれば、マダガスカルセキレイが、逃げ遅れた虫たちをついばみにやってくる。

テラスには多くのバッタがいて、何かが変だと私は感じていた。以前ここに滞在したときは、バッタを見かけたのは日中で夜間ではなかった。さらにこれらのバッタはまったく周囲を気にせず不器用に光に向かって飛び、長い間じっとしている。

ある夜、私はネズミキツネザルの罠を見に行こうとフィールドワーク用の服に着替え、荷造りし、アシスタントを待っていた。

突然「トゥオマス！」と呼ぶ声が二階から聞こえ、その声の響きからこれは急いだほうがいいと一段飛ばしで階段を上がって行った。

「うっかりバッタを踏みつけてしまったら破裂して中からこんな寄生虫が！」とアメ

リカ人の学生が早口でもごもごと説明する。

地面には半分つぶれたバッタと、その横に30センチメートルほどの虫がうごめいていた。4人の女子学生が白い虫のまわりを取り巻き、近くに寄っていいものかと迷っている。怖がるべきか、わくわくすべきかどうかすら決めかねている様子だ。

私はといえば、素直に狂喜した。これまで何十回もビデオで見た場面、様々な文献で読み、人から聞いた話をやっと自分の目で見る事が出来たのだ。ハリガネムシなどの類線形動物は、この世で最も面白いパラサイトの一つだろう。線形動物とは異なる独自の小さな門〔生物の分類上2番目に大きいカテゴリー〕、類線形動物門（Nematomorpha）を構成しており、おそらく線形動物に近い。細長い線虫形状で、昆虫の体内で成長する。成虫は昆虫を体内から食い尽くし、交尾できるまでに成長する。成虫は水中に生息しているので、水辺に行かなくてはならない。一番簡単なのはバッタが自ら水に飛び込んでくれることだが、まさに類線形動物はそうさせるのだ。バッタが水にジャンプすると、成虫はバッタの体内から弾け出てくる。寄生されていたバッタと類線形動物を並べてみると、よくもまぁこの中にこれだけの長さのものが納まっていたものだと感心し、なぜバッタがここまで体内を食い尽くされて生きていられたのか不思議なほどだ。10分ほど私は魅せられたように類線形動物と生物の見せてくれる素晴らしいショーを楽しんでいた。その後、最近目にしていたことに合点がいった。前回ここに滞在した時は夜に変な動きをするバッタは見なかった。今回のこれらのバッタは、類線形動物により行動を操られ、水に飛び込もうとするだけでなく夜は光にも吸い寄せられているのではないか？

そして残りのフィールドワーク期間中続いた、小さな実験をすることになった。調査ステーションのテラスで夜に見かけたバッタをすべて調べることにしたのだ。最初の一匹を見た2日後に、私は次のバッタを見つけ、その一匹を踏んでみた。バッタははじけて中からうごめく類線形動物が出てきた。しかし同時に私は激しく後悔した。もし踏んだバッタに寄生虫が巣食っていなかったら？　その場合、私は無為にバッタを殺してしまうのではないか？　そう思ったので、次からは水入りの容器を置いてそこにバッタを投げ込んでみた。ポン！　と音がして類線形動物が水中に出てきた。

14匹のバッタから14匹の類線形動物が見つかり、私は自分の仮説がおそらく正しいと考えるに至った。

＊

パラサイトは、宿主の行動に影響をおよぼすことが出来ればより増殖しやすくなる。マラリアが引き起こす高熱や、ギニア虫が感染していると水に足を浸したくなる衝動は、類線形動物が行っている操作に比べればまだ軽いものだろう。どのように操っているのかはまだはっきりとしていないが、寄生されたバッタを水に飛び込みたくてたまらなくさせる。副作用として明るい光源にも引き寄せられるようだ。

さて、マラリア原虫の感染力はかなり効率がいい。なぜなら感染した人間が高熱でぐったりして蚊に血を吸われやすくするだけでなく、血を吸う蚊にも二つの症状を引き起こす。マラリアに感染した蚊は、なかなか満腹感を感じず、普段より長く血を吸い続ける。そうすると、マラリア原虫が人間の血管に入り込むためより時間の猶予ができる。感覚が鈍っているので、蚊は正しい場所を見つけるまで何度も人間を刺すことになる。回数が増えると原虫にも感染のチャンスが増す。

一方ペスト菌は、蚤に腸管閉塞を起こす。ペスト菌は蚤の腸内の特定の部位に住み着き、腸が普通に機能しないように塞いでしまう。すると蚤が嚙みついて吸血しようとするたびに、吸った血を傷口に吐き戻してしまう。こうしてペスト菌は吐き戻した血とともに新しい宿主へ簡単に侵入できる。さらにうまくできているのは、蚤は血を吸ってもそれを吐いているので空腹のままであるから、また新たな対象に嚙みつき、吐き戻し、という行為を繰り返し、結果的に腹を空かせたまま死んでしまう。

パラサイトは人間の行動をも操作する可能性があるが、もっとも研究がすすんでいるのは、単細胞の原生生物トキソプラズマが引き起こすトキソプラズマ症である。中間宿主はげっ歯類で、最終的な宿主はネコ科の動物である。中間宿主にたどり着くと、トキソプラズマは筋肉組織へ入り込み、げっ歯類がネコ科動物に捕食され、その腸内で有性生殖できるようになるのを待つ。ネコ科動物の糞便に紛れて体外に出ると、げっ歯類がまたそれを餌と共に口にする。この循環が成功するためには、げっ歯類がネコ科動物に食べられるというステップが不可欠だ。ここでトキソプラズマはただ待つ状況に甘んじるわけではない。中間宿主であるげっ歯類の体内で、大部分は筋肉組織に潜り込むのだが、一部が脳に入り込んで行動に影響を及ぼす。普段はかなり用心深いネズミが注意力散漫になり、大胆な行動をとり、あっさりと猫に捕獲されてしまうのだ。また感覚も鈍り、猫の排泄物の臭いもすぐには気づかないで、知らずに猫のテリトリーに入り込んでしまうことになる。こうしてトキソプラズマは中間宿主が捕まり捕食されるよう誘導する。そして人間も猫の排泄物を扱うので、トキソプラズマに感染して中間宿主になってしまうことがある。これはつまり、トキソプラズマが少なくとも私たちの行動に影響を与えようとする可能性があるということだ。しかし、トキソプラズマ症がおよぼす人間の行動への影響に関しては信頼に値する科学的研究がまだ不足している状態である。

好条件を競う

パラサイトの宿主が死んでしまうと、パラサイトの居場所も無くなってしまう。つまり、感染症はできるかぎり人間の体内で生きていこうとするなら、徐々に威力を弱めていく方向へ進化するのではと考えられる。しかし実際はそうはならない。なぜなら、威力が弱くなると、感染症が戦いに負けてしまうからだ。人間の体内で同時に複数の感染症が存在すれば、頂点に立つことができるのは最も厚かましい個体群である。人間の場合、しばしば同じ感染症の異なる病原体群が競い合い、さらに違う感染症の病原体群も同時に存在していることがあるから、それぞれの競争が同時進行し、もっとも荒々しい方法で宿主を搾取しようとする病原体群が勝利を収めることになるだろう。より効率よく増えることができるからだ。

このパラサイト同士の武装化を「コモンズの悲劇（共有地の悲劇）」と呼ぶ。これは中世に英国で一般的であった、家畜を放牧するための共同の牧草地の利用方法から名付けられている。どの村にも1か所共同牧草地があり、一定数の、たとえば100頭の牛を食べさせるほどの牧草が生えていたとしよう。それ以上の数の牛が放牧されれば、牧草が食い尽くされてしまい、牛たちは牧草が無くなり死んでしまう。どの牛の持ち主も、何頭の牛を所有するかが収入に直結していたから、個人の利益（それぞれが多くの牛を所有する）が集団の利益（牧草地に最大100頭の牛しか放牧できない）と矛盾してしまう。

病原体の場合も同じ事態が起こりうる。それぞれが平和的に必要な分だけ宿主を搾取すれば様々なパラサイトたちの利点になるのではないか、というとそれは進化の観点から実は持続しない。ここに穏やかに宿主から栄養分をかすめ取る腸内細菌群がいたとしよう。それらは必要なだけの栄養のみを搾取し、ゆっくりと気づかれない程度に、しかし確実に増殖する。もしその中の1個の細菌に突然変異が起こり、倍の効率で宿主の栄養を使うようになったらどうだろう？　2倍の効率ということは、増殖が倍になるということだ。新しい世代に生まれ変わるごとに2倍、4倍と増えていき、以前は穏やかな腸内細菌であったのが傍若無人な増え方をする個体群に取って代わる。共存していたほかの腸内細菌群やパラサイトが対抗するためには自らも攻撃的に増えていくか、消え去るかのどちらかしかない。

これについては、自然環境に近い実験室でも同様の結果が得られる。パラサイトを実験動物の個体から別の個体へ移すと、通常パラサイトは、その都度攻撃的に変化していく。この現象は、宿主とパラサイトの種に関わらず共通している。宿主の体内で起こる競争は、より宿主を多く搾取し効率よく増殖するタイプに都合よく働き、結果これらのパラサイトはどんどん攻撃的になっていくのだ。

この話の教訓は、「弱きはくじかれ、強き（パラサイト）は競争でより有害になる」というものだ。進化は、長期的視点で最適化を図るものではない。その都度、後先を考えずに選択をしていく。次の世代まで生き残れるか否か、という点に尽きるのだ。しかしこのように続けていくと、袋小路、つまり絶滅に突き当たることがある。もしパラサイトが本当に効率よく増殖し感染拡大をしていけば、遠からず世界中の人間をあまねく感染させてしまうだろう。結果的に人間が滅亡するか、免疫を獲得するかして、パラサイトはにっちもさっちもいかなくなる。

実験室でパラサイトがどんどん危険性を増していく結果が得られているが、自然環境ではこれは稀な状況だ。この理由として、実験室ではパラサイトを宿主から宿主へ直接移植していることがあげられる。つまりパラサイトは特に新しい宿主個体を見つける面で適応していない。そして自然においてはすべてのものごとが不確実だ。おそらく、感染拡大と宿主の搾取の間にはトレードオフ（一方を達成すると他方を犠牲にしなくてはならない相関関係）があると思われる。パラサイトはどちらも手に入れることはできない。これは生態系の要素（あまりに早く宿主を殺してしまうと感染拡大できない）、または生理学的、遺伝学的な要素（パラサイトの宿主を効率的に搾取する構造が、次の宿主に感染する際に邪魔になる、またはその逆）が関係しているかもしれない。

自然界では、パラサイトはその時々の状況に応じて、より危険になったり、逆に穏やかになったりする。パラサイト種が生き延びるためには、生活環を最適化する必要がある。次の宿主が見つかるまで十分時間をかけ現在の宿主をゆっくり殺すのだ。宿主の種を絶滅させてもいけないし、宿主の免疫もうまくごまかさなくてはならない。すべてのパラサイトがこれらの条件を全部満たすことはできないので、これまで消えていったパラサイトについて私たちは多くを知らないままである。

さて、２種のウサギのウイルスは、どんな要素が感染症の危険性を左右するかを教えてくれる。兎ウイルス性出血病を引き起こす兎出血病ウイルス（rabbit hemorrhagic disease virus 以下ＲＨＤウイルス）は１９８３年、科学的にその存在が明らかにされたのだが、それ以降も世界中の兎を犠牲にしてきた。ヘルシンキにウイルスが到達したのは２０１６年で、２０１７年の夏までにヘルシンキの中心部であちこちにいた野生の兎を見かけなくなった。逆に郊外でのウイルスの影響はそこまでひどくはなかったようだ。もう一種のウイルス、

1800年代終わりに出現したミクソーマウイルス〔兎の感染症、粘液腫を発症させるウイルス〕は初期にかかった兎の致死率が非常に高いウイルスだった。時が経つにつれ、ミクソーマウイルスによる致死率はだんだん下がっていったが、逆にRHDウイルスではその傾向は見られない。これには二つの原因がある。RHDウイルスが死んだ兎から生きた兎にも感染するのに対し、ミクソーマウイルスは生きた宿主でなくては次の兎に感染しない。つまりRHDウイルスの感染力はかなり強力であり、致死率も高いということになる。ミクソーマウイルスと違い、RHDウイルスは若い兎には感染症を引き起こさないかわりに、終生免疫を獲得する。つまりすべての兎はRHD感染を引き起こさないことになり、RHDウイルスの致死率を維持しながらも宿主としての兎が絶滅する事はないのだ。

ここまで描いた病原体間の競争は進化のタイムスパンで起こるので比較的ゆっくりである。その間10万、または100万の病原体世代交代が行われ、変化は何年も経ってから目に見える形になることもある。実験室の環境では人工的に感染を起こさせるためその変化のスピードも速く、10世代目の宿主あたりで差異が発現することがある。短期的には、より感染症の危険性を左右するのは生態学的な要素だ。人間の体内には数百種もの連れ合い種個体群が存在する。それほど遠くない昔、そして現在でも発展途上国と言われる地域では、人間の体内で、常に複数のパラサイトが自分の居場所をめぐり競い合っている。

生態学の相互作用を考えると、より複雑になっていく。動物が同時に複数の感染症をもっていれば、それらの影響は常に他の感染症との兼ね合いに左右される。とくにそれらのパラサイトが体内の同じ部位に生息していれば、競争または協力関係が発生し、1種だけのパラサイト群が生息しているときと結果が異なってくるのだ。

例えば感染が人間を弱らせてしまい、他のパラサイトが簡単に大きなダメージを与えてしまうこともある。極端な例だが、HIVは自分が生きるために宿主の免疫細胞を破壊し、最終的に宿主の免疫構造をだめにしてしまう。そうするとそれまで侵入が叶わなかったほかの病原体にあっさりと道が開かれることになる。エイズ患者の死因は、多くがエイズそのものではなく二次的な感染症と呼ばれるものだ。健康な人なら免疫系がこれらの病原体を遮断してくれるのだが、免疫が機能しないとちょっとした感染症が命取りになる。トキソプラズマ症、真菌症やヘルペスといったものが非常に危険な病気となってしまうのだ。また結核にも感染しやすく健康体の人よりずっと深刻な症状をもたらす。さらにウイルスが引き起こす腫瘍、カポジ肉腫がある。ヒトヘルペスウイルス8型が日和見感染し引き起こす腫瘍は、エイズ患者に発症する割合がかなり高い。

時にパラサイト間の競争は、奇妙な結果にたどり着く事も有る。たとえば病原体が宿主の体内に複数同時に存在する場合、だんだん弱毒化していくという現象だ。仮に人間の腸内に二種の寄生虫がいたとする。この2種間の競争によって両方が弱ってしまい、人間に与える弊害も一種だけが繁栄している状況より弱まるということもありえる。マラリアの種類ではそこまで有害ではない三日熱マラリア原虫がいると、同時に感染すればより有害と言われる熱帯熱マラリア原虫の危険性を下げるという観察が得られている。2014年から2015

年のエボラ出血熱大流行の際、マラリアを患った人の生存率は、そうでない人よりも高かった。

種の間で競争が起こると、ときに非常に熾烈な争いとなる。タイレリア原虫であるタイレリア・パルバ（*Theileria parva*）〔原生生物〕が引き起こすピロプラズマ症はアフリカで発生するマダニ媒介の感染症で、これにかかるとほぼ間違いなく牛が死んでしまう。感染症が循環し続ける理由は、その土地の反芻動物に対してはこの原虫がそれほど危険ではないからだ。もし感染時に牛の体内に、別のタイレリア種の原虫が生息していれば、タイレリア原虫は牛の間を循環し生き続けることもある。別のタイレリア種の原虫がすでに感染していれば、タイレリア原虫の致死率はそれらの原虫がいない時と比べてなんと10分の1にまで下がる。つまり、タイレリア原虫の生存は、食うか食われるかの競争相手であるにもかかわらず、危険でない方の原虫がいた方が利点となる。この競争相手が不在だとタイレリア原虫が宿主を殺し、果ては絶滅させてしまうのだ。それは自らの破滅へもつながりかねない。この例からは、進化というものが、様々な種の活動の長期的な観点や合理性などは無頓着に、毎回手っ取り早く勝つ方法を選んできた結果であるのがよく見て取れる。

タイレリアは、パラサイトの定義がどうしてこれほど難しいかをよく示してくれる例だ。そこまで弊害のないパラサイトといっても、パラサイト（寄生生物）である。なぜなら牛に感染し、その生活に何らかの形で害を及ぼしているからだ。しかし、より致死率の高いパラサイトと一緒に存在すると、比較的有用な存在となる。なぜなら本来は高い致死率をもたらすパラサイトを抑え込み、宿主を守る働きをするからだ。この例は非常に珍しく、今のところ唯一知られているケースであるが、パラサイトの影響はつねに他のパラサイト類が存在する環境で起こる。２種のパラサイトが競う時、１＋１は２ではなく、結果的に１に満たないこともあるのだ。

V

いかに感染症から逃れるか

１８００年代は人類史上もっとも感染症に悩まされた時期である。当時、都市化が本格的に進み、不衛生で生活環境が整っていたとはいいがたく、パラサイトにとってこれでもかというほどの好条件が揃っていた。ニューヨークは、なかでも感染症の巣窟とでもいうべき場所であった。20代の４人に一人が、30歳の誕生日前に何らかの感染症で死亡していた。感染症による乳児の死亡率は10％と高かった。赤ん坊は下痢などによる脱水症状に対して特に弱いのが理由だ。

しかし感染症での死亡率があまりに高く、国民から政府への批判が高まり、結果的に国が衛生対策をとるようになったこと、そして研究者たちが感染症の原因究明に乗り出すようになったこと、この２点が感染拡大の抑制に大きな効果を上げ始めた。なぜ感染症が広がるのかという原因が分かれば、拡大も防止できる。

ところで、１８００年代までは、感染症は空気の汚染で起こると思われていた。たとえばマラリアの名前は、中世のイタリア語で悪い空気を意味する“mala aria”という言葉に由来する。たとえ、一部の感染症がほかの原因で発生したとしても、多くの感染症の原因は悪い空気、当時は瘴気と呼ばれたもののせいであると信じ込まれていた。またの名をミアズマ理

つた点だろう。論とも呼ばれる。現在との最も大きな解釈の違いは、瘴気が生物と結びつけて考えられなか

イタリア人医師、フランチェスコ・レディは1600年代にすでに腐肉から蛆やハエは生まれないと証明している。彼は肉の塊を3本のびんに入れた。蓋をしないもの、目の細かいガーゼで覆ったもの、蓋で密封したものと条件を分けた。そして蛆が湧いたのは蓋をしていないびんの肉だけであった。レディは実験をさらに続け、蛆を成長させたところ、蛆からハエに変態することが分かった。そして彼は、死んだハエと肉が入ったびんと、生きたハエと肉が入ったびんで実験したところ、生きたハエ入りのびんと違い、死んだハエの入ったびんには蛆は発生しなかった。この実にすっきりしたエレガントな実験によって、レディは、蛆はどこからともなく湧いてくるものではないと証明することに成功したのだ。しかしレディの実験後も、人間の感染症をひきおこすのは生物の仕業であると認められるまでにはかなりの時間を要した。

1800年代、より多くの研究者が感染論に傾きつつあり、ミアズマ理論は段々信ぴょう性を失っていった。しかしその動きを決定的なものにしたのはルイ・パスツールとロベルト・コッホの行った2つの実験であろう。1860年代、パスツールはレディの実験にヒントを得て、空気だけでは肉汁スープは腐敗せず、空気中に存在する微生物と接触することによると証明した。そしてコッホは炭疽菌をネズミに接種し、死んだ菌ではなく生きた菌が感染症を引き起こすと証明したものだ。感染症から逃れるには1つの方法しかなく、人から人への

感染が広がるのを防止する点に尽きる。1800年代になってからは、衛生の基本―手をよく洗い、排泄物をきちんと隔離することで衛生状態が向上する―はすでに知られていた。しかし研究者たちが、実際に病原体を分離し、どのパラサイトがどの感染症を引き起こすかが徐々に判明し始め、感染症の拡大防止により効果が上がるようになったのだ。同じころ、ワクチンが考案され、病原体の生態も少しずつ明らかになり始めた。感染症の抑制に最も寄与したのは、実は直接病気とは関係のない生活水準の向上であった。

*

生活水準

マダガスカルで私が学んだことがあるとすれば、それは道路の持つ意義である。道があれば富へと続く。ラノマファナはいくつもの道路が交差する地点のそばにあり、首都アンタナナリボへもフィンランド人が慣れている運転スピードで一本道をいくことができる。数百キロメートルの距離であれば10時間もあれば到着する。

ほかの熱帯雨林はラノマファナのようにはいかない。マダガスカル東南部沿岸にある熱帯雨林へ行こうとすれば、距離はさほどあるわけではないのに、スムーズとはいいがたい。車で3日間揺られ、最後の数時間は徒歩で行くしかない。一方、簡単にはたどり着けないからこそ、手つかずの熱帯雨林が残っている。

遠方の村について私の経験は豊富だとはいえない。何度か、公道から歩いて1日はかかる森のエリアまで足を踏み入れたことはある。そうした熱帯雨林のエリアにある小さな集落では、本当の貧困とは何かをまざまざと見せつけられることとなる。医療にかかる術はなく、商店は存在せず、食糧が無くなると本当に何も食べるものは無い。こうした集落はパラサイトにとっては楽園である。もともと住民の健康状態はそれほど良いわけではなく、免疫機能も低下気味である。薬もほとんど備えがないとなれば、パラサイトは安心して増殖できる。集落のまわりでは稲作がなされていることが多い。これがまたパラサイトの温床となる。貯められた水に蚊が卵を産み、ぼうふらは湧き放題、マラリアも広がりやすい。多くの吸虫が中間宿主として水中でタニシなどの貝類に寄生し、水田に裸足で入ってくる人間を最終宿主としている。皮膚から血管に侵入する吸虫の幼生は血液循環から肺に、そして喉から消化器へと侵入する。人間の糞便が水中に入ると新たな循環が始まる。

フィールドワークをするステーションへの旅は、時代をさかのぼっているのではという錯覚を起こしそうになる。村では大人数の集団を必要とする、都市生活で見慣れた感染症はなく、インフルエンザやはしか、その他の子どものころかかる多くの感染症も稀だ。言い方を変えればもしそうした感染症が集落に入ってしまえば、集落の住民全員が根こそぎ犠牲になるだろう。逆にこうした場所で多いのは、人類が農業を始めたころの共同体に見られた病気だ。腸内寄生虫、マラリア、その他糞便から感染する病原体の数々である。社会から隔離された村は人間社会の発展にとって諸刃の剣である。村の外の社会と接触すればより多くの感染症が入り込んでくる。しかし交易がもたらす富によってこれまでより健康面で改善される。医療へのアクセスがしやすくなるからだ。

マラリアの感染拡大には気温が大きく影響する。マラリアに感染した人を蚊が刺すと、マラリア原虫は蚊が次の人間を刺すまでにその体内で有性生殖をしなくてはならない。気温が高ければ高いほど効率よく有性生殖ができ、蚊はマラリアを拡散し易くなる。これはマラリアが熱帯地域の病気である所以である。熱帯熱マラリア原虫のような熱帯の原虫は気温が20度以上でないと蚊の体内で有性生殖で増えることができない。

熱帯地域以外では、三日熱マラリア原虫によるマラリアが存在する。この原虫は気温15度以上であれば問題なく増えることができる。熱帯でなくとも構わないので、三日熱マラリア原虫によるマラリアはフィンランドを含む世界のあちこちで発現する。マラリアはフィンランドでも第2次世界大戦の頃には普通に見られた病気であった。フィンランドの気候は常に気温15度以上あるわけではないが、恒温動物である人間の体内は原虫が常に増殖できる環境である。またフィンランドの農業社会においては、おそらく毎年2～5％ほどの人がマラリアに罹っていたと推測される。その後の核家族化と、人口密度の低さが、フィンランドにおけるマラリアを絶滅させたといっても良いだろう。

マラリアはその人間が何度も感染していると無症状となる。原則は、恒常的にマラリアが発現するエリアでは、2年後には感染者の症状がだんだん軽くなっていく。とはいえ、マラリアは時に劇的な症状を引き起こすし、半年間感染していないとその次の感染時、症状が出る可能性は大きい。つまりマラリアは、投薬治療しなければ、ずっと人類の間を循環し続けるのである。

マラリア原虫の生活環において、弱点は蚊であろう。変温動物の蚊の体温は、周囲の環境に影響される。フィンランドで少なくとも気温が15度あるのは一年のうちでもごく短い期間しかないのだが、第2次世界大戦以前のフィンランドでは、年間を通じて蚊とマラリア原虫にとって天国のような環境があった。農家である。常時暖炉で温められ、調理するので湿気がこもる。したがって蚊とマラリアが生存しやすい。また東部フィンランドでは家畜も同じ屋根の下に暮らしていた。蚊は家畜から血を吸い、温かい屋内で増え続けた。その後、マラリアはフィンランドやその他多くの国から意外なスピードで消え去っていった。おそらく、確実にフィンランドの読者の祖父母、または曾祖父母はマラリアにかかった経験があるだろう。マラリアのワクチンは開発されていないし、特効薬も存在しないのに、なぜだろう。蚊よけの網や貯めてある水を減らすことで一定の効果はもちろんあげられるが、熱帯地域ではそれでは不足である。

マラリアの感染統計を見てみるとその理由が分かる。フィンランドでマラリア感染が多かったのは12月から5月だ。なぜならこの間、外が寒く人々は屋内にこもっている間に蚊に刺されていたわけだ。つまり人が密集して暮らした時期に感染が拡大していた。したがって効率よくマラリアを防止するには、人が密集しなければ良い。具体的には、床面積あたりの居住密度が低いほど感染は減る。農家で家畜とともに大家族が住んでいた頃の居住密度は数平米あたりに1人と高かったであろうが、現代のフィンランドでは平均して40平米の住居に1人住んでいるかどうかである。当時は居住密度がそのまま感染症が人から人へ飛び移るための重要な要素であったのだ。住宅環境が改善し、居住密度が下がり、人と人との距離が広がると、病原体にとって新たな宿主を探すのも非常に困難だ。新たな宿主を見つけられなくなったマラリアはこうして消滅していったのだろう。

熱帯では、マラリアは蚊の体内で年中増え続けることができるが、そこにおいても、居住密度の変化はマラリアの感染件数に影響している。また、熱帯地域で大きくマラリア減少に寄与しているのが空調設備の増加である。蚊は空調が入った空間を好まないので多くの都市部で気温自体はよくても、空調が効いた屋内はマラリアが広がらない場所となる。

生活水準が向上したことで、多くの感染症が結果的に減少していった。結核もハンセン病も、人間同士の濃厚接触が減ったことで感染拡大が鈍化している点で同様だ。両方とも過去の遺物のように聞こえるだろうし、実際西側諸国ではその通りである。しかし条件さえ整えばハンセン病も結核も世界のあちこちで発生している。ロシアの刑務所では、結核は非常に快適に増殖しているようだし、インドのスラムではハンセン病が蔓延している。

生活水準はまた好循環ももたらす。私たちの基礎体力が向上すれば、免疫もよく機能し、感染症を免れやすい。健康なら手を洗う元気もあり、掃除もきちんとするだろうし、蚊が卵を産まないよう、庭のバケツにたまった雨水を捨てる元気もある。逆に低栄養は感染症をおびき寄せやすい。そして一つの感染症が体を弱らせれば、次のパラサイトもそれに乗じて侵入しやすいという悪循環を引き起こす。

感染症の減少は間接的にほかの病気を減らすことにもつながる。一つの例は鎌状赤血球症だ。これは遺伝上の病気で、赤血球のヘモグロビンを形成する遺伝子に突然変異が起こるものだ。我々はすべての遺伝子座に二つの遺伝子、つまり対立遺伝子をもっているが、鎌状赤血球症では、両方の対立遺伝子が変異を起こしておりヘモグロビンの形がいびつである。そうしたヘモグロビンは赤血球の形状にも異常をきたし、これらの赤血球は血管を詰まらせやすく、結果的に死亡するリスクが増大する。異常なヘモグロビンは酸素運搬機能も低下しており、鎌状赤血球症を患うと貧血で体力も弱いことが多い。時に人間は異なる対立遺伝子を引き継いでいることがあり、その場合片方は突然変異を起こし、もう片方は正常である［ヘテロ接合体ともいう］。この場合発症はしないが、鎌状赤血球症の変異した遺伝子は引き継いでいるので次の子孫に伝えてしまう可能性はある。

しかしこの遺伝子を持っている人間にはマラリアから守られるという大きな利点が一つ

ある。

したがって、マラリアが多く発現する地域では、この病気を患うことでの利点があると言えないこともない。不利な点は、この遺伝子を持つ人は鎌状赤血球症を発症してしまうため比較的短命であるという点だ。1500年代から、ヨーロッパ人はマラリアに苦しめられ、カリブ海ではアフリカ人の奴隷は労働力として人気があった。鎌状赤血球症はまさにアフリカからの奴隷がマラリアに強い理由であったのだ。この病気は、マラリアの中でも危険な熱帯熱マラリア原虫が最もよく蔓延しているアフリカ熱帯地域で特に多くみられる。奴隷貿易の結果、熱帯アフリカ出身の人たちはマラリアが発現しない米国南部などへも連れていかれた。しかしアフリカ系アメリカ人の間でも鎌状赤血球症は減少傾向にある。なぜなら、マラリアがない地域においては、鎌状赤血球症は弊害の方が大きいからである。ナイジェリアでは実に2%の子どもが鎌状赤血球症で苦しむのに対し、アフリカ系アメリカ人の間では1000人に2人の割合である。パラサイトが減っていけば、利点があるからと残っていた感染症のトレードオフには害しかないため、今アフリカ系アメリカ人の間で起こっているように鎌状赤血球症の遺伝子が進化の過程で淘汰されていくことになる。

多くのパラサイトは―昔はよく害虫と呼ばれていたが―貧困の象徴でもあった。トコジラミはもともと裕福な家に住み着いていた。なぜならそうした住居では一年中温かかったからである。都市化により、トコジラミはすべての階級に広がり、皆の嫌われものとなった。1800年代には定期的な清掃がトコジラミをベッドに寄せ付けないことはすでに知られていたから、経済的余裕がある富裕層はより大きな家に住み、清掃する使用人を雇うことができ、トコジラミに悩まされることもなかった。そうしてトコジラミはだんだん上流階級以外の象徴となっていった。第2次世界大戦後は、多くの西側諸国でトコジラミを追い出すことに成功している。主に殺虫剤DDTのおかげではあるが。しかし1980年代からまたトコジラミはじわじわと復活し始めている。現在、フィンランドで発見されるトコジラミは多くがバカンスの旅先からスーツケースに忍び込んできたものだ。つまり昔と違い、バカンスに出かける余裕がある人がトコジラミを持ちこむという逆転したステイタスシンボルと言えなくもない。

＊

命を救うワクチン

簡単に感染し、死亡率も高かった天然痘は、1800年代までに何度も欧州で感染拡大を引き起こしてきた。天然痘に倒れた偉人は枚挙にいとまがない。古代エジプトのラムセス5

世、インカの皇帝ワイナ・カパック、ロシアのピョートル2世、フランスのルイ15世、英国のエドワード6世といった具合だ。これまでに天然痘で亡くなった人々の総計はなんと10億人近い。それほどまでに破壊的な感染症であったのは、感染拡大時、大多数の人が天然痘にかかり、発症したうち10%の人々が死亡したことによる。

天然痘を逃れることができたのは、乳しぼりをしていた女性たちだけであった。この事実が、医師エドワード・ジェンナーの注意を惹き、牛痘にかかると天然痘にはかからないのではないかという考えに至った。牛痘は、天然痘に似た牛の感染症だ。家畜と接触する人間にも感染するが症状は非常に軽いものであった。

これを調べるには、もちろん科学的な実験が必要で、ジェンナーはある牛飼いの息子に牛痘を接種してみた。この少年は前回の天然痘大流行の後に生まれていたので天然痘の抗体はない。少年が牛痘に感染したのち、彼は少年に天然痘を植え付けたのである。少年は天然痘にはかからなかった。こうして最初のワクチン成功例が生まれたのだ。当時のエピソードでは、少年の母は、息子を医学の実験に差し出すことで莫大な謝礼を受け取ったとまことしやかに伝えている。

ジェンナーの実験のおかげで、現在のようなワクチンの原型が生まれた。牛痘はかなり天然痘に近く、人間が牛痘に感染すれば免疫が天然痘を同じ病原体だと認識し、牛痘も天然痘も撃退するのである。多くの言語で牛痘のラテン語名 Vaccinia から現在のワクチンという名称がつけられている。

獲得免疫は感染を抑制するために非常に効果的である。一度ある感染症にかかれば次に同じ病原体が体内に侵入するとすぐに攻撃し、退けるので感染症にかからない。パラサイトからすると、一部の人間には侵入できないので広く増殖するのが困難だ。その集団での「獲物」がぐっと減ってしまうし、前の項で述べた、集団で生活している感染可能な人間の密度も低くなる。実際には次の宿主候補だと侵入してみたら感染できない個体で、その病原体は死滅し、侵入損となる。するとまだ生涯獲得免疫のない人間の間でどうにか生き延びていくしかない。多くの感染症が子どものかかるものであるのはそういうことだ。子どもはまだほとんどの感染症にかかっていないので感染症にとって簡単に入り込める唯一の集団なのである。

人間は、感染症の後に免疫ができることは長い間知っていたので、どうにかその真似をしようとしてきた。大きくなってからでは重症化する感染症にわざと濃厚接触させるのである。現在でも一部の親たちが我が子に水疱瘡をうつしてもらおうと子どもが発症した家へ集まったりすることがある。しかしフィンランドでは２０１７年秋に水疱瘡ワクチンも乳児のワクチンプログラムに加えられたので、こうした「お呼ばれ」は不要となった。１６００年代に行われた実験は、天然痘を効率的に感染させ子どもに免疫を獲得させようという試みであった。当時、それが成功すれば人命を救うことができたのだ。

古代のインドではすでに人痘法が実践されていた。これは、感染者のかさぶたから膿を取り出し、健康な者の皮膚に針で刺すという方法だ。インド人たちは、こうして感染させた天然痘は通常の飛沫感染する天然痘よりも軽症で済み、死に至ることが少ないと気づいたのだった。確かに利点はあった。通常、天然痘は気管支に入り込み素早く全身に広がる。対して病原体が皮膚から侵入すると免疫は天然痘ウイルスに対してより効果的に攻撃をしかけることができ、体内での感染の進行は気管支を通じるよりもゆっくりで症状も局所的であった。人痘法は1700年代ヨーロッパでも使われていたが、植え付けられた人間はそれでも全員が軽度とはいえ天然痘の症状で苦しまなくてはならなかった。

多くの医学の発展において、ワクチンはもっとも利点が大きい。そのおかげで以前なら人命が犠牲となった感染症で苦しまなくても済むようになった。1800年代から1900年代にかけ、さらにほかの感染症に対してもワクチンが開発された。ワクチンの基本的な考え方は同じである。人間の免疫に危険性のない病原体を認識させ、本当の病原体が侵入した際に攻撃させるのだ。重要な点は、ワクチンで本当にその感染症を発症させるのではないが、免疫がワクチンの内容物を病原体と誤認するほど似ているものを投与するという点である。実際にワクチンに使われるのは、病原体の一部、不活化、または死滅させた病原体、ときに病原体そのものであったりするが、免疫がどのように病原体を認識するかにもよって最も安全と思われる方法がとられる。ワクチンの開発が難しい点は、多くのパラサイトが免疫から身を隠すのに長けている点にある。

免疫はＨＩＶやマラリア原虫には効果を発揮しないので、ワクチンを開発するにも、病原体の一部を使うだけでは不足である。しかしこれは不可能ではない。さらなる研究が必要とされるだけだ。

集団免疫

ワクチンを接種した人間が多いほど、パラサイトは次に感染する対象が見つけられず、感染拡大もならずに絶滅していく。それぞれの感染症は感染力やそのスピードが異なるため、それぞれに対して異なるワクチン接種率を決めなくてはならない。エボラ出血熱の場合は1人の感染者が2名に感染させるのに対し、麻疹は1人の感染者からこれまでかかったことがない集団では18名から20名にまで感染させてしまう。これはつまり、麻疹に関してはワクチン接種率がかなり高くないと大流行を防ぐことができないということだ。

病原体の感染の強さを示す指数にR_0（基本再生産数）がある。これは1人の感染者が何人に感染を広げるかを数字で示したものだ。エボラ出血熱のR_0は約2ということになるし、麻疹の場合は$R_0 = 18 \sim 20$となる。

基本再生産数は感染症によって異なるが、同じ病原体が引き起こす感染症であっても、時の経過とともに感染される側の免疫が機能し、感染者数が減っていくため数値は変化する。多くの場合、このR_0はパラサイトが誰にでも感染可能な状況を表す際に用いられる。これはすべての人に対して感染の危険性がある初期、そしてまだ防止や抑制策が取られていない時期だ。R_0はつまり、どれくらいのスピードで感染症が広がるかも表すのだ。感染の拡大は、

R_0が1より大きい数値である限り続く。それが1未満になると、その感染症は徐々に姿を消し始める。なぜなら感染した人から次にうつす人数が1人よりも少ないからだ。R_0はワクチン接種率が計算できるので便利な数字でもある。1人の麻疹感染者が平均20名に感染させるとすれば、R_0が1未満になるためには少なくとも20名のうち19名がワクチン接種を受ける必要がある。別の言い方ではワクチン有効率と言うが、次の式であらわされる。

ワクチン有効率（x）＝1－接種者罹患率／R_0（非接種者罹患率）×100

麻疹のワクチン有効率はフィンランドの予防接種で定められている定期接種のなかでも最も高い95％とされる。それよりも下がると、麻疹が国民の間で広く流行してしまう可能性があるのだ。

近年の経験から、フィンランドではR_0はあくまで仮説であるということが分かっている。ワクチン接種率はこれまでフィンランドにおいて高い数字で推移してきた。麻疹の場合は97％前後である。それでも一部の地域でワクチン接種率がこれより低い数字であれば、感染流行は起こりうる。前述の20人のうち19人がワクチンを接種されていなくては感染拡大を防ぐことができないというのは文字通りの意味である。麻疹に感染している人間が接触する人数とワクチン接種率は極めて重要だ。フィンランドで全国平均してワクチン接種率が高いというだけでは足りないのである。ワクチンを接種しないというのは多くが局地的な現象だ。ある住民集団では土地のルールでワクチンを接種しないという選択をすることがある。例えばフィンランドの場合は北西部のポホヤンマー地方でスウェーデン語話者が多い地域にて、ワクチン接種率が80％前後にまで下がった所がある。また地域だけではなく、社会的なネットワークが与える影響も無視できない。その分かり易い例は、フィンランド南部のシュタイナー校［オーストリアの思想家アドルフ・シュタイナーが創立した教育芸術に重きを置く学校］にて２０１４年に麻疹流行が発生した件だろう。麻疹ワクチンを受けていない生徒が複数存在し、海外旅行をした生徒が麻疹を持ち帰った結果、ワクチン未接種の生徒の間であっという間に感染が拡大したのである。

ワクチンは2種類の保護を与えてくれる。まずは個人的な保護で、ワクチンを接種された個人を感染症から守る。もう一つは集団免疫で、必要十分以上の人数がワクチンを接種していれば病原体は次に感染する対象となかなか接触できない。また、接種したくともワクチンの成分にアレルギーがあるため受けられない人、また免疫機能が弱い為に接種が難しい人たちは存在する。こういう人達にとって、集団免疫は非常に大切で、ときに生死に関わる問題でもあるのだ。したがってワクチン接種率が下がることはこれらの人々にとって危険な状態でしかない。子どもの予防接種を受けさせないという現象はフィンランドではごく一部に限られるが、地域的だとしても無視できない問題である。『ヘルシンギン・サノマット』紙のインタビューで南西部ピエタルサーリ市の小児科医マルクス・グランホルムは、アレルギーなどのためにワクチンを受けられない子どもの保護者に対して、集団免疫の観点からワクチン接種率が高い地域への引っ越しを真剣に勧めたことがあると答えている。

この明白なワクチンの利点をもってしても、子どもや自分にワクチンを接種しないという選択をする人がいる。一つの理由は身勝手さと無賃乗車の気軽さだろう。集団免疫は、ワクチンを打たない者をも守るのだ。もう一つはワクチンの効果があまりにも大きいことかもしれない。感染症が流行しないので、人々はワクチンがどれほど大切なものかを忘れてしまったのだ。ありがたいことに、今のところはフィンランドの予防接種で定められた定期接種のワクチンが一定数以上の効果をあげほとんどの乳幼児はワクチンを受けられている。ワクチン反対派は声高に意見を述べるが、人数自体は少ない。ワクチン反対派はまた、一枚岩でも無いようだ。接種をしない理由も様々である。

＊

スーパー・スプレッダー

リトヴァは、私の理想のネズミキツネザルである。パラサイトの研究者は、定期的に罠にかかってサンプルを大量に提供してくれる動物が大好きだ。これまで調べたどのネズミキツネザルよりもリトヴァは様々なパラサイトを宿しているといっていい。彼女は私たちのテント設営場所の近くに生息しており、罠の識別番号でいうと「Ｔ３Ｂ」によくかかってくれる。見た所、あまり移動をせず別のネズミキツネザル、一番気性の荒いジュリエットと同じ縄張りにいるようだ。ちなみにジュリエットのパラサイトはリトヴァに比べずっと少ない。リトヴァは研究者にとって宝の山である。数が多いだけではない。パラサイトの種類も多様なのだ。

リトヴァの場合は、パラサイトの量と質だけではなく、私が手間をかけて調べている間も理想的な患者である。毎回バナナの切れ端を罠にしかけ、懲りずにリトヴァは罠にかかる。そして罠の中に線虫だらけの糞をし、私の研究アシスタントにおとなしく摑まれている。アシスタントがリトヴァを持っている間、私は彼女の四肢としっぽの厚みを調べる（四肢の筋肉はネズミキツネザルの栄養状態を教えてくれる。低栄養ならまず筋肉がやせ細るからだ。尻尾は脂肪をため込む部位であるからこれも健康状態のバロメータである）。

これまでに2度、リトヴァは非常に価値ある贈り物をしてくれた。サナダムシの成虫である。糞に混じる虫卵の存在から、リトヴァの腸内には恒常的にサナダムシがいることは知っていた。しかし成虫をこの目で見る事は難しい。生きた野生動物の体内にいるからだ。ネズミキツネザルの体内には、サナダムシは通常1匹から多くても数匹で、そして何年も生き続ける。体外に出るのは死んだときだけ、そしてネズミキツネザルが罠にかかった丁度そのタイミングに遭遇する確率はかなり低い。しかしリトヴァの場合は例外で、おかげで私たちはサナダムシの種別を定義することができた。

リトヴァは前述のように、私が調べた中でもっとも色々な連れ合い種を抱えているネズミキツネザルである。ネズミキツネザルの集団でもどの個体にも平均してバランスよくパラサイトが寄生しているわけではない。特定の個体は他に比べてずっと数も種類も多い連れ合い種を持っているのである。多くのネズミキツネザルがごく限られたパラサイトのみを寄生させているのに対し、数匹がリトヴァ型なのだ。

どのネズミキツネザルもこれほどまでに寄生されていても何らかの害があるのかどうか外見からは判別は難しい。リトヴァは4歳、つまり元気な中年で、毎年子どもを生んでいる。

＊

感染症生態学では昨今、「スーパー・スプレッダー」について盛んに研究がなされている。感染症の負担も我々の間で症状が重かったり軽かったりと差があるが、特定の個体は感染症を平均よりずっと多くの人間にうつすのである。理由の一つは、社会的な接触である。人との関わりが多ければ多いほど、そして関わった人が違う集団とつながりがあればあるほど、効率のいいスプレッダーとなる。

すべての感染拡大の効率が生態学に結びついているわけではない。ネズミキツネザル、人間、植物においてさえ、特定の個体は他の個体に比べ多くの病原体を環境にまき散らしてしまう。こうした個体は連れ合い種も多く持っていることが多い。ただ、パラサイトが多いからと言ってスーパー・スプレッダーであるとは限らない。スーパー・スプレッダーとなるには数多くの理由がある。ある人達は健康を害することなく、普通の人よりずっと多くのパラサイトを抱えているのである。すると、たとえインフルエンザに感染していても、その人にとって軽い風邪程度の症状であるため普通に出勤してしまい、職場であちこちにウイルスをまき散らし、多くの同僚が重い症状で寝込んでしまうということになる。もっと悪いのは無症状で感染症を拡大してしまう場合だ。多くの感染症においては、大部分の人達が感染している事に気付かない、つまり無症状の状態で、無意識のうちに他人に病気をうつしてしまうのである。公衆を危険に陥れる感染症が広まってしまうとスーパー・スプレッダーの追跡もかなり難しい。

性感染症に関しては、長い間20－80の法則、別名パレートの法則が当てはまると言われてきた。つまり数で言うと20％の感染者が80％の感染を引き起こしているということだ。通常、感染が特に拡大している集団は特定しやすい。たとえばＨＩＶの場合は、男性間で性交をする集団はリスクグループである。なぜならウイルスは精子とともに移動し、肛門の擦過傷からウイルスが体内に侵入するのは女性器の粘膜を通じての性交に比べて比較的容易だからだ。麻薬を血管注射する集団もリスクグループである。使用済の注射針を通じ感染症は直接血管内に入り込むことができるからだ。同様のリスクグループの考え方はダニ媒介性脳炎やライム病のようなベクター媒介性感染症（ベクター伝播疾病）〔蚊などを媒介し感染が拡大する病気〕にも当てはまる。これらの感染症にかかるリスクが高い人というのは、感染症が拡大している地域に住む人々、そしてダニがいる野外をよく動きまわる人々である。

インフルエンザや麻疹のようにヒト―ヒト感染をする感染症の場合、より状況は難しくなる。他人に感染させる効率の違いは、遺伝によるもの、免疫力の低下、またかなりの健康体で宿主が多くのパラサイトを持っているなど様々な点が作用する。遺伝の場合、病原体が踏み台にする細胞自体を非常に効率良い感染拡大の土台としてしまうことがある。ウイルスや細菌は特定の細胞の外部構造と結びつき、ウイルスの活動はまさにこれら特定の細胞を見つけ出し利用することが基本だ。すでに、数百もの遺伝子の変化で、病気が感染できなくなった例が知られている。突然変異で人間の特定の細胞の外部形状が変わってしまうからだ。同様に、特定の細胞の外部形状が変化し、他の感染症が入り込みやすくなり、感染拡大し易くなることもある。

また、複数の病気にかかっていると更なる感染を促進してしまうことがある。HIVに感染しているが治療を受けていない人が結核にも感染している場合、結核だけをもっている人の8倍、結核を他に感染させやすいと言われている。またHIVに感染していることで、他の感染症にもかかり易くなる。よって感染症群が悪循環を引き起こす。つまり、一つの感染症にかかった人が他の感染症にもかかり易くなり、さらに3番目の感染症も招き寄せてしまう連鎖反応だ。同時に性感染症にかかっているとHIVへの感染リスクも増大する。一つの感染症が他の病気にも扉を開き、より多くのパラサイトが入ってくるのである。

フィンランド人のスーパー・スプレッダーの事例では、１９８９年ホンカヨキ町の麻疹流行の発端となったものがある。ホンカヨキで拡大した感染を追跡していくと一人の高校生に行きつく。このスーパー・スプレッダーは22名の小中学校と高校の生徒に麻疹を感染させた。環境も申し分なかった。狭い廊下で朝の朝礼が行われ、冬季で太陽は差し込まず廊下は暗く（紫外線がウイルスを殺菌しなかった）、空調の効き（この大流行を科学的に検証した記事によると）はかなり悪かった。小さな町の感染総数は51件に上ったが、学校の生徒たちとその家族にワクチンを接種することでそれ以上の拡大は抑える事が出来た。

感染拡大を止めるには、まず感染源を突き止めることが必要だ。最初の患者が判明すれば、その人間と接触した人をすべて割り出すことで全員を隔離し、感染症によって最も効果が高いと思われる方法、つまり投薬またはワクチン接種をすることになる。同じ追跡をすべての感染者にも実施する。エボラ出血熱のように感染拡大がゆっくりな病気の場合は、このように隔離などの防止策をとることができれば病気が次々と広がることを効果的に抑制することができるが、これは緻密な調査が必要で手間がかかる。また人間も調査し易い存在とは言えない。いつ誰と何をしていたかをきちんと覚えている人はそれほど多くない。有効性のあるワクチンが開発されている感染症であれば、感染者が発生した周囲の人間にもワクチンを接種することで、拡大を抑制することができる。ホンカヨキ町の場合は、感染が判明した生徒たちとその家族でワクチン未接種だった者にはすべて接種が行われた。

史上もっとも有名なスーパー・スプレッダーは、メアリー・マローンであろう。別名腸チフスのメアリーと呼ばれている。料理人であったメアリーは１８００年代の終わりから１９００年代初めにかけてニューヨークで数十名の人に腸チフスを感染させた。少なくとも51件の感染と４名の死亡は彼女が感染源だったと判明しているが、実際腸チフスに感染した人数はその数倍であろう。マローンはかなりのスプレッダーであった。彼女自身は無症状で腸チフスに感染していた、健康保菌者だ。チフス菌（*Salmonella typhi*）が引き起こす感染症は定期的に西側諸国で第二次世界大戦の頃まで流行が発生していた。特に手洗いが徹底されておらず、加熱が不十分な食品を介して広がることが多かった。現在では腸チフスが発生するのは食品を扱う際の衛生状態が悪かった場合などである。たとえばマダガスカルもそういう場所に当たる。

マローンが感染源だということを突き止めるのには何年もかかり、その後マローンは隔離されることになった。彼女自身は自分が感染症を広げたと認めたことは一度もない。公的機関の主張を自分では信じていなかったのだ。当時は腸チフスの治療法はなく、マローンは終生腸チフスを保菌し続けたことになる。数年間の隔離の間にマローンの便から何度も腸チフス菌が発見された。彼女はもう料理人の仕事はしないと約束することで解放されたが、また も料理人として勤めた場所で腸チフス流行を発生させるに至り、その後、終生隔離された人生を送った。

健康保菌者、つまり不顕性の感染を起こしているキャリアは感染症を抑制する際にしばしば問題となる。ＨＩＶの感染は現在では投薬によってかなり効果的に治療をし、避妊具を使わなくても感染が広がらないようにすることが可能になりつつある。西側諸国でHIVの感染が続いているのは、自分がHIV感染者だと知らないで他人にうつしている人がいるためである。だからこそ、HIV感染対策では、定期的な検査を無料提供することに力が入れられている。

一般的に、性感染症を拡大させる人々は自覚症状がないことが多い。性感染症の病原体は多くが宿主に気づかれないように生き延びる術を身に付けてきたからだ。したがってまず自分が感染者だと認識する必要がある。治療はそれほど難しいわけではない。したがって性交渉を持つ相手が変われば、自分のためにも感染症の検査を定期的に受けるべきである。早期に感染症が発見され治療ができれば感染症拡大も防ぐことにつながる。

宿主にも個体差があるように、宿主が感染を広げる能力にも差がある。この場合は宿主、または媒介するベクターのコンペテンス＝競争力〔コンペテンスはふつう競争力と訳されるが、ここでも生態学者が病原体を次の対象にうつす能力を競争力と肯定的にとらえるところが興味深い〕と表現される。ライム病を引き起こす細菌、ボレリア・アフゼリ（*Borrelia afzelii*）であるが、欧州の小型げっ歯類は強力なコンペテンスを持っている。なかでもヨーロッパヤチネズミのライム病を広げる競争力はピカ一だ。逆に鹿など大きな哺乳類はこの点ではまったくコンペテンスのない宿主で、人間も同様だ。なぜなら人間からダニ類にライム病は感染しないからである。しかしコンペテンスがないからと言ってパラサイトが感染症を引き起こせないわけではない。ライム病に感染してしまうとかなり長期にわたって苦しむことになる。

コンペテンスの低さはベクター（媒介者）がどうでもいいというわけではない。クマネズミのダニはペストを媒介することでよく知られているが、これらのダニのペストに関するコンペテンスはかなり低く、お粗末どころの話ではない。まずはペストの場合、感染を広げるために膨大な数のペスト細菌が必要で、簡単に感染しにくく、細菌がダニから離れるとすぐに死んでしまう。ペスト感染を拡大するには、純粋に「質より量」の勝負なのである。

模範例としての天然痘

世界各国で様々な病気へのワクチン接種が始まって以来、人間は勝利への道を歩み続けている。感染症による乳児死亡率は実際無いに等しい。フィンランドで発生する麻疹の野生株はほぼ発現しないため、発見される麻疹はほとんどが海外旅行から持ち帰られたもので、ワクチン未接種の個体がその集団にどれほどいるかにもよるが、何人かに感染して済む症例が多い。ほかの国では、例えばドイツではワクチン接種率はずっと低く70％程度に留まる。その結果は明らかだ。感染流行は何度も起こり、死者も絶えない。

麻疹は、ワクチンを打ちさえすれば一生縁のない感染症の素晴らしい例の一つだ。麻疹は他の動物に感染せず土壌などで生存することはできない。生きられるのは人間の体内だけであるから、人間の体内から死滅させる以外に方法はない。もし私たちが麻疹に罹った人間をすべて回復させれば病原体は絶滅するだろう。しかしもっとも簡単な方法は人類の95％にワクチン接種することだ。これは机上の計算でもそれほど高いわけでもない。麻疹ワクチンの1回分の製造費用は10ユーロほどである。

ワクチン接種のモチベーションをあげるために、牛疫の例を挙げよう。麻疹は、偶蹄類の家畜から牛疫が人間へと飛び移ったことから生まれた感染症だ。つまり牛疫と麻疹のウイルスは親戚である。牛疫のウイルスは動物にも残り、家畜も野生の偶蹄類の動物を数多く死なせてきた。とくにアフリカのサバンナや放牧の柵の中に大きな群れがいる場合の被害は甚大で、多くの死骸が積みあがった。牛疫は、前述のように麻疹と同じような感染症である。あっという間に集団中に感染拡大し自らを袋小路に追い込んでしまうのだ。牛疫感染流行は比較的例が少なくもあった。なぜなら、牛疫が循環し続けられるほど大きな群れはそこまで多くはないからだ。野生動物は、同じエリアに同時に繁殖し育つので、アフリカのサバンナでは牛疫による犠牲は人間の集団の麻疹とは違い、一定数の犠牲を出し続けるわけではない。組織的にワクチンを接種し、家畜と野生動物の接触を阻止することで家畜を牛疫から守ることはできるようになった。牛疫は２００１年完全に絶滅させられた2番目の感染症となったのである。

では最初に絶滅させられた感染症は何かというと、天然痘だ。ワクチンの製造のしやすさと感染症の恐ろしさと破壊力が、政治を動かし、世界中でワクチン接種を効率的に実現することができた。最後の症例は１９７６年、アフガニスタンで発見されたものだ。これ以降は、天然痘ウイルスは世界の2か所の施設にしか保管されていない。米国疾病管理予防センター（CDC）とロシア国立ウイルス学・生物工学研究センター（VECTOR）である。これらの厳重に管理された施設では地球上最後の天然痘ウイルスを何重にも鍵をかけた保管庫にしまっており、少しでもウイルスが外部に出てしまうリスクを考慮し研究すらご法度となっている。WHOは毎年これらの施設に最後の天然痘ウイルスサンプルを廃棄させようとむなしい努力を続けている。バイオテロの観点から天然痘ウイルスは大きな脅威だ。世界のどこにも天然痘のワクチンの用意は無く、免疫を維持している人もほとんどいない。しかし保管するにしても廃棄するにしても、バイオテロが根拠として持ち出される。もしテロリストの手にわたってしまえば下手な爆弾よりも破壊力は大きい。一方標本が存在しなければあらたなワクチン研究も困難となる。

天然痘は、ひょんなことで私たちを苦しめにカムバックを果たすかもしれない。なぜなら、天然痘ウイルスは死体の組織細胞中でかなり長い間生き延びることがわかっているからだ。これまで何度か、エジプトのミイラ発掘現場でひやひやさせられる場面も発生している。古代エジプトのファラオや高位の人物の何人かは天然痘で死亡しているため、ミイラの体内に感染能力のあるウイルスが残っている可能性は無いとはいえない。そこまで古くなくとも死体は危険なものである。天然痘で死んだ人は多くの場合、集団墓地に葬られている。こうした場所での発掘作業はかなり気を付けなくてはならない。これまで、ニューヨークでの例では、建設作業の際に、土壌から感染能力のある生きたウイルスが見つかるかどうか事前調査しなくてはならなかったこともある。

より恐ろしいケースは２０１１年、ニューヨークのクィーンズ地区にある建設現場から死体が発見されたことだろう。作業員たちは、殺人事件の死体ではと考えたが、検視を行った専門家は遺体の衣服から１８００年代半ばのものだと判断した。アフリカ系黒人と思われる女性は鉄製の棺に埋葬されており検視チームでもこれは不審に思った。高価な鉄製の棺をまかなう財がこの女性にあったとは思えない。ほどなく検視チームは遺体の女性に疱瘡の跡を認めた。殺人の疑いはこの時点でバイオハザードの脅威へと一変したのだ。女性は天然痘で死亡したので感染が広がらないよう鉄製の棺が使われたのだった。後日の検死解剖でウイルス粒子は劣化していたことが判明し、その遺体から天然痘が感染することは無いとわかったのである。温暖で湿気のある地域ではウイルスのＤＮＡ劣化は早いため、回収の可能性があるのは寒冷地、たとえば北極か南極地点付近でミイラ化した遺体ということになる。

天然痘と牛疫は人類の力で克服した、たった二つの感染症だ。しかし他にも消えていった感染症はある。宿主が絶滅すれば同時にその種に寄生していたパラサイトも道連れになるのだ。失われたパラサイトについて私たちが知るすべはない。

これまでに少なくとも９種類のパラサイトが死滅したとわかっている。──一部は絶滅後に科学界に紹介されたのであるが──例えばニュージーランドのホオダレムクドリに寄生するシラミ（*Rallicola extinctus*）は絶滅した事実をその学名〔extinctus は絶滅したことを示す〕が伝えている。これまで名を知られている絶滅したパラサイトは外部寄生虫、シラミがほとんどだ。なぜなら外部寄生生物は存在が確認しやすいが、腸内寄生生物は、とくに絶滅危惧種の生物の腸内を覗くわけにいかず、ほとんど知られていないに等しい。

パラサイトの絶滅にかならず宿主が絶滅しなくてはならないということはなく、宿主の個体数が劇的に減少すれば十分である。宿主の集団がぐっと小さくなるというのはワクチン接種と同じ原理だからだ。パラサイトは感染拡大する対象がなく、したがってR_0も下がる。カリフォルニアコンドルは最後の生き残り個体を動物園へ保護することでなんとか絶滅を免れた。カリフォルニアコンドルシラミ（*Colpocephalum californici*）はどちらにしても絶滅した。コンドルを動物園に保護するときにブラッシングなどで徹底的にシラミを排除したのか、たまたまなのかは不明だ。この出来事からは自然保護の観点から、パラサイトの多様性も維持するべきかどうかという疑問も浮かぶ。ただパラサイトは宿主よりも先に絶滅することはよくあるので、パラサイトの多様性を維持したいと思えば、自然保護のやるべき仕事は今よりずっと複雑かつ困難になるだろう。さらに、パラサイトとはもともと宿主に害をなすものだという定義からして、宿主となり得る絶滅危惧種をなにがなんでも守りたいという向きであれば、正直それらに寄生するパラサイトは駆除してしまいたいところだろう。一方、絶滅危惧種を保護するということは宿主である環境が維持されるのでパラサイトの生息環境も維持されるといえる。

次の獲物は

ギニア虫は一言でいうと胸の悪くなるパラサイトである。1メートルほどの長さで、スパゲッティほどの太さがあり、人の足に生息する。生活環の幼生の段階で、ミジンコなどカイアシ類に摂食され、不衛生な飲料水からミジンコごと人体に入り込む。人間の腸内に入った後は、腸壁を破って血液循環に入り込み、最終的に足のリンパ管へたどり着く。そこで成長をはじめ、どんどん長くなり成虫になると焼けつくような痛みをともなう水ぶくれを足に生じさせ、そこに産卵する。人間が痛みを和らげようと水をかけると水ぶくれが破れて虫卵が水中に戻る仕組みだ。水中で卵が孵化し、またミジンコに寄生し、生活環を続ける。この寄生虫が不愉快なのは、容易に人体内で成虫を死なせてしまうことだ。これほど大きい、リンパ管で腐敗する寄生虫の存在は身体に良いとはとてもいえない。さらに成虫を除去するプロセスは非常に根気のいるものである。水ぶくれができたと分かった時点で、まず水を張ったバケツに足をつけ、水疱が破れて出てくる虫卵が水辺に散乱しないようにし、乾いた土壌に水を撒くことで水の汚染を防ぐ。成虫に関しては、その端をマッチ棒などに巻き付けて少しずつリンパ管から引き出していくのである。強く引っ張ると切れてしまい、成虫が死んでリンパ管の炎症を引き起こしかねない。一度に巻き取れるのは数ミリメートルずつであるから、

1か月以上かかることも普通だし、巻き取っていく間も患者はかなりの痛みに耐えなくてはならない。ギリシャ神話のアスクレーピオスが持つ蛇が巻き付いた杖は、実はギニア虫を巻き付けて取り除いたことを象徴しているという説もあるほどだ。

ギニア虫とは、人類にとっても実に長い付き合いである。ギニア虫は、人間が農業を始めたころ、絶好の環境が整いどんどん増えたのだ。文化史の観点からもギニア虫は大きな役割を担っている。なぜなら日常的に接触する病気だったからである。ギリシャ人たちは、紅海沿岸の住民が悩まされている病気として認識していたし、モーセ五書のうち4番目の『民数記』では、エジプト人たちを困らせた毒蛇についての記述がある。この毒蛇はギニア虫だったと考えられている。ギニア虫感染で死に至ることはほとんどないとはいえ、体外へ巻き取っている間の歩行は非常に苦痛を伴う。実際問題として、感染してしまうと数か月間仕事ができないといっても過言ではない。

ギニア虫は人間の免疫防御機構をうまくだますので、感染しても抗体はできない。ギニア虫が発生する地域では、人々は何度も感染する羽目になり、仕事ができない時期が繰り返し発生する。

しかしギニア虫を排除するのは、ありがたいことに簡単だ。寄生するのはカイアシ類と人間だけである。したがって人間への感染を防ぎさえすればギニア虫の生活環はそこで途切れる。そして私たちにはその手段もわかっている。すべての飲料水を布で濾せば、ケンミジンコ等のカイアシ類は布に残り、ギニア虫が人体に入り込むことはない。ギニア虫の幼生はカイアシ類の中で最長4か月しか生きられないので、それ以上の期間人体に侵入できなければ、幼生は死んでしまう。

したがって、私たちはもう少しのところでギニア虫とおさらばできるところまで来ているのだ。2017年では、10月末の段階で、26の症例しか見つかっていない。これは1980年代半ばには年間350万件の症例があったことを考えれば素晴らしい功績だろう。ギニア虫根絶への唯一の障害は、チャドでギニア虫が犬に感染し始めたという報告が相次いでいることだ。どれほどの規模かは不明だが、ギニア虫根絶にあたって意外な伏兵となってしまうかもしれない。

ただ、ギニア虫とともに人類生活史の貴重な部分が失われることになるのは確かだ。私たちはギニア虫についてほとんど知らないのである。まず、なぜ人間に感染するようになったのかすらはっきりしない。ギニア虫のゲノム塩基配列の解析も行われていない。ただ、活発に麻薬のような物質を分泌し続けているという事は分かっている。おそらく、宿主の免疫が攻撃しないようにするためと、痛みを感じさせず感染に気付かせないようにするためだろう。ギニア虫が根絶されると、これほど長い間人間を悩ませてきたパラサイトがいなくなるのと同時に、非常に興味深いが、私たちがほとんど解明していないパラサイトの生態が消えていくことになる。

もう一つ、撲滅に近いところにいる病原体はポリオである。人間とポリオとの付き合いも長い。古代の文献ですでにポリオと思われる症状が記述されている。ポリオに感染しても症状が出ない場合がほとんどだが、感染者の0・5％に急性、または慢性の麻痺が生じるのだ。数としては多くはないが、ワクチン開発以前は、事実上ほとんどの人がポリオに感染していた。つまり総数でいうと非常に大きい病気だったのである。

医学の発展と衛生状態が劇的に改善したことで、多くの感染症の死亡率はかなり下がったため、相対的にポリオが感染症として重視されるようになった。1900年代始めにはポリオの治療と防止にかなりの手間がかけられていた。ポリオウイルスは、消化器官を通じて人体に入り込み、飛沫や糞便感染をするといわれている。感染拡大の予防はかなり難しい。というのも症状が出る10日前には次の宿主に感染済みという事が多く、感染可能期間が4か月ほど続く事も有るからだ。

しかし1950年代半ばにポリオにも最後通牒が突き付けられた。アメリカ人研究者ジョナス・ソークがポリオワクチンを開発したのだ。ポリオウイルスは人間にしか寄生しないので、すべての人間にワクチン接種すればポリオと決別できるのである。ポリオワクチンには2種類ある。ソークが開発した不活性化したポリオウイルスの一部を注射するものと、アルバート・サビンが開発した弱毒化したポリオウイルスを経口摂取するワクチンである。経口摂取するワクチンの問題点は、生ワクチンは弱毒化させたとはいえウイルスを口から摂取するので、腸内でウイルスが毒性を強めることがあり、100万人に1人が本当のポリオ感染から麻痺を起こし、また周囲にも感染を広げてしまう例が報告されていることだ。つまり運が悪ければ、ワクチンのせいで感染症が拡大してしまうのだ。注射型のワクチンではこの心配はないが、費用が高く、注射である事から医療従事者が投与しなくてはならない。従って発展途上国では運用しにくい。

１９８０年代、ポリオは年間30万人以上の子どもを麻痺させていたので経口摂取ワクチンの効果は火を見るよりも明らかだった。しかし現在、私たちは現在発生するポリオ症例のうち無視できない部分が経口摂取の生ワクチンによるものだという事を知っている。ポリオ発症させるウイルスはⅠ型、Ⅱ型、Ⅲ型と3種類がある。Ⅱ型野生株は直近では１９９９年インドで大流行したのが最後であるから、経口摂取ワクチンにⅡ型を混合するのは２０１６年4月に廃止された。しかしながら、ワクチンによるポリオ感染のほとんどがⅡ型によるものである。Ⅲ型は5年ほど感染症例がほとんど見られないが、安全のためまだワクチンが残されている。２０１７年の時点でポリオ野生株症例、つまりⅠ型は15例報告されており、うち5例はパキスタン、10例はアフガニスタンである。事実上の感染症例はその千倍はあるだろう。なぜならほとんどのポリオは無症状だからだ。ワクチンによるポリオ感染は73症例が報告され、最も多いのはシリアである。

ＷＨＯは２０１５年までにポリオを根絶できると宣言を出そうというところまできていた。しかし感染症を根絶しようというとき、問題になるのは紛争地域だ。それらの地域でポリオ感染拡大に手が付けられなくなるのだ。ここ何年かでポリオ拡大が報告されているのはアフガニスタン、南スーダン、シリアといった紛争地域で武装勢力による衝突が頻繁に発生し、感染症撲滅対策が完了していないことが多い。

シリアはその意味でも恐ろしい例の一つだ。社会を覆す混乱が感染症の状況を急激に悪化させてしまう。ポリオは1990年代にシリアからすでに姿を消していたが、内戦が2012年に始まり、危険な地域にはワクチンがいきわたらない状況が続いていた。内戦ぼっ発から1年半、アレッポでは数千人のワクチン未接種の子どもたちがいた。その頃、アレッポで最初のポリオ発症例が発見されたのだ。これはシリアに近いヨーロッパでも恐怖を引き起こした。多くの欧州諸国ではポリオワクチン接種率が有効率を下回っていた。それに加えて、WHOやユニセフといった国際機関は、政府の招聘なしにはその国へ行くことはできない。従ってトルコ側で活動していた国際組織が冷蔵ワクチンを輸送できる経路を準備し、そのおかげで内戦が激しい地域にも100万本以上のワクチンを届ける事が出来た。迅速さが求められ、しかも非常に危険なミッションだったが、おかげでポリオ発症乳幼児の症例は32件に抑える事が出来た。これは信じられない功績だ。なぜなら、ポリオワクチンは3回に分けて接種しなくてはならない。従ってワクチン輸送に加え、誰にいつ何度接種したか、正確な記録を取る必要がある。最初のワクチン接種キャンペーンの間に3名のボランティア従事者が銃撃や爆撃に倒れ、推定70万人の子どもがワクチン未接種に終わった。この時はポリオ大発生を抑制することができたが、シリアとイラクはウイルスにとって温床となりやすい。他国へウイルスが流れてしまう前にパキスタンとアフガニスタンのポリオ撲滅にも対策が必要だ。

VI

なぜ特定の感染症は撲滅できないのか

天然痘や牛疫、そして願わくばギニア虫やポリオも近い将来人類が克服できた病気となるかもしれない。人間にのみ発病しその拡大を予防接種やその他の方法で防止できる病気ならば克服はより簡単となる。しかしすべての病気から逃れられるとは私は考えていない。そこには大きく三つの理由がある。世界に存在するほとんどのパラサイトは複数の宿主と環境に生息しており、多くのパラサイトは薬に対する耐性を素早く獲得し、新たな感染症はどんどん発生している。

これまでの間、克服することができた、またはほとんど克服するに近いところまできている感染症に共通するのは、その存続が人間に依存しているものだけだ。天然痘やポリオは他の宿主には寄生できず、ギニア虫にとっても人間は欠くことのできない最終宿主である。この点は、人間を治療しその感染を抑制すれば、病原体やパラサイトの感染拡大を抑えられ、根絶につながる大きな利点である。症状と感染原因のケアが同時にできるならば感染症の抑制は容易だ。しかし、マラリアからアフリカ睡眠病まで人間だけを悩ませる病気はまだ数多い。こうした感染症への取り組みとして、ＷＨＯとともに様々な組織が、それらの感染症が発症するのをまず抑制し、最終的に撲滅へと持っていくべく努力している。

もし感染症拡大の抑制がギニア虫のように比較的安価な方法で実現できるならばパラサイトに打ち勝つ可能性はぐっと上がる。また、効果のある薬や予防接種は効率的に感染を減少させる。それでも人間が克服したといえる感染症はたった2種しかないのだ。ほかの感染症の撲滅は、医療従事者の増加や、より高価な薬と、手間も暇もかかるだろう。

＊

動物や土壌に潜伏するパラサイト

クィーニーの耳の中は黒くて丸い粒でいっぱいだった。私はポケットからルーペを取り出して一つずつ黒い粒を拡大してみる。中でも一番立派で大きなものを選んで試験管に入れ、蓋をする。

熱帯雨林は実に様々な秘密を隠し持っており、そのうちの一つが、ネズミキツネザルの耳に生息するマダニである。全く普通のマダニの様子をしているのだが、実は成虫ではなく、若虫《わかむし》なのである。マダニが成長するためには成長段階に応じて3種の異なる生物に刺咬《しこう》する必要がある。卵から孵化した幼虫はまず草木に這い登り、何らかの動物の毛皮にくっつく。宿主の血を吸うことができれば、地面に落ちて脱皮し次の若虫へと変態する。この若虫は成虫になるために、次の動物に刺咬しなくてはならず、成虫の雌は産卵のためにさらに血を吸う必要がある。

これまで誰も、ネズミキツネザルの体表から生きた成虫のマダニを見つけたことはない。マダニは成長の段階で体も大きくなるにつれ、宿主も鞍替えしていく。小さなマダニが小さい宿主を好むのに対し、大きな成虫のマダニはより体の大きな動物を好むのは理にかなっている。ネズミキツネザルはおそらく成虫のマダニが毛皮に潜んでいればその器用な指でマダニを取り除くことができるだろう。したがって、ネズミキツネザルから成虫のマダニが見つからないのは不思議でもなんでもない。そうすると、ラノマファナ国立公園に多数生息するより体の大きなサル類には成虫のマダニがいると推測できる。ラノマファナのほかの大型のサル、ハイイロジェントルキツネザル、クロシロエリマキキツネザル、シファカなどはすでに30年もの間研究がなされているのにもかかわらず、誰も成虫のマダニを発見していない。成虫のマダニがどこに生息しているのか、まったくの謎なのだ。

駆け出しの生物学者はまず蝶の幼虫をびんに入れ、さなぎになるまで葉っぱを餌に飼育する。そしてある日、さなぎが蝶に羽化する自然の不思議を目にする。同様に、パラサイトの研究者は、丸々とした若虫を採集し、びんに入れて変態を待つ。蝶のさなぎが成長するのと同じく――魔法のように――若虫から成虫のマダニになるのを待つのだ。クィーニーのマダニ若虫を持ち帰って小さなテラリウムを用意する。太った若虫は成虫になるはずだ。

しかし私の実験は成功しなかった。ひょっとしたらネズミキツネザルの耳から無理やり若虫をつまみ出したのが良くなかったのかもしれない。はたまた、その若虫はクィーニーから十分血を吸っていなかったのかもしれない。どちらにしても自分の血を吸わせて育てたいとまでは思えなかった。どんな感染症を媒介されるか知れたものではない。

＊

エキノコックスは私たちにとっていわば腐れ縁のパラサイトとして好例だ。エキノコックスは、広節裂頭条虫と同じく、サナダムシの仲間である。エキノコックスも間接的な生物環を持っており、それは中間宿主と最終宿主を持つという事を意味する。中間宿主は草食哺乳類であればなんでもよく、その動物の体内に一旦入り込めば筋肉組織やその他の場所に侵入して包虫と原頭節〔包虫内で無性的に増殖した将来寄生虫の頭部になる部分〕を形成する。そして最終宿主はこれらの草食動物を摂食するオコジョや狼といった肉食獣である。これらの獣がエキノコックスに感染した動物を食べると原頭節が肉食獣の消化器官で解放される。エキノコックスは他のサナダムシなどのように数メートルもの大きさになることは決してなく、成虫は3つの体節の大きさで腸内に住み着く。エキノコックスの虫卵は他の条虫と同様、糞便とともに宿主の体外に出て草食動物が糞便の近くの草を食むのを待つ。

エキノコックスが、虫卵を食物とともに食べてしまった人間のことを中間宿主だと勘違いすると、人間にとって危険な場合がある。欧州では、多包条虫（*Echinococcus multilocularis*）、単包条虫（*Echinococcus canadensis*）の2種は危険度に差がある。後者が明確に一つの繁殖胞を形成するので切除もし易いのに対し、前者は名前の通り内臓にどんどん複数の嚢胞が形成されていき、取り除くのも難しくあまり見て気持ちのいいものではない。ここまで進行するのに5年から15年を要し、感染が判明するのは多包が形成されてからであることが多い。

フィンランドでは、まだ前者からは安全な状況だが、隣国のエストニアやスウェーデンではこのパラサイトは広がり始めている。単包条虫の症例は今のところ東フィンランドのロシア国境付近、北カルヤラ、カイヌー、東ラップランド地方に限られている。50年前は、単包条虫はトナカイ農家で毎年感染を引き起こしていた感染症だが、現在では症例は激減した。現在感染するとすれば、オオカミや犬の糞に汚染された水源から、というルートがあり得るだろう。また虫卵は、風に飛ばされたり昆虫に付着して運ばれたりもする。オオカミが森で自生するベリーの草むらに糞をして、人間がベリー摘みをしながらそのまま口に入れるとエキノコックスに感染するぞという脅しのような話もあるが、今までのところベリーを洗わずに食べたからエキノコックスに感染したという確実な症例は証明されていない。

また、エキノコックスは人間にもそこまで感染しやすいわけではない。虫卵を体内に取り込んでしまった人の1％しか現実にエキノコックスに感染しないといわれている。一方、自然界にはエキノコックスはあらゆるところに存在する。たとえば中央ヨーロッパに生息するキツネの30～70％が多包条虫を宿しているといわれるし、人間への感染例も中央ヨーロッパでは、年間10万人に20〜30件といったところだ。もっとも大きなリスクは、自分の飼い犬がエキノコックスに感染している場合だろう。この場合、犬の毛皮にも虫卵が付着しており、犬をなでる人の手に虫卵が付着し、口から体内に取り込まれるケースは容易に想像できる。

羊など、宿主となる動物の一部にはエキノコックス予防接種が存在する。最終宿主の腸内では、エキノコックス条虫の駆除は薬を使えばそれほど難しくはない。しかし人間用のワクチンはなく、通常その感染治療には投薬と手術の両方が必要だ。エキノコックスを体内に飼っていることが多いモグラには羊と同じワクチンが効果を発揮するだろうが、実際問題、小さくて、短命で数の多いモグラをわざわざ捕まえてワクチンを打つことは考えられない。したがって、自然界からエキノコックスを駆逐することは不可能なのである。感染症を少しでも食い止めるには、人間への感染を防ぐしかない。たとえば狩猟犬にはあらかじめエキノコックス感染を考慮して投薬がなされる。これで人間の周囲にエキノコックスの虫卵などができる限りまき散らされないようにするのだ。

自然から感染症を駆逐するのがいかに難しいかのもう一つのわかりやすい例がライム病だ。ライム病の原因であるスピロヘータ門の細菌は複数存在し、地域や種によって違う宿主に感染する。そのうちの一種、ボレリア（*Borrelia*）、つまりライム病をも引き起こす病原体の一つは、これはマダニ等が刺咬することで宿主から次の宿主へと感染を繰り返す。マダニは各成長段階で数度の吸血をする必要があるので、実に効率よく感染症を拡大する存在でもある。したがって幼虫段階でマダニに寄生した病原体は、少なくともあと2回宿主を変えるチャンスがあることになる。

人間に加え、鳥類、爬虫類、その他の哺乳類に感染するボレリアはすでに5種類が確認されている。しかし人間自体は、ボレリアにとってそれほど重要な宿主ではない。なぜならそもそもライム病に感染している人間の総数が少なく、人間のコンペテンス〔前章で述べた、感染症を早く多く広げる能力〕も強くはないからだ。言い方を変えれば、マダニは人間からボレリアに感染しないため、人間への感染はボレリアにとっては袋小路に他ならない。それぞれの宿主のコンペテンスは異なるし、地域にもよってボレリアにとっての主要な宿主は欧州ではヨーロッパヤチネズミ、北米であれば、シロアシネズミや東部シマリスであったりする。

ライム病はフィンランドでもじわじわと広がっている感染症だ。2016年には症例は1931件報告されており、そのうち3分の1が南端のオーランド自治領のものであった。さらに沿岸部の中西部コッコラからヴィロヨキが中心的な地域である。感染件数も2000年代に入って飛躍的に増えている。一つの理由は、様々な症状からライム病と特定できた診断件数が増えたこともあるだろう。なぜなら、病原体が科学的に特定されたのは比較的最近――1978年のことだ――であるからだ。フィンランドではライム病はマダニ属により感染が拡大している。マダニの数自体がかなり増えている理由は、気候変動と宿主となる動物の数が増えているからだといわれている。ロシアからフィンランドに広がってきたシュルツェマダニもライム病を媒介するマダニ属の一種だ。しかしシュルツェマダニはライム病というより一緒に持ってくる他の2種の感染症の個体群を持ち込んだ点でその影響がより注視されている。ダニ媒介性脳炎だ。それぞれのマダニが全部で3種の脳炎を媒介させるが、それぞれのダニが脳炎を感染させるにあたりどういう差異があるのかはっきりわかっていない。

ではどうすればライム病を撲滅できるのだろうか？　野生のげっ歯類にワクチンを打つのは非現実的だし、マダニを撲滅するのも無理だろう。ライム病の被害を最小に食い止めるには、ライム病ワクチンを開発する以外にないが、それでも病原体であるボレリアから完全に逃れられるわけではない。人間にとってのリスクという観点からすると、大きな要因は二つだ。コンペテンスある宿主の数と感染症を拡大するマダニの数である。

フィンランドではライム病に関連して、鹿の果たす役割が議論されている。その地域に鹿が多ければ多いほど、マダニが刺咬し、コンペテンスのない宿主にたどり着く可能性が高くなる。自然の多様性の保護は、希釈効果の仮説で説明できる。その環境に多様な生物がいればいるほど、感染症の病原体がコンペテンスのある宿主にたどり着く可能性が低くなる。つまり環境に感染症の流れ弾を身代わりとして受けてくれる存在が多くいる方がいいということだ。

状況はしかしそれほど単純とはいいがたい。鹿はコンペテンスのある宿主ではないが、鹿が増えると、マダニに栄養がいきわたり、結果増殖し、ライム病も拡大する。現在フィンランドでは鹿の頭数がライム病感染に関しどういう影響を及ぼしているかははっきりわかっていない。マダニに栄養を与えてライム病拡大に寄与しているのか、それともコンペテンスのない宿主としてマダニが人間に感染するリスクを減らす方に寄与しているのだろうか？　部分的なデータによると、リスクを減らしてはいないようだ。私を含めた数名の研究者は、南西部トゥルク地方のいくつかの島から完全に鹿類の野生動物を排除し、ライム病の感染にどういう状況変化があるかを調べるべきだと提案している。興味深い実験となることは間違いないが、しかし実現はなかなか難しいだろう。鹿類を完全に排除してしまうのはなかなか費用も手間もかかるからだ。

複数の宿主にまたがって生息する病原体を駆逐するのも面倒だが、さらに難しいのは、宿主を離れても生き続けられる―たとえば土壌に潜んでいる―病原体の駆逐である。このグループに属するのは主に日和見感染を起こす病原体だ。コレラ感染は、衛生に気を付けることで簡単に防止できるが、コレラ菌を完全に撲滅することは不可能だ。なぜならコレラ菌は土壌や淡水の水源地、海水の混じる河口などに無限に生息しているからだ。

日和見主義の最たるものであるといっていいコレラが蔓延するのは、人間社会の基盤が崩壊しそうな時である。ここ最近でもっともひどいコレラ大流行はハイチで起こっている。ハイチはもともと世界でも最貧国の一つだったが、２０１０年の地震がさらに国に打撃を与えた。地震の後、ハイチは事実上海外からの援助組織に依存し、国連のＰＫＯ部隊が治安制圧と復興支援のために到着した。不運なことに、ネパールのＰＫＯ部隊がコレラ菌を持ち込んでしまったのだ。コレラ菌は野火のように広がり1万人近くの犠牲者を出した。

菌を持ち込んだのがネパールの部隊だったかどうかについては二つの方法で証明ができる。ハイチのコレラ大流行の菌株に最も近いのは数年前にネパールで流行した株である。さらに感染大流行が始まったのは、ネパール部隊のキャンプ地からで、まず下流へ向かって進行した。状況把握を困難にしたのは、国連が事情調査をきちんとやりたがらなかったからだ。2016年、ついに国連は初期に原因究明と感染拡大予防にもっと力を入れなかったことでコレラ大流行を引き起こした責任を認めた。

土壌に潜む病原体に対して、ワクチンが開発されていれば人間に接種をすることはできる。しかし感染症を他に根絶する方法が他になければ、ワクチン接種は半永久的に続くことになる。このような土壌などに細菌が潜む感染症には、たとえば破傷風のために開発されたワクチンがある。破傷風菌は土壌に生息し、人間の傷口から体内に侵入してくる。免疫はだんだん弱るので追加接種は10年ごとに必要となる。または、動物に引っかかれたり噛まれたり、錆びた鉄くぎで深い傷を負ったりした場合も同様だ。

最後に、そして最も難しいグループは人間の常在菌に属するものだろう。第一章でも述べた髄膜炎を引き起こす髄膜炎菌、そして敗血症でよく見られるバクテロイデス・フラジリス菌などがある。これらの細菌は感染症を引き起こすことは稀だ。通常は私たちの連れ合い種の一種として無害に存在している。しかしひとたびすべての条件がそろえば、こうした普段無害な菌も様々な症状を引き起こすのである。これらに対してワクチンを開発することは可能だが、それが手助けとなるかどうかはまた別の問題だ。通常は常在菌として私たちの体内にいるこれらの細菌を取り除くことで弊害が起こりうる。状況によって、病原体の役割は二つある。役に立つときと、害をおよぼすとき、である。どんな細菌であっても運が悪く変な場所に入り込めば危険な存在となる。したがってどれが危険かという線引きは難しい。

感染症は生まれ続ける

1918年、第1次世界大戦開始からすでに4年が経過し、じわじわと戦争が拡大し、犠牲者も増えていた。世界大戦の名に巻き込まれる国々も増えていった。そしてフィンランドを含む多くの国で政情不安が続いていた。内閣が倒れ、独立する国があり、国の形が変わる。このような状況は感染症にとって猛威を振るうまたとない好機である。

おそらく、ベルギー南東部のアルデンヌのどこかで疲労困憊した兵士たちが食糧となる豚とともに塹壕で日々を過ごしていたと思われる。人間と動物が密接に生活していた状況で、豚のインフルエンザウイルスが人間に感染してしまった。最初に感染した兵士は、もう長い間の戦闘で疲れ切っており、ストレスも最高潮だっただろう。ひょっとしたら負傷していて、体内では複数の病原体が競っていたかもしれない。または休暇から戻ったばかりで様々な雑菌を持つ動物と寝食を共にする環境に免疫防御も対応できなかったのかもしれない。このような環境で、免疫機能は崩壊しがちで、細菌―通常の半分の機能でもあれば撃退されているはず―が体内に簡単に侵入してしまう。宿主が弱り切っているところをうまく突き、増殖する。そして世代交代するたびに宿主に対する特異性を獲得していく。この兵士は仲間の兵士たちとくっついて眠っていた。くしゃみや鼻水を手の甲で拭い、すれ違った仲間に触れる。そしてウイルスは次の相手にうつり、また弱っている相手を犠牲にしていく。そして感染した先でも増殖し、世代交代するごとに人間に対して適応し感染しやすくなっていく。

驚くほど速く、1週間から2週間または2、3か月の間に、前線で感染拡大していたウイルスは負傷兵などとともに全く別の場所へ旅することになった。パリの戦地病院、カレーの兵士搬送船、フランス北部リールの売春宿、そして人間たち。最初の豚から感染したウイルス株であれば、自らの免疫で撃退できたであろう人々は、世代交代を経て人間に特異性を獲得したウイルス株には抵抗するすべを持たなかった。全く新しい脅威の誕生である。

さて、インフルエンザは、インフルエンザウイルスに属するグループが引き起こす熱病だ。特にインフルエンザで危険なのは人獣共通感染症、動物と人間の間で感染が成立するものである。どの新型インフルエンザの大流行にしても初期のものが最も打撃が大きい。スペイン風邪、つまり1918年型インフルエンザはこれまでの中で最も致死率の高いものであった。

スペイン風邪という呼び方は、スペインで起こった現象ではないので汚名である。事実はまったく逆で、スペインは比較的小さな被害で済んだ国の一つだ。なぜならスペインは第1次世界大戦に参戦せず、したがって参戦国のような厳しい情報統制もなかった。よって人々を次々となぎ倒していったインフルエンザのニュースが中立国スペインで最初に報道され、人々にはスペインの役割が強く印象付けられることになってしまったのである。それでスペイン風邪の名前が付いた。報道活動を行っていたジャーナリストたちが情報を公開したおかげで、スペイン人たちはインフルエンザへ備えることができ、被害を最小に抑えることができたともいえる。

現在、人間社会を循環しているインフルエンザは3種類ある。A型ではH１N１、H１N２、そしてH３N２である。それぞれのウイルス株の命名は、表面にある抗原性糖タンパク質である赤血球凝集素とノイラミニダーゼ〔いずれも感染防御免疫の標的抗原〕によってなされる。毎年どの型が優勢かは変わってくる。２０１４〜２０１５年に一番多かったのはH３N２亜種であったが、翌年はH１N１亜種のインフルエンザが最も多かった。H１N１型は２００９年に豚から人間に感染した、いわゆる豚インフルエンザである。このウイルス株が発現してから、世界的な非常事態を引き起こしたが、その打撃は当初恐れられたほどではなかった。致死率は毎年のインフルエンザと同程度に収まり、通称豚インフルエンザの犠牲者は全世界で約20万人といわれる。通常のインフルエンザと異なるところは、犠牲者の多くが65歳未満であったことだろう。

恐れられている感染症の多くは人獣共通感染症である。エボラ出血熱、ニパウイルス感染症〔家畜から人間にニパウイルスが感染し、日本脳炎に似た症状を引き起こす〕、狂犬病はすべて命に関わる、特にスピルオーバーで起こる感染症だ。さらに感染力は弱いとはいえ、ヒトーヒト感染も起こす。もし人間の間でどんどん感染力が強まったらという恐怖はぬぐえない。

近年の感染症研究においてはその進化予測に少なからず力が入れられている。もし私たちが、どんな感染症がヒトーヒト感染をするように進化していくか、あらかじめ知っていれば次の感染大流行に備えられるではないか？　しかし、これらの研究は始まったばかりだ。実験環境での結果では、インフルエンザウイルスは容易に変異し、早いスピードで致死率を高め大流行を発生させるウイルスとなることはわかっている。これは、実験するまでもなく、史実が同じことを私たちに教えてくれているのだが。

インフルエンザの春秋コレクション

１９００年代に入って、人間は初めて感染症に対し優位に立てるようになった。新たな薬――特に抗生物質とワクチン――が細菌大量殺りくの武器となったのだ。そして人間はそれ以前なら不可能だった、開腹して何時間もかかるような臓器移植手術を実施することができるようになった。傷口から細菌や雑菌などが入り込むのを防ぐことができるようになったからだ。

しかし自然がこの状況を、指をくわえてみているわけではなく、人間の考え出したものを利用しにかかった。生き残ったものだけが勝者だというのが進化の掟である。実にわかりやすい、イノベーションの原動力だ。なぜ感染症が私たちを悩ませ続けているかというと、一番大きな理由は進化の競走である。もしわれわれ人間が病原体を抑えつける方法を編み出したとする。すると遠からず病原体になんらかの反撃、つまり進化が起こることは間違いない。進化におけるパラサイトの利点は、無限とも思える数の多さと、世代交代の速さである。変異を起こすにはこれらの要素だけが重要だ。病原体がどこかで変異を起こし、人間が考え出した攻撃から身を守るようになる。これまでの歴史は、進化のしたたかさを証明している。完全に、またはほぼ撲滅できた病原体はたった4つしかない。残り数千の感染症はまだまだ現役で活躍中だ。

進化の速さを説明するには、私たちの慣れ親しんだインフルエンザが一番分かりやすい。インフルエンザウイルスは他の多くの感染症の病原体と同じだ。一度人間がインフルエンザにかかれば、免疫を獲得し、同じウイルスは感染症を引き起こすことはできない。であるにもかかわらず、毎年インフルエンザはやってくるし、毎回インフルエンザで苦しむ人がいる。もし感染後免疫ができるのならば、なぜこのようなことが起こるのだろうか？　答えは簡単だ。インフルエンザは、私たちとの競争で、常に一歩先んじているからだ。人間は一度かかったインフルエンザウイルスには抗体ができるが、翌年めぐってくるインフルエンザのウイルス株は、昨年とは少しばかり変異していてまったく同じものではない。

この変異は、インフルエンザウイルスにとって生存の鍵となる。インフルエンザの流行は広がりやすいから、免疫ができていくとインフルエンザも麻疹のように未感染の赤ん坊を求めてさまよう感染症のようにしてしまいかねない。しかしインフルエンザは、麻疹よりも変異しやすい。シンプルなウイルス構造が、速い変異を可能にしている。インフルエンザウイルスの外側の構造が少しでも変化すると免疫細胞はそのウイルスを既知のものと認識できない。するとインフルエンザウイルスは人間の細胞内で増殖し、体内で広がる間2、3日の時間を稼げることになる。その間、人間は高熱が出て気分は最悪だ。

インフルエンザウイルスは地球上において汎流行性で、時期は北半球での冬の間、そして南半球が冬の間と分かれる。なぜ冬なのかは不明だが、推論は幾つか存在する。たとえば、私たちの行動を考えてみてほしい。フィンランド人たちは特に顕著だが、夏の間職場や学校に全く寄り付かず、1か月以上サマーコテージにこもったりして人との接触がほとんどない生活をしている。ウイルスは拡大のしようがないではないか。逆に冬は寒くタバコを吸いに出るのすら億劫に感じられる気候で、皆が同じ場所で集まって仕事や勉強をしているとなれば、ウイルスには理想的な環境だ。また寒い地域では、人間の免疫機能も変化するというデータが複数存在する。呼吸器が冷たい空気にさらされ続けると、免疫が弱り、ウイルスが感染しやすいというのだ。事実は、おそらくこれらのどれかの理論を組み合わせたものということになるだろう。

インフルエンザウイルスは毎年少しずつ変化するため、免疫にとっては毎回が「未知との遭遇」となる。ウイルスは、おそらくころころ変化したいわけではないだろうが、そうしなければ私たちの免疫が既知のウイルスを駆逐してしまう。インフルエンザウイルスの素早い進化は、ワクチンの開発にとって妨げとなる。したがって、現在出回っているインフルエンザワクチンは、半年前に南半球で流行したインフルエンザの型をもとに開発されている。しかし南半球で感染を繰り返しているうちにそのウイルスも北半球に到達する前に少しずつ変化する。インフルエンザの進化を予測するのも、ある意味くじ引きのようなものであるから、予測で開発・製造するワクチンの効果もウイルスの進化によって毎年差が出てくるのだ。

インフルエンザは、――信じてもらえないかもしれないが――もっとも恐ろしく危険な感染症の一つでもある。スペイン風邪やほかの簡単に感染してしまう香港型インフルエンザは数百万人の人間を犠牲にしてきた。毎年の季節性インフルエンザでも年間25万～50万人が亡くなっている。世界銀行は、新たな脅威となるインフルエンザ大流行が起こり、犠牲者数が数百万人ともなれば、世界経済に与える打撃は3兆ドルになるだろうと試算している。金額が大きすぎて想像がつかないが、フィンランドのような小さな国の国家予算の数十倍の規模である。

感染症の中には、変異のスピードがあまりに早く、1人の人間に感染している間に進化していくものもある。すると投薬をしようとしても、感染している間に薬に対して耐性を獲得してしまう場合があり、治療が困難になってしまう。たとえば結核やＨＩＶの治療計画においては、感染中のウイルスの進化を最小限にとどめるように投薬計画が立てられる。どういうことかというと、同時に複数の薬を投与するのである。すると病原体は生き残るために同時に複数の薬に対して耐性を構築しなくてはならない。たった1種類の薬に対して耐性を獲得するよりも、一度に複数の薬に耐性を得る可能性の方がずっと低いことはご想像通りである。

ジカウイルスは突然危険な感染症へと変異した一例だ。ジカウイルスが最初に発見されたのは１９４７年のアフリカであったが、当時は症状も軽いと考えられていた。微熱が出た後はすっかり治まってしまうのだ。よって重視されることもなく、ジカウイルスの感染症としての研究もほとんど行われなかったし、アフリカでどれほど広く蔓延しているかといった情報もまったくない。

しかしジカウイルス感染が拡大し始めた―ほとんど研究されず情報も少ないため、遺伝子研究の結果で判断するしかないが―東部へ広がっていったようだ。時間の経過とともに、東南アジアへ到達し、徐々に太平洋の島々を制圧した。そしてブラジルにはおそらく２０１４年から２０１５年にたどり着いたと思われる。こうして地球をぐるりと一周してブラジルの港町レシフェからジカウイルスが小頭症を引き起こすという衝撃的なニュースが世界中を駆け巡った。妊娠初期の女性がジカウイルスに感染すると乳児が小頭症で生まれるリスクがあるというのだ。

小頭症は複雑な病気で、複数の要因がその発生に影響する。以前から、妊娠中の女性がＴＯＲＣＨ《トーチ》と呼ばれる、妊婦から胎児に感染してしまう感染症のグループのどれかにかかると小頭症が発現することがあるとは判明していた。トーチ（ＴＯＲＣＨ）とは、トキソプラズマ、風疹、サイトメガロウイルス、ヘルペスなどの名称から頭文字をとったものである。これらのウイルスは、胎盤を通じて胎児に感染し中枢神経細胞にたどり着いて何らかの障がいを引き起こす。ここにジカも追加しなくてはならないとするとＴＯＲＣＨに新たな名称を考えなくてはならないかもしれない。

本書を執筆中の現在〔２０１７年〕まだ答えのない疑問が山ほどある。なぜ多くの目立つ小頭症の症例がレシフェでのみ現れ、ほかの地域では少なかったのか？　どんなメカニズムでジカウイルスは胎児に感染するのだろう？　ジカウイルスを媒介するのはどんな蚊なのか？ジカウイルスは他の動物にも感染するのだろうか？　なぜ小頭症の症例は２０１５年にだけ多く、続く数年はそれほどでもなかったのだろうか？

現在南米で循環しているジカウイルス株は１９４７年に発見された当時のジカとはかなり変異していることは明白だ。地球上をめぐっている間に、ジカウイルスは胎児に障がいをおよぼすように変異したのだ。ウイルスの遺伝子における変化は正確に判明している。しかし、なぜこのように変化してきたかが分からない。

一方、これを進化したととらえるのは間違いかもしれない。アフリカのジカウイルス株をほとんど危険がないと判断したことが誤りだった可能性はある。ジカウイルスの危険性はきちんと検証されておらず、ひょっとしたらアフリカでも小頭症が引き起こされていたかもしれないのにその他の様々な感染症が蔓延し医療事情が悪い地域で、気づかれずに終わったという事も考えられる。はたまた、多くのアフリカの女性は妊娠前にジカウイルスに感染済で妊娠中には影響を受けなかったとも想定できる。実際、多くの小頭症の実験に使われているのはアフリカ株のジカウイルスであるから、アフリカのジカウイルスが小頭症を引き起こすことも分かっているのだ。

ジカウイルス感染症は、比較的診断しづらい病気でもある。それというのも、症状がデング熱やチクングニヤ熱によく似ているからだ。したがってきちんと診断をしようと思えば、患者からウイルスを採取し、ウイルスの塩基配列を調べるしかない。これには時間も費用も、何よりちゃんとした設備が必要となる。診断に使われる典型的な方法は、抗体反応を調べるというものだ。患者の体内に、病原体に対する抗体ができているかを調べる。抗体はどこかで病原体に感染していないと生成されないからだ。ウイルスの塩基配列は、そのウイルスのDNAかRNAが宿主にまだ残っていなくては調べられないが、抗体であればずっと宿主の体に残る。抗体検査の問題は、多くのウイルスに対する抗体がどれも似通っており、他のウイルスに対しても活発に反応することもある点だろう〔交差反応という〕。したがってジカウイルスだけを割り出す検査をしようとしても非常に難しい。

小頭症がある年に、特定の地域でだけ数多く見られたということは、ジカウイルスだけのせいではない可能性をも示している。単独ではなく他の感染症、たとえばデング熱やチクングニヤ熱感染症が小頭症の原因として隠れていたということだ。一方、環境要因、たとえば汚染物質やその他の要因が病気を引き起こす可能性もある。こうした複数の要因の組み合わせは究明も難しい。

おそらく、ジカウイルスは南米のほとんどの人口に感染し、他の大陸にも媒介してくれる蚊さえ生息していれば拡大していくだろう。しかしジカウイルス感染症が未来永劫私たちを悩ませ続けるかどうかは不明だ。ジカウイルスで想定されているように一生有効な獲得免疫が得られるならば、ジカウイルスはそのうち乳幼児にしか感染しないことになる。すると種として生存するために感染を維持できず、人間の間に留まることが難しくなる。どちらにしても子ども時代にジカウイルスにかかってしまえば、胎児が小頭症で生まれるという事を恐れる必要はなくなる。例外は、南米の外から、たとえば私たちが住む北欧から抗体を持たない人間が旅行する場合等であろう。

毒にも慣れる

「99・9%の病原体を殺します!」とは、私がこれまで見た中で最も恐ろしい宣伝文句である。言い換えるなら、この薬剤を使っても、0・1%の病原体はその耐性があるということだ。

小さな病原体から目に見える大きな寄生虫まで、複数のパラサイトは薬や毒に対して耐性を獲得することができる。その原則は同じだ。生物を有毒な物質で殺そうとすると、それは大量殺りく兵器と同じ働きをするが、その中でもっとも毒に対して強い個体が生き残ってしまう。パラサイトの世代交代があるとこの強い個体が増殖し、それほど遠くない将来、毒が効かないパラサイトがどんどん増える。雑草にも、殺虫剤にも、体外寄生生物にも、体内寄生生物にも、微小な病原体にも同じことが言える。抗生物質への耐性は特に顕著だが、次にこの内容を扱うことにする。

有毒な物質に適応していくのは何も不思議なことではない。すべてのパラサイトが、宿主はどんな手を使ってでもパラサイトを排除しようとしてくるのに慣れている。植物はあらたに毒性のある物質を生成しパラサイトを悩ませる。動物は免疫をどんどん進化させていく。この世にまだ存在しているパラサイトは、こうした様々な障害物競走を勝ち抜いてきた精鋭なのである。

耐性の発達はなかなかスピーディである。殺虫剤のＤＤＴは１９４０年代に使用が開始され、最初のＤＤＴ耐性を持つイエバエが発見されたのは１９４７年のことだ。同様にＤＤＴに対して耐性を持つトコジラミは１９６０年代初め頃にはすでに見つかっている。殺虫剤としてピレスロイド〔除虫菊に含まれる成分〕が製造され始めると、トコジラミはそれにも耐性を獲得した。２０００年代のトコジラミ大繁殖の原因は、海外旅行が増えたことに加えて、様々な殺虫剤に抵抗性を獲得してきたトコジラミのしぶとさも大きいだろう。

トコジラミには複数の隠し技がある。１００年前の仲間に比べ現在のトコジラミの殻は厚みを増し、多くの殺虫剤を無毒化する酵素を分泌し、自らの複数の神経系を保護しやすい構造に改造し、毒物の分解も早く、素早く体内から排出する。実際、毒物をトコジラミ駆除に使うのは賢明ではない。過去の進化の中でこうした物質にずっと適応してきたのだから。トコジラミを駆除するなら、熱を使うべきである。なぜなら、熱に対して抵抗性を身に付けるにしても必ず限界がくるからだ。

蚊はこれまで最も駆除に力を入れられてきた体外パラサイト群の一つであろう。蚊のせいで、熱帯雨林では実に多様な感染症が媒介されている。マラリアやデング熱の対策は、蚊の繁殖に適した水たまりや湿地に殺虫剤などを撒くことで数を減らそうとすることが多い。しかし、こうした化学物質への抵抗性を蚊が獲得してきたので、この方法も効果が薄れてきている。WHOは近年、蚊が媒介する感染症だけでなく、どの毒物に対してどれほど蚊が抵抗性を持つかも調べている。蚊に対しては大きく分けて4種類の殺虫剤が使われる。ピレスロイド系のペルメトリン、カルバマート系のカルボスルファン、DDTのような有機塩素系、そしてマラチオンなど有機リン殺虫剤である。アフガニスタン、エチオピアやスーダンといった地域では、それぞれの殺虫剤グループに抵抗性がある蚊が見つかっているし、少なくとも10か国でこのうち3グループの殺虫剤にもすでに耐えられる蚊が存在する。しぶとい昆虫ということでは、コロラドハムシが中でも群を抜いている。なんと60種類もの異なる殺虫剤や毒物への抵抗性を持っている。フィンランドでもコロラドハムシの分布が注視されている。なぜなら一度住み着いてしまうと完全な駆除はほぼ不可能と言っていいからだ。ではどういう対策があるかというと、見つけたら根気よく駆除していくしかない。これは風車に向かうドン・キホーテのように無力な戦いでもある。温暖化のせいでフィンランドにもコロラドハムシは大繁殖することだろう。コロラドハムシが見つからないジャガイモ畑は幸運だ。今のところ、早いうちに地道な駆除作業を続けるしかないだろう。

ある生物を駆除しようとすればするほど、その生物はどんどん耐性をつけていく。クマネズミはほとんどの殺鼠剤に耐えられるし、オオホナガアオゲイトウという大豆や穀物の畑周辺に生える雑草は広く使われる除草剤グリホサートに抵抗性を持つ。グリホサートへの抵抗性は、栽培作物の遺伝子操作によって人為的に獲得させている。抵抗性は、なにも化学物質に対するものだけではない。害虫は、数年間休眠する性質を身に付けることもある。そうすればその畑で輪作（同じ畑で異なる作物を何年かに1回のサイクルで栽培する）が行われていて、翌年自分が適応している作物が栽培されていなくても栄養分の不足による死滅という事態を防ぐことができる。とうもろこしに被害をおよぼす甲虫類の一種、ディアブロティカ・バルベリ（*Diabrotica barberi*）は休眠卵の状態で、輪作が行われていても数年間も生き延びるといわれている。

薬剤耐性という脅威

耐性や抵抗性の獲得は、なにも畑や湿地に限って獲得されているわけではない。人間の生死に関わる場所でも起こる話で、病院の手術室はこうした場所の一つである。大手術は現在では日常的に行われているが、昔は非常に危険な医療行為であった。もちろん、現代の私たちは手術に関連する知識が飛躍的に増えていることは確かだが、手術において、最も難しいのは手術そのものではなく、人間の体に大きな傷口ができ、病原体が自由に体内へ侵入できてしまうという点である。つまり外科医は事実上病原体へ「さぁどうぞ」とドアを開け放つようなものなのだ。私たちが通常当たり前だと思っている衛生や抗生物質といったものが、この体内への侵入リスクをほぼ皆無にしてくれたのである。１８００年代にまず第一歩として、外科医が手術前に手を洗い、器具を熱湯消毒することから始められた。これにより、手術による死亡率がそれまでの実に5分の1に減少した。今では、術後に静脈注射で抗生剤を投与することで、万が一傷口から雑菌が入り込んでいたとしても増殖する前に死滅する。

しかしながら、私たちはこの勝利に酔いしれていて、細菌がどんどん複数の抗生物質への耐性を獲得していることに対策が取れないままだし、抗生物質の開発は頭打ちだ。日々ニュースでは、スーパーバクテリアの存在が取りざたされている。より多くの薬剤耐性を獲得している細菌のことだ。こうした耐性を身に付けた現象を薬剤耐性性と呼ぶが、病原体との闘いのうちで、ここが最も難しく、私たちの生死にかかわってくる点である。これまでに慣れてしまった、手術や肺炎、下痢といったものが非常に危険な現象となる。

細菌は、様々な薬剤耐性を獲得する。いくつかの例外を除いては、これは新しい特性を獲得するというよりは、それが普通になるという事を意味する。抗生剤耐性は細菌細胞内のプラスミドに基づく。プラスミドは小さなDNA分子で、染色体とは別個に存在する部分だ。したがってプラスミドは比較的簡単に細菌から細菌へと渡される。実際どのように移動するかというと、細菌間の接続部分を通じ、二つの細菌が遺伝物質を受け渡すのである。ちなみに、細菌同士でそれほど整合性を気にすることなく遺伝物質の交換を行うため、プラスミドは違う種の細菌との間でも受け渡しされる。すると抗生剤耐性遺伝子は意外なスピードで異なる細菌群から細菌群へどんどん伝達されてしまう。もし腸内善玉菌に抗生剤耐性があれば、それは病原体にも伝わってしまうかもしれない。

抗生剤耐性菌はどこからともなく湧き出てくるのではない。これまで開発されてきた抗生物質はすべて自然界に存在する分子を利用している。これらの分子はキノコなど有機体から分離することが多いが、菌類などは生育環境を改善するために競合生物を排除する物質を生成する。多くの有機体群は毒成分を生成する能力をもともと有し微生物を駆除する。最初に有機体から単離されて工業的に製造された抗生物質、ペニシリンはペニシリウム属の青かびから命名されている。この青かびはその発達の歴史の中で、生存環境に対抗するためにこうした性質を身に付けてきたのであるから、同じようにその抗生に抵抗できる能力を持つようになった細菌が存在するはずだ。したがって人間が開発してきたすべての抗生物質に対して耐性などの対抗策が進化の過程で獲得されるのは自然な流れであり、実際そうなっている。

この抗生物質耐性という観点だが、すでに耐性という特質が存在するならその更なる発達とはどういうことを意味するのだろう? あなたの腸内細菌群を例にとってみよう。あなたが病原体とおさらばするために抗生物質を使うとする。するとその抗生物質に弱い細菌はすべて死んでしまう。この効果は、抗生物質が特定の細菌の生化学的な活動を阻止するという働きに起因する。膨大な量の細菌群がいた腸内で、たった数個の抗生剤耐性を持つ細菌が生き残り、今度はそれらが増殖する。つまり、抗生物質を使うという事は、耐性がある細菌株の割合をますます増やしてしまうことにつながる。耐性がある細菌にとって素晴らしいことに、あなたはまさに彼らの前から他の邪魔な細菌を一掃し、耐性菌は空いたスペースを占領し指数関数的に増えていくことができる。

抗生剤耐性といっても、いつも白黒はっきりしているわけではない。細菌の中でも当然、抗生物質にどれくらい耐えうるかという個体差は存在する。だから不十分な抗生物質投与、または薬を途中でやめてしまうのは問題だ。なぜなら少量の抗生物質であれば耐えられる細菌群まで生き残ってしまう。したがって、抗生物質を出されたならば、途中でやめることなく、きちんと回数分を摂取するべきである。目的は、病原体をすべて殺すことにあるのであって、一番弱い個体群だけを殺すことではないはずだ。

現在、抗生物質耐性がある細菌が最もよく見つかるのは、やはり抗生物質が大量に使われている場所である。つまり病院や農場だ。米国では、すべての食肉用の家畜に予防観点から定期的に抗生物質を餌に混ぜて投与している。これほど抗生物質耐性を発達させるのに効果的な方法は無いだろう。フィンランドではこの方法はとられていない。結果は明らかだ。フィンランドでは抗生剤耐性がある細菌が少ないのに対し、米国では耐性がある細菌群が普通で、耐性のないものの方が例外的となっている。

もっと心配なのは病院内に巣食っている抗生剤耐性菌群の存在だ。病院にはもともと不健康な人が多い。つまり彼らの抵抗力は弱っている。そういう人たちに大きな手術が施され、病原体が傷口から侵入するのは簡単だ。さらに病院では使われる抗生物質の量も生半可なものではないから、抗生剤に対して弱い細菌群は一掃されるとなると、病院は耐性菌にとってパラダイスのような場所である。

病院にいる細菌ＭＲＳＡ（メチシリン耐性黄色ブドウ球菌）は、抗生物質に広く耐性を持つ細菌群の一つだ。黄色ブドウ球菌は人間の常在菌に属するのだが、場所を間違うと問題だ。例えば潰瘍、手術後の傷口、そして肺といった場所に行きつくと炎症や肺炎を引き起こす。普通なら黄色ブドウ球菌は抗生物質で簡単に治療ができるのだが、メチシリン耐性がある黄色ブドウ球菌はそう簡単に退治されてくれないため、より強力な抗生物質の投与が必要となる。強力な抗生物質はまた、消化器系の善玉菌をも全部殺してしまうので、もともと体力がない患者にとってあまり望ましくない。もし病院でMRSAが見つかれば、患者は通常の接触から隔離され、細菌がそれ以上広がらないように細心の注意が払われる。接触からの隔離とは、最も軽い隔離方法だ。患者を個室へ移し、出来る限り患者はほかの人間との接触を避け、手洗いを徹底し衛生に特に注意する。フィンランドではMRSAの症例は年間1000件を超えるほどである。MRSAについては海外渡航先で病院治療歴のある患者や難民キャンプからの人間に対して漏れなくスクリーニングが実施されている。

ではどうすれば抗生剤耐性菌から逃れられるのだろうか？　すでにすべての抗生物質に対して耐性が存在するのであれば、その耐性は世界中のすべての細菌群に広がっていくのだろうか？　抗生物質耐性は、自然界の細菌にはそれなりに珍しい能力だ。よく考えてみればおかしな話である。抗生物質に耐性があれば他の有機体との化学戦争から簡単に身を守ることができるではないか。ではなぜ世界中あちこちに存在する細菌にすべての抗生物質への耐性がないのだろう？　その理由は、何事もただでは手に入らないということだ。研究者たちが耐性を持つ細菌と持たない細菌を同じ試験管内の培養液で競合させると、耐性のない細菌群が勝つのである。抗生物質が使われない限り、耐性がない菌の方が平均して生命力が強いのだ。抗生物質耐性は何の犠牲も払わずに獲得できるものでは無い。その獲得のために、細菌はたとえば新陳代謝が少し弱くなったり、動きが遅くなったりという代償を払う。これらの犠牲は小さいものかもしれないが、細菌類は無数に存在し、世代交代の間隔も短い。したがって微細な利点であっても競争では大きな意味を持つ。

抗生物質耐性からは完全に逃れることはできないが、その発現を抑えることはできる。無用な抗生物質の利用を減らすという実に簡単な方法で。

忍び寄る結核という殺し屋

私は小学校の最初の2年を西部ポリ市のカッパラ小学校で過ごした。そこから、墓地のユセリウス霊廟〔ポリ市の名所で墓地に建造されている〕まではすぐ近所だ。1年生のときに霊廟を見学する機会があった。内部には、四季と人の一生を表現した作品、国民的画家アクセリ・ガッレン＝カッレラのフレスコ画が6枚ある。『Kevät（春）』のフレスコは若さと結婚を、『Rakennus（建物）』のフレスコでは丸太小屋を建造し、赤子に授乳している夏の風景を描いている。死は夏の明るい風景でも忘れ去られることはない。なぜなら丸太小屋を建造する大工の一人は「死」だからである。残りのフレスコ画はさらにストレートである。『Tuonelan virralla（トゥオネラの流れで）』〔トゥオネラは黄泉の国の意味〕、『Hävitys（破滅）』、『Syksy（秋）』、『Talvi（冬）』はそれぞれのフレスコの雰囲気を如実に伝えている。

ユセリウス霊廟はポリの実業家の娘で11歳の時に死んだシーグリード・ユセリウスの為に建造された。彼女の名を冠した財団もあり、フィンランドで最も大きな医学助成財団である。２０１６年には、この財団から医学研究のために合計１６００万ユーロの助成金が出されている。シーグリードは１８９８年麻疹を患い、その合併症で結核になってしまった。結核は当時―今でもだが―もっとも恐れられていた病気の一つで、１９００年代初め頃子どもや若者の死因第１位を占めていた。また貧富の差なく襲い掛かる病でもあった。当時フィンランドでは７人に１人が結核で亡くなっている。中南部タンペレでは同時期４人に１人の死因が結核という統計があるほどだ。もっとも多い時代で１９３０年代にはフィンランドで年間１万人もの人が結核のために死亡していた。その後、結核に効く薬ができ、効率よく国民のスクリーニングが行われるようになり、結核の症例は年間２００〜３００件にまで落ち着いた。

結核を引き起こす、マイコバクテリウム属の結核菌とその親戚の細菌類は人間にのみ感染する。通常、肺からひどい咳を発し、それとともに大量に結核菌が飛沫感染で周囲に拡散する。フィンランド語ではその昔、肺病と称されたのはこのためだ。結核のために、気胸など当時の新たな治療法を試すことができるよう、サナトリウムが建設されていった。サナトリウムの目的は、何より結核患者を他から隔離することであった。その点は、パイミオ、ハルヤヴァルタ、オウライネン、ルオヴェシといったフィンランド国内のサナトリウムの立地がどれも町から離れた、開けた土地にあり、万一にでも感染が拡大しないよう配慮されたのがよく分かる。

感染力が強い時期、この病気は肺線維を侵し、レントゲンで影となって写る。1950年からは満15歳に達した若者は3年ごとに、リスクグループに属する人々、たとえば教育関係者や医療従事者の肺は毎年レントゲン撮影するようになった。1970年代には人口500万人のフィンランド人のうち200万人が毎年レントゲン撮影されていたようだが、1980年代には徐々に件数は減らされ、1989年にこのスクリーニングは終了した。世界的にみると、結核はいまだにマラリアに次いで2番目に高い死因を誇る病気である。年間の犠牲者は150万人にのぼるし、的確な治療を施さなければ、発症した患者の半分が死に至る。

結核は、フィンランドでは危険な感染症の分類に位置付けられている。同じ分類には、天然痘、ペスト、梅毒、コレラといった重篤な症状を引き起こし死の危険があり、感染しやすい感染症が並ぶ。これらは伝染病法に基づいて、患者の意思にかかわらず必要と考えられる治療を施すことができる。結核の治療はしかし、特効薬でたちまち治るというものではなく、治療にゆうに半年はかかる。一般的には通院で治療を続ける。患者は毎日定められたクリニックに通い投薬を受ける。患者が通院に同意しなければ、強制的に入院させ、投薬することになる。患者にとってありがたいのは、フィンランドではこうした危険な感染症の治療は無料で受けられる点だろう。

結核はそれほど簡単に感染する病気ではなく、感染したうち10人に1人が発病する程度だ。結核の感染拡大は、病巣が気道周辺にできて結核菌が粘液に混じることで発生する。それでも結核はかなり広範に広がっている。潜伏期間は長く、症状がある場合は感染から2年の間に半分が発病し、残りはさらに長い潜伏期間を経てから発病する。なかには数十年後に発病した症例もあるほどだ。多くは、免疫防御機能が弱っているときに発症するため、高齢者の発症が多いのも頷ける。同様に、HIV感染が多い地域では結核死亡者が多いという事を意味する。とある調査によると、私たちの3人に1人は、人生のどこかで結核に感染しているが、まだ発病していない状態だといわれている。

結核菌は特に薬に対して耐性を獲得しやすい菌といえるが、他の細菌と違うのは、結核菌が毎回遺伝子変異を起こして世代交代により耐性を獲得していく点であり、他の菌にプラスミドを通じて耐性の情報を渡すわけではない点だ。これはつまり、結核菌は自ら効率的に抗生物質投与の間に耐性を獲得していくともいえる。だからこそ結核治療の間には、すくなくとも4種類の異なる抗生物質を同時に投与し、結核菌が同時に4種類それぞれの薬に対して耐性を獲得しないようにするのである。治療期間は長期にわたる。結核はゆっくり進行する病気であり、また菌は長期の休眠に入ることもあるからだ。複数の抗生物質は、細菌の増殖や成長に作用するようになっている。したがって細菌が増殖しなければ抗生物質は効果を発揮しない。結核がゆっくり進行すると書いたが、同じ特徴が治療を長引かせる要因でもあり、抗生物質は休眠中の結核菌を殺しはしない。もし感染を引き起こした結核菌群が抗生物質耐性獲得菌であれば、治療時には5〜6種類の抗生物質の組み合わせを約二年間の治療で用いることになり、そうするとおおよそ3分の2の結核感染を完治させることができる。

結核はフィンランドの風土病ではなく、そこそこ珍しい病気であるが、国境を超えると状況は一変する。ロシアでも、エストニアでも結核は定期的に見られるからだ。発現率はそれほど高くないとはいえ、結核症例の5分の1が結核耐性菌によるものだ。そしてまたしても、刑務所は結核に関しても危険な場所である。もしロシアの刑務所と聞いてあまり居心地のいい場所を想像できなければ、結核発症率の高さはさらにその印象を悪くするだろう。

結核菌は世界に7系統の株が「出回って」いる。これらは、もともと10万年ほど前から存在していた3系統と、数万年ほど前に人類がアフリカから出た後に出現した、比較的若い4系統に分けられる。これらすべて、元はといえば人間と同じくアフリカで出現しているのだが、人類がアフリカを出て他の地域を征服し始めてから分岐していった。そのため、それぞれの大陸で違う系統株が支配的である。もともとアフリカ発であると書いたが、したがってアフリカには7系統すべてが存在する。そしてそれぞれの結核菌系統は、その土地の人種に特異性を獲得しているようだ。研究者が、人種のるつぼといえるサンフランシスコの結核患者で、確実にサンフランシスコで感染したと判明している症例を調べると、それぞれの患者の民族的背景がどの結核菌系統株かを色濃く反映している。アジア系なら、明確に他の系統よりはアジア系統の結核菌株が前面に出ているのだ。調査では、文化的な影響は完全に排除できなかった。それは特定の国から移住してくる移民は同じ地域に集まる傾向があり、普段の生活でも同じ背景を持つ人間との接触が多いという点だ。同じ現象が継続して行われた調査で何度も認められた。

結核の緩慢な進行と長い潜伏期間は、先史時代の人間に特化した結果だといわれる。人間の集団が比較的小さく、他の集団との関わりが少なかったことから、ゆっくり進行し、潜伏期間も長いことで、病原体は常に次の感染先に困らないで済む状況を作ったのだ。感染力が強く進行も早ければ、あっという間に小さな集団を絶滅させ、病原体そのものも自滅したであろう。潜伏期間の長さのおかげで、発病する頃に次の世代が生まれるようになっている。しかし状況は中世の欧州、インド、中国で変わっていった。これらの地域では人間の数は多すぎたのだ。したがって新たな系統株は、より危険で、潜伏期間は古い結核菌系統株に比べて短くなった。人間社会の変化が、潜伏期間が長かった結核菌を新たな環境に適応させたのだ。そして結核はより危険に、死をもたらしかねない病気へと変化していった。ありがたいことに、その進行は緩やかではあるのだが。

Ⅶ

なぜ新たな感染症は次から次に生まれるのか

医学と生活レベルの向上によって人間が罹患する感染症の負担は減った。紛争地域などを除いては、感染症で死ぬリスクも世界中でぐっと下がっている。１９００年には人口の１％が感染症で死亡していたのに対し、現代ではそのごく一部に死亡率は下がっている。全体としての人間の死因でも感染症の割合は下がっている。１９３６年、死因の４分の１が感染症由来であったのに対し、現在では30分の一という少なさだ。先進国といわれている国々以外では、平均寿命が延びているが、そこには感染症の減少が背景にある。特に幼児のマラリアと下痢による脱水症状での死亡が減ったことは大きい。

一方、感染症の種類は増え続けている。１９８０年から２０００年の間に、医学ではあらたに１６３種の感染症が見つかっている。そのうちの一部は昔からあったけれど、今になって症例報告され改めて名づけられたものといった方がいいかもしれないが、まったく新しい感染症もある。結論は簡単だ。人間が感染症を撲滅するよりも速いスピードで、新しい感染症が次々と生まれている。

一体どうしてだろう？

から。

＊

分散し続ける住環境、広がり続けるパラサイト

トイレットペーパーだ。私たちが定期的にネズミキツネザルの罠をしかける木の下にトイレットペーパーが落ちている。言うまでもなく熱帯雨林にはトイレットペーパーなど落ちていてはならない。なぜなら、国立公園の規則には、人間がごみを捨てることはおろか、定められたルートから外れ熱帯雨林深くに入り込むことは禁止されているのだから。

トイレットペーパー自体が問題なのではない。しかし、火のない所に煙は立たぬという。そして残念ながら、トイレットペーパーには「落としもの」がつきものだという私の疑いは当たった。おそらく、公認ガイドの誰かが、設置された野外トイレまで行くのが面倒でここで用を足したのだろう。

しばらくその物体を眺め、私の脳裏に浮かんだのは、この状況を写真に撮り、とある助成金審査員のもとに送りつけようかということだった。私はあるとき、助成金申請書にネズミキツネザルのパラサイト研究の重要性を説き、なぜならネズミキツネザルと人間はそれなりに近しい存在であるから、人間のパラサイトもネズミキツネザルに感染す

る可能性があると記述したのだった。そしてネズミキツネザルが人間の感染症を熱帯雨林のほかの種に拡大することもあり得る。審査担当者は、それでも人間とネズミキツネザルは生活圏もそれなりに離れているし動物と人間の間にそんなに簡単に感染症がうつるものかは疑問だという講評を書いてよこしたのだった。そして今、現実に熱帯雨林のこのエリアでは、ネズミキツネザルと人間の糞便の距離はたった1・5メートルしかないことを私は目にしているではないか。

*

新しい感染症の誕生は、医学に負担をかけ、私たちは新たな医薬品、治療方法、ワクチンを開発する必要にせまられる。新たな感染症の病原体について詳細を調べ、医療従事者が正しい治療行為とともにきちんと感染防止ができるよう研修をしなくてはならない。新しい感染症の誕生は医学のせいではなく、環境の問題だ。多くの感染症は、動物から私たちへ感染するもので、人獣共通感染症である。これは偶然ではない。昔ながらの感染症を医学が抑え込むことに成功し始めたと同時に、環境の変化により様々な動物から病原体が私たちに飛び移るということが比較的容易に起こるのである。

人間の感染症の歴史は、私たちの連れ合い種との密接な関係に加え、その歴史の中でどんな動物をそばに置いて暮らしてきたかを教えてくれる。その動物たちの連れ合い種が時とともに私たちと接触してきたのだ。農業の始まりは、数多くの動物を家畜として私たちのそばに置くことになり、それらの動物たちが持っていた病気はほぼ私たちにとって昔なじみの存在だ。もとはといえば、麻疹もインフルエンザも家畜からうつったものだ。家畜からは次から次へと人間に病気がうつっている。特に人間と動物の生活が密接にかかわっているところでは日常茶飯事だ。たとえば中国の生鮮市場やメキシコの養豚場、アラブのラクダレースを想像してみてほしい。これらの場所はＳＡＲＳ、豚インフルエンザ、ＭＥＲＳが始まった場所である。１９００年代から２０００年代の感染症の物語は、家畜感染症の話ばかりではない。人獣共通感染症のリスクについての理解が深まると同時に、家畜の飼育における衛生観念、生鮮食品の取り扱いについての知識も飛躍的に向上してきた。私たちは、動物から人間へ感染症がうつるのを防ぐだけでなく、新しい感染症が出現するという事態にも準備を進め始めている。多くの病原体についての知識が蓄積されてきたし、精肉となる家畜の健康評価も多様化してきた。特に、アジアの大規模な生鮮卸売市場では、感染症の種類を定期的に調査している。しかしながら、現代、家畜からではなく野生動物から感染する病気が増えてきている。エボラ出血熱、ジカウイルス感染症、ライム病などがそれに当たる。

１９００年代や２０００年代のもっとも破滅的な感染症はＨＩＶで、これも野生動物から感染した。野生動物の持つ感染症は家畜より数も種類も多い。宿主の種類だけとってもかなり幅広いのである。もし、そしていつか、これら野生動物のさらに多様な感染症が私たちにうつり始めたら、大きな問題となるだろう。昔は、私たちはそれほど野生動物と関わることはなかったのだ。今はもうそんなことは言っていられない。

世界はどんどん小さくなっている。人間が増え続け、住む場所を探して地球上に残されている数少ない自然環境に次々手を付けていく。森林、湿地、草原といったエリアがどんどん小さく切り刻まれていく。そうすると、人間が野生動物と接触する可能性が増え、野生動物は好まずとも人家に近づくことが増えてしまう。また野生動物が食糧にされることも増えてくる。手つかずの自然がなくなり、地球上に人間が溢れかえり、野生動物と人間の接触はますます増えていくだろう。

一方、野生動物はより窮屈な生き方を強いられる。森林の伐採は霊長類を追い詰め、生き残った個体がより狭くなったエリアに密集することになる。すると餌も食い尽くされ、個体群も弱ってくる。宿主の健康状態が悪化すると、パラサイトは免疫に邪魔されず増殖しやすくなる。動物の個体群が密集していると、パラサイトが他の個体に飛び移り感染が拡大しやすい。欧州で制作されたアニメ『ファージングウッドのなかまたち』〔環境破壊で住み処を追われた動物たちが力を合わせて楽園を探す物語〕は単なるフィクションではなく、生育環境を奪われた後、残った動物たちは互いに近くに生息し、感染症が異なる種の間でも広がることになり、最後に人間にもうつっていくのだ。

変化の一部は、病原体にも影響する。熱帯雨林の伐採が進むと、地表が荒れて小川は干上がってなくなってしまう。雨量自体に変化がなくても小川の代わりに複数の水たまりができる。流れのない水は蚊やそのほかの感染症を広げる病原体にとって卵を産み付ける場所として理想的だから、蚊の数が爆発的に増える。つまり森林の伐採は蚊の増加に直結し、それはすなわち蚊が媒介する感染症も増えるということだ。

森林の伐採から恩恵を受けるのは蚊だけではない。吸虫の中間宿主であるカタツムリなどの貝類も同様である。これらには天敵がそれほどいないので開けた場所で大いに増える。したがってこれらを中間宿主とする感染症も森が破壊されていくことでさらに増えていく。たとえば住血吸虫症も、森林伐採で増える感染症の一つだ。

＊

私は、ネズミキツネザルの最初の寄生虫種を特定した。塩基配列の解析結果を眺める。結果は驚くべきものだった。ショックとまでは言わないが、自分の慣れ親しんだ分野から足を踏み出した気がする。上腕がもぞもぞする。何かの虫が毛穴から入り込もうとしているのだと上の空で感じながら、腕を掻くよりももっと重要なことに気を取られていた。

私の目前には６００字からなる情報が置かれていた。Ａ、Ｔ、Ｃ、Ｇが織りなす文字列だ。私は線虫を特定したいと考え、その線虫の遺伝にかかわる部分すべてを抽出する。ＤＮＡだ。一つの遺伝子からＤＮＡのごく一部を増幅し、そのＤＮＡの塩基配列を解析し、データベースで比較するのだ。そしてデータベースから吐き出された結果は、私のかわいいネズミキツネザルの体内にいた線虫にもっとも近い配列は人間にもおなじみの糞線虫（*Strongyloides stercoralis*）だというものだったのだ。

ネズミキツネザルの糞から見つけることができるのは糞線虫の成長段階で二番目の形態にあたる幼虫だけである。10万種ほどいる線虫の仲間は大体似たような形態であるから、外見だけで特定することは非常に困難だ。したがって遺伝子の塩基配列を解析し、対応する配列をデータベースで判別するのが唯一の方法となる。もしどこかの分類学者が成虫の糞線虫を識別し、そのＤＮＡ塩基配列を解析し、情報をデータベースに登録していれば、私はその情報を照会しネズミキツネザルのパラサイトを検索することができるのだ。

まず、私は記憶が正しいかどうか念のためにインターネット検索をかけた。Ｗｉｋｉｐｅｄｉａを開き、*Strongyloides stercoralis* が人間の糞線虫であることを確認する。その通りだった。こいつは人間の皮膚から侵入し、運が悪ければずっと居座る線虫だ。自分の記憶が正しかったことには安心したが、事実確認のためにＷｉｋｉｐｅｄｉａを使った事が研究者として恥ずかしくなった。念のため、幾つか別の学術的な出典も参照し、この線虫が間違いなく人間に寄生する糞線虫であることを確認した。１９００年代最初のドイツ語論文からは、１００％とはいえないが、写真から判断するに少なくとも同じ物に見えた。

おそらく、どんな科学的発見においても、最初に湧き起こる感情は畏れ、まさかという疑心、その次に興奮がやってくるのではないだろうか。何かを見つけ出したという気分の高揚だ。その高揚の中、自分が間違っていないと確信を持てるまで何度も同じプロセスを繰り返した。まわりを見回して、自分がその部屋に１人であることを確かめてから、私は小さな雄たけびを上げた。

声を小さくしたのは、まだこの発見について誰にも知られたくなかったからだ。もうしばらくの間、自分だけの情報としておきたかった。もし誰かに話してしまえば、この小さな発見は「自分だけの知識の種子」ではなく、すぐさま既知の情報となってしまう。しかしそれほど長くこれを自分だけの情報にとどめておけないのは分かっていた。ほどなくして、指導教官たちにメールを送らなくてはならない。数分間、幸福の境地に浸り、メールを書き上げて送信し、帰路に就いた。途中で、これは祝うに値する出来事だと気づき、スパークリングワインのボトルを買って帰った。

結局、その線虫が本当に糞線虫であったのかそれともその近い親戚であったのかの調査はしなかったし、まさにその種が人間に感染しているかも継続調査は実施しなかった。もし人間に感染するのなら、ネズミキツネザルは手つかずの原生林にも、人家に近いところでも動きまわる環境に馴染んだ媒介者ということになる。ネズミキツネザルは、行き来する木々の枝があり蝶やヤドリギの実を取ることができれば満足だ。どちらにしてもこの発見後、私は同僚の研究者たちにテントを張る場所の周辺では靴を履いた方がいいと注意喚起を行った。

私自身は、まだ糞線虫症の検査には行っていない。

*

一番の悪影響は、人間と家畜、野生動物の行き交う部分で起こるようだ。ヘンドラウイルス〔人間と馬の間で感染〕やニパウイルス〔豚や馬から感染〕といった危険なウイルスはコウモリが媒介している。コウモリは人間にとって危険な感染症を数多く持っているが、その理由は分かっていない。研究者たちには様々な推論があるがそれらを試し証明するのが難しいのだ。コウモリは、これまでの長い種の歴史のなかで感染症にうまく適応しており、コウモリには何ら症状は出ない。それでも唾液を介して恐ろしいほどの感染症を媒介してまわる。たとえばコウモリが果物をかじり、その果物が地面に落ちると、ウイルスは果物から次に触れた動物（宿主）へと媒介されていくのだ。東南アジアでは人々は豚を飼い、家の裏の森に放牧する。豚が地面に落ちている果物を食べてしまい、ウイルスが豚を中間宿主として成長し、食肉になった豚から人間へと感染する（もしこの筋書きをどこかで聞いたことがあるなら、きっとあなたはスティーブン・ソダーバーグ監督の『コンテイジョン』（２０１１年）をご覧になったのだろう。映画の中で似たようなストーリーが展開されるからだ）。ニパウイルスやヘンドラウイルスの致死率は50％を超える。唯一の救いはこれらのウイルスの大流行は稀だという点だ。ニパウイルスの大流行はこれまで8回、犠牲者数は数百名にとどまっている。へンドラウイルスの流行は北東オーストラリアでのみ発生している。そして50件すべての感染は馬が感染源となっている。4人が死亡し、84頭の馬と、8匹の犬が犠牲となった。

自然界で、エボラウイルスがどのように広がっているのかについて、私たちはほとんど知らない。おそらくコウモリの複数の種がエボラウイルスを持っているが、コウモリの健康状態にはほとんど影響を及ぼさない。一方、人間を含むその他の哺乳類にとって、エボラウイルス感染はより危険な事態である。これまでのエボラ出血熱流行の始まりには二つの傾向があった。一つは、人間が感染している中間宿主の肉を食した場合で、中にはなんとチンパンジーの肉を食したケースもあるようだ。もう一つの傾向は、コウモリとの接触である。2014年と2015年に西アフリカでひどい流行を起こしたときの最初の犠牲者はギニア南部のメリアンドゥー村に住む2歳の男の子、エミール・オウアモウノ君だった。この子は、村はずれにある、枯れかけた大木のそばで遊んでいてエボラウイルスに感染したとみられている。その大木にはコウモリの大きな群れが生息していた。

エボラウイルスは、熱帯雨林では、宿主の健康を害することなくその体内に生息する。したがって、私たちは熱帯雨林にてエボラウイルスのために死んだ動物を見かけることはほとんどない。スピルオーバーは、多くの場合、動物と人間同時に発生する。エボラ感染拡大が人間にも広がると、同じ地域にてエボラウイルスによる動物の死骸もよく見つかるのである。西アフリカのエボラ出血熱が猛威を振るうときは、乾季が関係している。餌が無い動物たちは他の野生動物との接触も増え、エボラウイルスもコウモリから他の動物に感染していくのだろう。

動物の生育環境が破壊されていくことは、エボラウイルスがじわじわと人間にせまることを意味する。コウモリたちが人間に近づき、動物間の接触も増えるからだ。メリアンドゥー村の周辺にもっと森が残されていれば、エボラウイルスを持つコウモリたちが村にそこまで近づくことはなかっただろう。しかしエボラ出血熱の拡大は、複雑なプロセスを経て起こるので、予測はそう簡単にできるものではない。おそらく、気候変動によって住む場所を追われた動物たちの接触がこれまでより増えることでエボラウイルスの拡大につながるだろう。これまでの流行も、とくに乾季の初め頃、乾燥がひどい時に発生することが多い。一方、感染流行の抑止も乾季の方がやりやすい。なぜなら道路は運転しやすく、治療を受けるための移動もしやすい。逆に、気候変動による異常気象は今後も増えると予測されており、それによりエボラ出血熱が流行する場所も増えていくであろうということだ。

恐ろしい感染症は熱帯地方から発生することが多いが、動物の生息場所がどんどん狭く寸断されているのは何も熱帯に限られた現象ではない。例えば、フィンランドの森林保全も私たちの健康に無関係ではないのだ。マダガスカルのサルたちに寄生するマダニのように、フィンランドのシュルツエマダニも生涯の間に3度血を吸わなくてはならない。最初の2回は成長と、成虫になるための栄養であり、3回目はメスが産卵するために必要だ。シュルツエマダニは血を吸う度に宿主を乗り換えるのでライム病を媒介する観点では実にうまくできている。小さなシュルツエマダニの幼虫はモグラなどの小さな動物を刺咬することを好み、成虫のマダニはより大きな哺乳類を好む。

気候変動がこれまで寒冷だったフィンランドにも十分な温度と湿気の時期を作り出し、森林の伐採が進めばマダニにとってあちこちで動物の血が得られる環境となる。教科書に紹介されているような生態学の相互干渉だ。広大だった一つの森林が、小さく点在する木立ちとなっていき、肉食獣の数は激減した。小型肉食獣、たとえばイタチやハヤブサの数が減るということは、天敵がいないのでモグラが増え、オオカミやヤマネコといった大型の肉食獣の減ると、鹿が増える。モグラや鹿が増えればマダニはいくらでもこれらの動物を刺咬することができるので、マダニが増えて媒介されるライム病が人間に感染する機会も増える。

げっ歯類は他にも感染症を持っている。腎症候性出血熱はフィンランド語でモグラ熱と呼ばれるが、もともとは外来の感染症だ。この出血熱を引き起こすのはハンタウイルスに属するプーマラウイルスである。ハンタウイルスはげっ歯類によく見られるウイルスで比較的容易に人間にも感染する人獣共通感染症の原因となる。通常高熱を引き起こすが、その後完全に治癒する。しかし全く危険でないかというとそういうわけではない。２０１４年夏、イスラエル人研究者は、フィンランドのユヴァスキュラ大学のフィールド研究地であるコンネヴェシで腎症候性出血熱に感染し、合併症のために死亡している。

腎症候性出血熱は、多くがヤチネズミの糞便を介して人間に感染する。典型的な感染状況は、ヤチネズミが冬は空き家状態になるサマーコテージに住み着いて糞だらけにしてしまう場合だ。腎症候性出血熱のピークは秋である。この頃ヤチネズミは寒くなってくるので建物に潜り込む。サマーコテージのシーズンが終わり、大掃除で掃除機をかけていると、糞に混じるウイルスが舞い上がり掃除をしている人の気管支へ入り込む。そこから2、3週間で感染者には高熱が出る。一度感染した人には終生有効な免疫が獲得される。

これはウイルスを媒介するヤチネズミに対しても—何ら不思議ではないかもしれないが—免疫が獲得されるのは同じである。ウイルスの観点からすると、ヤチネズミは人間より都合のいい宿主である。なぜならげっ歯類は密集して暮らし、生まれる子の数も多く年に何度も出産するのでウイルスは感染先に困ることはない。

もう1種類、増え続けているのがフラビウイルス属である。蚊などをベクター（媒介者）とする危険な病原体が多く、デング熱、ジカ、西ナイル熱、黄熱病のウイルスなどがこのグループに入る。伐採後の森林で水たまりが増え、都市化の影響で蚊が爆発的に増えると蚊が媒介する感染症も増えてしまう。フィンランドにも風土化しているフラビウイルスが存在する。ダニ媒介性脳炎を引き起こすＴＢＥウイルスと蚊が媒介するランミ・ウイルス、イロマンツィ・ウイルス、ハンコ・ウイルスがある。ダニ媒介性脳炎は見つかる地域がだんだん北上しており、その原因は、ダニの数自体が増加していることにある。なぜダニが増えるかというと気候変動でフィンランドでも温暖化が起こっているからだ。後者三つのウイルスは、蚊にのみ感染すると思われるが、人間への影響はまだ知られていない。もともと、フィンランドでは蚊が媒介する感染症についての研究はまだそこまで詳細になされていなかったのだが、最近ようやく力を入れ始めたところである。おそらく、これまで知られていなかったウイルスが数多く見つかることだろう。

パラサイトは無賃乗車がお好き

近年、感染症の脅威についてはだんだん知識も情報も増えてきた。この脅威をかぎつけたハリウッドは感染症による混乱が人間の将来を脅かすという映画を制作し始めた。これらのいくつかの映画のシナリオは似通っている。病原体に感染した人間がそれと知らず飛行機で地球の反対側に旅をする。筋書きとしては大体このような形になるだろう。冒頭のシーンでは、アジア人女性が生鮮市場で鳥を売っている露店から太ったガチョウを夕飯のために買う。次に同じ女性がホテルで清掃をしている。そのそばをスーツ姿の白人男性が通り過ぎ、ちょうどその時女性がくしゃみをする。スーツの男性は香港空港からニューヨーク行きのフライトに乗り込む。男は機内でシャンパンを飲みながら、汗を拭いている。ニューヨークに到着後、男は上層部の会議に出席し、中国市場の成長について話しているうちに突然床に倒れる。出血でもすればより劇的なシーンとなる。

以上の流れは大体において真実だ。現在、私たちは世界中を移動し、旅行者の数は増え続け、国境とは越えるものであり、新たな航路がどんどん開通していく。特に1990年代に海外旅行客数は爆発的に増えた。現在の経済成長は、人と物が世界中を移動することを前提としている。同じ感染症がほんの十数時間で世界をぐるりと回っていくのだ。

感染症が広がるのはなにも私たちの時代だけの問題ではない。感染症の大流行は以前にもあったが、その広がりはもっと緩やかだった。1348年、ペストの大流行は10年間かけて欧州をじわじわとめぐった。それでも、それより前の感染症拡大に比べれば未曾有の速さであったのだが、現代の私たちから見ると永遠に続くかと思われるような期間がかかっている。し、地球上すべての場所をあまねく襲ったわけでもない。バスク地方〔スペインとフランスの国境ピレネー山脈の両側にまたがる地域〕やポーランドにはかなり人の行き来が限られている集落などがあるので、それらの地域はペストの被害を受けていない。当時のフィンランドの感染状況についてもほとんど記録は残されていないが、あまりに北の果ての田舎であったためにペストが到達しなかった可能性はかなり大きい。

数百年たち、人間社会間の移動が増え、そして何より交通の便は飛躍的に向上した。1915〜1918年のスペイン風邪を逃れられたのは太平洋に浮かぶいくつかの小島ぐらいのものだ。それすら、島が国境封鎖を行い、完全にウイルスから遮断した経緯があるからに過ぎない。スペイン風邪の世界的大流行後、このウイルスは地球上をめぐっていたので、おそらくこの国境封鎖があった島の住民も後年何らかの形でウイルスに感染はしていたことだろう。現代との違いは、感染症の流行のスピードがあまりに速く、対策を取る時間も、ワクチンを開発・製造する時間もかなり限られているということだ。また現代では、町や島、また国境を完全に封鎖するというのは事実上不可能に近い。しかし効果的なな隔離を徹底すれば、感染拡大を遅らせることはできる。この時間稼ぎは、実際に感染症の大流行が起こる際、医療システムや社会の崩壊を防ぐために非常に重要なポイントだ。

では、感染症はどれくらいのスピードで拡大するのだろう？　わかりやすい比較としては豚インフルエンザがあるだろう。最初2009年にメキシコから広がった感染症だ。インフルエンザウイルス株が分析されたのが2009年4月であるが、それ以前におそらくメキシコの特定の地域ではこのウイルスはすでに数か月間感染が広がっていたと思われる。同月、感染症は米国、カナダ、ヨーロッパ、南アフリカ、ニュージーランドへと拡大した。フィンランドでの最初の症例は5月半ばに見つかっており、当時世界中で5000症例が確認されていた。ワクチンは9月末にはできあがったが、当時WHOの統計によるとその時点ですでに4000人が死亡していた。2010年8月、豚インフルエンザが通常の季節性インフルエンザの一つとなったことで、パンデミック（世界的大流行）の終了が宣言された。

西アフリカのエボラ出血熱流行は2014年に広がり、エボラ出血熱と判明するまで5か月間ほど感染拡大が続いていた。豚インフルエンザも同様に、まず地域的に同じくらいの間感染が流行したのち、それが新しいタイプのインフルエンザであると判明している。したがって、感染症抑止のために、早期の流行発見へ注力するのは不思議でもなんでもない。研究者たちは、できるだけ早く流行の兆しを割り出すため様々な方法を編み出している。西アフリカでは、複数の仕組みを用い、地域の動物をスクリーニングし、危険な感染症が拡大しないよう努力している。その考えの根底にあるのは、もし野生動物の間でエボラ出血熱が広がり始めれば人間への拡大リスクも上昇するというものである。

危険度の高い感染症の大流行はそれほど頻繁に起こるものではなく、旅行や移動では、どちらかというと日常私たちを悩ませている感染症を広げてしまう事の方が多いだろう。フィンランドでは年間十数例のデング熱やマラリアの治療が行われているが、これらは観光客がフィンランドに持ち帰ったものだ。性感染症も旅行中に羽目を外し、不注意な行動をしてきた人により持ち込まれる。昨今では、もっとも多いのはトコジラミだ。トコジラミの流行はまず誰かが熱帯地域に旅し、そこの風土に生息するトコジラミを1匹持ち帰るところから始まる。おそらく産卵前の雌だろう。このたった1匹のシラミから大増殖が始まる。帰国した人が住む住居だけでなく、悪くすれば隣近所も巻き込まれてトコジラミの洗礼を受け、長期にわたる消毒のプロセスが必要となる。研究者たちは、ロンドンでトコジラミの集団構造を調べたところ、異なる家のトコジラミ集団は、遺伝的にはかなり遠い株であることが分かった。つまり、トコジラミは家から家へ広がっていくのではなく、それぞれのトコジラミ群は最初の1匹ずつが別の海外旅行先から持ち帰られたものであるようだ。トコジラミは、つまりは害虫界の麻疹である。フィンランドの風土になじんだ害虫ではなくても何度でも入り込んでくる。なぜなら、私たちが世界のあちこちに旅をし、誰かがそれらの害虫を持ち帰ってしまうからである。

現在では、パンデミックであってもそこまで早く拡大するというわけでもない。一つの良い例はＨＩＶが引き起こすエイズ感染大流行である。この感染症はおそらく１９３０年代ごろに人に感染し始め、きちんと症例として報告され始めたのは先進国といわれる国々での感染例が増えてからのことだ。世界的な流行は１９８０年代になって感染症が米国に到達してからである。分子遺伝学の方法でＨＩＶのウイルス株塩基配列比較をしたところ、世界で感染流行しているＨＩＶはほとんどが米国を経由していることが判明した。もともとＨＩＶはアフリカと南米由来であったが、その後は米国での感染が世界中に広がっている。理由は北米人の旅行者が多いのと、移民が多いことがあげられるだろう。

生活レベルが向上したことでＨＩＶ感染も世界中で爆発的に増えているのだが、その打撃を最も深刻に受けているのは、ＨＩＶに感染しても経済的に治療が受けられない人々が住む地域である。現在感染が最も広く流行しているのは、サハラ以南のアフリカだ。これらの国ではエイズによる死因のために、国民の平均寿命もかなり低い。現在、エイズ治療薬の効果が非常に高く、ＨＩＶを激減させ血液検査においてウイルス検知が難しいほどになっているだけに、こうした国々の状況を見ると胸が痛む。今では、治療さえ受けることができれば、残ったウイルスの力では性交渉時にヒト—ヒト感染を成立させることは難しいといわれている。したがってエイズは完全に駆逐できてはいないにしても、治療が可能になったといえるのだ。

動物に便乗

外来種は、感染症を引き起こす3番目に大きな要素である。人間は世界中あちこちを移動してまわるだけではなく、他の生物にも道をつけてきた。クマネズミは、私たちについてきて世界中に広がってしまった外来種の中でも、とりわけ影響が大きかっただろうが、それ以外にもあちこちに拡大した生物の例は枚挙にいとまがない。

都市は、自然環境と全く違うという点で非常に興味深い生息場所だが、似ている点ももちろん存在する。完全に街中に適応したカワラバトやハヤブサはもともと山岳地帯や岩場に生息する鳥類である。ワシミミズクはもともと自然界では倒れたトウヒの木の根っこが露出しているとその下に巣を作る傾向があるので、街中でも、建物の軒下にあるスペースは格好な巣作りの場となる。一方、街中に居ついた動物たちは特に人間の連れ合い種となったものが多い。クマネズミ、ハツカネズミ、スズメといった数多くの動物は街中のどこでも生息している。これらの動物を結び付ける要素はまだ詳しく分かっていないが、どれも雑食で、あっという間に増える。他の都市部に生息する動物たちも同様だ。人間についてきて、人工的な環境で適応し増えていった種である。人間が、都市部を作り上げ、住宅地を拡大することで自然を均質化しどこも同じような環境にしてしまったともいえるのではないだろうか。そして私たちが感染症やパラサイトをもらってきた生物たちが常についてまわる。

パラサイトの中には、都市化をそのまま活かして増えているものがいる。たとえばデング熱は都市部で流行することが多い感染症だ。なぜなら、デング熱を媒介するやぶ蚊の一種、ネッタイシマカが街中で簡単に増えるからだ。ネッタイシマカはクマネズミのようなものだ。人間がいる場所で増え、様々な感染症を媒介する。フィンランド語では「黄熱病蚊」という意味の名前で呼ばれているが、それだけではなくチクングニヤ熱、ジカウイルス、犬フィラリア症をも媒介する。ネッタイシマカはもともとアフリカと南欧の種であったが、奴隷貿易とともに新世界に広がり熱帯および亜熱帯であればどこにでもいる種となった。しかし生き延びるには一定の温度が必要なため、北ヨーロッパでは見かけない。私たちから見て最も近いネッタイシマカの分布はデング熱も散見される南欧である。

感染症を世界中に広げているのはなにもネッタイシマカだけではない。西ナイルウイルスは1999年米国に到達した。ニューヨークのクイーンズ地区においてこのウイルスによる最初の脳膜炎が診断されたときのことだ。その後、どうやってこのウイルスがそこまでやってきたのか追跡調査が行われた。北米のウイルス株に最も近いのはイスラエルのウイルス株で、すべての症例は元をたどるとこの株にいきつく。つまりウイルスを持つ蚊がたまたま飛行機か船に乗り込みイスラエルから米国までたどり着いたのだ。次にチュウゴクモクズガニの例だが、海上交通に紛れフィンランドにもしぶとい外来種としてやってきている蟹である。ウェステルマン肺吸虫という肺に寄生するパラサイトを欧州や米国に媒介している。蟹は吸虫にとって中間宿主なのだが、蟹を食べるネコ科の動物や人間に最終的に寄生する。最終宿主の体外に出ると、そのウエステルマン肺吸虫はその土地の甲殻類に寄生し、たとえチュウゴクモクズガニを駆除したとしても、吸虫はそのままそこの生態系の一部に食い込んで居ついてしまう。

外来種は感染症の拡大に様々な点から影響する。

第1に、ネッタイシマカの例が示すように、外来種が新たなパラサイトを新たな落ち着き先に持ち込む。ネッタイシマカが紛れ込まなければ、アメリカではデング熱は広がることはなかったのに今ではそれが可能になってしまった。第2に、外来種はすでにその土地に存在する感染症の宿主となることで、さらに拡大を助長してしまうことがある。第3に、もともとその土地にいた宿主よりも、パラサイトにとって外来種がより都合のいい宿主となることで感染症の拡大を助長することもありえる。そして第4に、外来種は種の拡大をとある環境からまた別の環境へ推進していくという点がある。

したがって、たとえ外来種が全く新しいパラサイトを持ち込まなかったとしても、もともとその土地の生態系にいたパラサイトの宿主になることで宿主の母数全体を増やしてパラサイトを増やしてしまうことも十分可能だ。これを理解するのに、クマネズミを使ってみよう。クマネズミがやってくる前はその土地にはヘクタールあたり100匹のげっ歯類がいたとしよう。そしてその土地のパラサイトはそれらげっ歯類に寄生していた。仮にクマネズミとその土地のげっ歯類が生存競争をし、クマネズミがやってきた後はヘクタール当たりその土地のげっ歯類が60匹、クマネズミが60匹残ったとしよう。もしそのパラサイトがその土地のげっ歯類に加えクマネズミにも感染できれば寄生先は120匹に増えパラサイトはより拡大できる計算だ。この状況は、その土地のげっ歯類が減り、感染症はさらに拡大することになり、Lose－Lose〔ウィンウィンの反対の意味〕である。

もちろん逆の事態も考えられる。もしその土地のげっ歯類が激減し、しかしクマネズミがげっ歯類に寄生していたパラサイトの宿主になれなければどうだろう？　そのときには、パラサイトの数は減るだろう。しかし大変残念なことに、クマネズミはことパラサイトにとって非常に住みやすい宿主なのである。さらに、もともとの土地のげっ歯類に比べて、クマネズミは実に多種多様な感染症を体内に宿すことができることもわかっている。クマネズミはげっ歯類のなかでもスーパースプレッダーだ。なぜなら、クマネズミが新天地に行けば、クマネズミの体内にいるパラサイトの感染拡大の可能性は飛躍的に増大するからだ。

外来種は他の環境から入り込んだパラサイトにいわば連絡通路を提供することもある。クマネズミは人間のそばで暮らすことも多いが、畑や原生林も好む。人間たちの住む街中とこうした自然を往来するクマネズミが、原生林の地の動物が持つ感染症を人間へ感染させ、また逆も起こり得る。マダガスカルではクマネズミは人家の近くにいることが多く、田から稲を食い荒らす。そこから数百メートル、森にもちょこまかと行き来する。森で風土病の感染症をうつされ、クマネズミがそれを人家の近くに持ち込み人間がそれに感染する。同じ個体が、熱帯雨林の地面で、ネズミキツネザルの糞のにおいを嗅ぎ、その後、村の米貯蔵庫で糞をする。

一方、生態系でさまざまな多様性が繁栄すれば感染症も抑制されることになるのではないかという理論もある。簡単なことだ。もしそれぞれの病原体が1種の宿主に特異性を獲得していれば（実際その通りなのだ）、生物多様性が進めば進むほど、病原体が特異性を持つ種の個体間で感染拡大する可能性はより低い。これを希釈効果と呼ぶ。パラサイトが寄生しようとしても正しい種（宿主候補）の個体に出会う可能性が低くなる。

つまり、外来種が感染症の負荷を減らすこともあり得るのだ。この状況は、前述したクマネズミの例でいうならば、クマネズミが新たな土地に侵入するが、病原体を広げることはできなかった。この場合、増え続けるクマネズミ群は、パラサイトにとっては、自分の感染拡大を弱体化させる個体とばかり出会う可能性もあることを示唆している。しかし、残念ながら、現在の結果ではこのようなケースは非常に稀である。

希釈効果は地の種の多様性の度合いが非常に高い場合に機能することもある。実際、調査されているのは主に米国であるが、哺乳類の多様性が豊かな場所では特定の感染症の拡大の度合いと関連性があるようだといわれている。種が多ければ、パラサイトは感染拡大しにくい。逆に言うと、複数の種が絶滅してしまうと、感染症は生き残った宿主の間で容易に感染拡大するということだ。また地の生物が失われると、消えてしまうパラサイトも存在する。

しかし人間が興味を持っているのは、私たち人間に感染する病原体だ。これらの病原体は通常、どこでも見つけられる宿主に適応しているものが多い。こうした病原体が、地の宿主が絶滅することでその他の宿主にも感染しやすくなり、結果的に得をするようになっている。

パラサイトがどんどん広がっていく最悪のシナリオは、外来種が在来種を食い尽くすか、生存競争で外来種が勝つなどしてもともとの多様性に打撃を与えてしまうことだろう。同時に駆逐した在来種のパラサイトと、外来種が持ち込んだパラサイトもその土地でどんどん広げてしまうのだ。多くの地域で、クマネズミがやっていることがまさにこれである。

気候変動の影響

過去27年の間、気候変動は生物学の研究において特に重要な位置を占めてきた。私たちはすでに気候変動が起こっていることを知っているし、今後もさらに進行することも認識している。それでも、気候変動が実際に生態系にどのような影響をおよぼすかということについてはまだ詳しいことが分かっていない。温暖化が進むとパラサイトのさらなる繁殖にどう影響するのだろうか？　気候変動のその他の分野、海面レベルの変化、気候が変化したり雨量が変化することとの影響はパラサイトにどう関わるのだろうか？　これらの事がよく分かっていないのは、気候変動の研究そのものが一筋縄ではいかないからだ。気候変動は、じわじわと進行するので、もともと自然な環境でも様々な変動がある。研究者たちは明確に気候変動を示すために数年間どころか数十年のスパンでデータ収集をしなくてはならない。実際にこのような調査ができる研究者は限られるし、その調査に資金を出す側はますます少なくなる。

特定の気候変動による生物学的な影響を調べるのであれば、より単純な調査もありえるだろう。たとえば、いつどれくらい植物が成長するか、また渡り鳥の渡りの時期を測定し、予測することは比較的簡単だ。しかしパラサイトとなると、1段階、いや2段階ほど難易度が増す。外来種の持つ意味を述べた例でも分かるように、感染症とパラサイトの拡大には、複数の種の相互作用が焦点となるからだ。ライム病の発症について気候変動の影響を評価しようとすれば、ライム病を引き起こすボレリア細菌だけをモデリングするのでは不十分である。この細菌の感染を拡大させる、マダニの繁殖もそこに密接に関係する。一方、気候に加えマダニの宿主—鳥類や哺乳類—群の規模がマダニの数にこれまた影響する要素だ。

パラサイトや感染症の関係において、私たちには一つの利点がある。多くの国では感染症の発現や拡大の度合いを統計として記録している。例えばフィンランドでは、伝染病法に基づいて危険と定められた特定の感染症がある。これらの症例が見つかれば、役所に届け出ねばならないことになっている。役所ではそれ以外の感染症についても医師による報告をもとに自主的に統計を取っていることが多い。この資料は、統計収集と同じ精度と品質で作成される。したがって、かなりの感染症について私たちはいつそれらがヨーロッパに発現したかを知ることができるが、アフリカ、アジア、またはロシアでの拡大状況については知ることは困難だ。

適切な統計データがない場合、研究者は最善を尽くし入手できる数値に頼るしかない。最適と思われるモデルとシミュレーションの研究だ。気候変動を調べるには、たとえば特定の種の出現を定義する要因をモデル化して調べることができる。その種の分布図を地図に示す。そして分布図を見ながらそれらの生息地域の共通点を探す（言い換えれば、その種がいない地域の共通点は何か）。それらの――一定の温度、湿度、雨量、植生、宿主といった――共通環境要因をモデル化できれば、今度は逆にこれらの要因の変化が種の分布にどう影響するかの予測をすることができるようになる。もし地図でダニ媒介性脳炎の症例がある地域は一定の気候環境にある、と分かれば、ウイルスの生存にどんな条件が必須であるのか、を割り出していくことができる。さらに地球の各地で温暖化が進むと、多くの地において気候自体が変化する。こうして出来上がった分布図と、気候変動のモデルを合わせれば、気候変動の影響が特定の種の分布へどう影響するかという予測を得ることができるのだ。簡単に言うと、ダニ媒介性脳炎の現在の分布を測定したモデルを取り上げて、近い将来、温暖化が進む地域のうち、ダニ媒介性脳炎の分布予測に合致するエリアがどの辺りかを見るのである。

もっとも研究者たちの関心が高いのは、気候変動がベクター媒介性感染症にどう影響するかという点である。これにはいくつか理由がある。マラリアはその弊害から非常に重要視されている感染症であり、一定の温度以上でないと原虫は蚊の体内で変態できないこともよく知られている。したがってマラリアがどんな地域で出現するか、という点で気温は直接的に関係するのだ。一方、一年のうちいつどこで蚊が増えるかは、雨量が関係してくる。インドでは、例年より強いモンスーン〔季節風〕と雨量の多さはマラリア拡大に関連づけられている。

なぜなら水たまりや池が増えると蚊が増えるからだ。

　フィンランドでは、気候変動によってマダニが激増するのではという不安がある。実際、ライム病とダニ媒介性脳炎の分布は拡大しているので、気候変動がそのうちの要因の一つであるのは想像に難くない。成虫のマダニであれば、かなり涼しい気候でも活動するが、若虫は少なくとも摂氏プラス8度の気温を要するし、その前段階の幼虫は活動に摂氏プラス10度の気温を必要とする。気候の影響は明らかだ。温かければ温かいほど、マダニの活動期間は長くなり、感染症を広げる可能性も増える。マダニは湿った環境も好きであるから、雨が増えるのは大歓迎だろう。

　気候変動は気温や雨量の変化の点で、感染症の拡大や分布に直接影響をおよぼすものがある。また、コレラ菌やその仲間の日和見感染を起こす病原体にとっては、気候変動による温暖化と異常気象の増加が直接影響する要素である。これらの病原体は、気象が変わりやすい時期に感染流行を引き起こすと予測されている。気候変動の影響は、病原体よりも多くの宿主にとってより重要だ。マダニや蚊の分布がどのように変化するか、サナダムシの中間宿主である昆虫がどのあたりに生息するか、果物を餌にする小型コウモリの分布も将来はどう変化していくのだろうか？

　前述の変化は気候変動に関連するもっと最悪のシナリオが実現することを考えればまだ小さなものだ。暴風雨や洪水、また地域的な温暖化や砂漠化といった気候変動に連なる異常気象は、社会構造を揺るがすものとなる。その年の収穫がだめになる。海面が上昇し居住地が破壊される。飲料水がなくなる。こうした出来事があると、人間は移動を始める。飲み水がなければ、汚染された水から感染症が蔓延する。飢饉は人間の健康状態を悪化させ、感染症もより拡大しやすくなる。難民キャンプでは感染症は容易に拡大する環境にある。大移動をしている集団は別の場所に行きつくことで、その町の医療体制を簡単に揺るがすことになる。気候変動のもっとも重要な脅威は、実は社会の仕組みが揺らぐことだ。

そして気候変動の悪影響をもっとも受けやすいのは、底辺で貧困に苦しむ人々である。そしてこれらの人々は感染症やパラサイトから身を守る術をほとんど持たない。気候変動の最大の危機は貧困にあえぐ人々が増えるか、現在の貧困にあえぐ人たちが更なる窮状に陥ることだ。そんな状況では感染症もさらに猛威をふるい拡大していく。危機は常にパラサイトにとってチャンスを意味し、安定はパラサイトには脅威なのである。

Ⅷ

環境はどのように感染症拡大に影響するのか

最近では、動物由来感染症（人獣共通感染症）に加えて人間から他の動物へ感染するもの、つまり人間由来感染症に関する議論も始まっている。人間は数も多く、地に満ちており、実に様々な感染症を持っている。したがって、人間も他の生物に対して感染源となっていることは明らかだ。実際にそうなった例も少なからず判明している。コンゴのゴリラには人間からうつされた風邪、その他の感染症が絶えない。また、リーシュマニア症〔原生動物が引き起こす感染症でサシチョウバエに媒介される〕は人間や複数の哺乳類の間で広がる。たとえば人間の近くにいる犬やげっ歯類がその対象だが、それ以外にもナマケモノやサルにも感染する。遺伝学の発展が目覚ましく、病原体とパラサイトの詳細な追跡がだんだん可能になってきたので、近い将来、私たちは人間と動物の間でどんな感染症が行き来しているかより詳しく知ることになるだろう。

獣医であるウィリアム・カレシュは、2003年『ワシントンポスト』紙の取材に以下のように答えている。「人間、家畜、または野生動物の健康についてはすでに個別に語る段階ではなくそれぞれが関連している。つまり一つの大きな衛生という概念だ。これらの問題を分野横断的に解決するには、違う分野で別々の事をやっていては間に合わない、皆で一緒に取り組むべきだ」この引用から、Ｏｎｅ Ｈｅａｌｔｈ（ワンヘルス）というアプローチが生まれた。

既知の感染症はそれなりにコントロールされている西側諸国において、新たな感染症、ＳＡＲＳやＭＥＲＳ、エボラ出血熱、ジカウイルスが恐ろしいと表現される。それは、危険だからではなく、治療法が確立されていないから恐ろしいのである。治せないかもしれない、発生を抑えられないかもしれない、というものに対して私たちは恐怖を感じる。どちらにしても、個別に治療法を探していくよりは、新しい感染症が生まれること自体を防ぐ方が簡単ではないだろうか。感染症は常に生まれ続けるが、私たちは自分の行動によって、どれほどの感染症が出現するかに大きな影響を与えることができるのだ。

感染症は医学だけの問題ではない。生態学も、文化も、都市計画も、歴史的な側面も関わる。こうした複雑な相互影響の関わりの背後で、感染症に対してより広範なアプローチをしようという動きが広がっている。簡単なことだ。感染症に、人間の臨床的視野だけでなく、他の動物、環境、そして私たち人間の文化の観点も持ち込めばいいのである。

ペストは気候のおかげで生きている

長い間、感染症生態学者を悩ませてきたのは、なぜペスト（黒死病）が１３００年代に生まれたかという事だ。なぜ1300年代だったのか？　なぜその時代に爆発的に広がり、あれほどの死者を出したのか？　ペストの原因については、すでに知られている。ノミがペスト菌をげっ歯類に広げ、クマネズミがさらにヨーロッパ全土に広げてしまったのだ。しかしペストはクマネズミにも重い症状をもたらし、クマネズミも感染後比較的早い段階で死んでしまう。したがって、ペストはクマネズミ群の中でそれほど長い間循環することはできないはずだ。また、そのおかげで、中世以前もペストは存在していたとはいえ、ヨーロッパに長期にわたり居座る病気ではなかった。

また、ペストがヨーロッパにほど近い数か所の地域において生き延びている細菌であることも長く知られている。そのうちの一つが中央アジアの草原地帯だ。その辺りでは、ペストはオオスナネズミに寄生している。オオスナネズミは、ペットとしても飼われるジャービル（スナネズミ）の大型な仲間である。オオスナネズミは、クマネズミほどペスト感染しても死んでしまう率は高くは無いが、かなりの数が死亡することは変わりない。小さな集団で暮らす習性があり、地下にトンネルを掘り、複数の巣が中でつながっている。感染症はこのトンネル伝いに広がっていく。オオスナネズミや他の動物が毛皮にノミを潜ませてトンネルを移動し、ペスト菌は巣から巣へと広がる。そしてペストはトンネル内で生息するオオスナネズミの集団にもれなくかなりのスピードで感染拡大していくのだ。定期的にオオスナネズミの群れはペストに悩まされるのだが、感染する群れは毎回異なる。もし気象条件が良く、オオスナネズミが順調に繁殖し、その他の要素も整っていれば、ペストはその地域のオオスナネズミ群すべてに広がることだろう。

　オオスナネズミの数は、同じ年の間でも、もう少し長い数年のスパンでも変動が大きい。湿気のある春、温かい夏の後はオオスナネズミの餌も豊富にあるためネズミの数も飛躍的に増える。すると毛皮に住み着いているノミも血をよく吸って丸々と太り、ノミも順調に増える。オオスナネズミとノミが増えると、ノミを介するペスト菌もオオスナネズミ群で広まることになる。

　オオスナネズミとノミが増え、ペストの発現も多い数年間が続くと、がくっとネズミの数が落ち込む時期がやってくる。数が増えすぎたオオスナネズミがまわりの餌を食い尽くし、栄養分が確保できないと大多数が死んでしまう。宿主であるオオスナネズミが大量死し、無数のノミが残される。ノミは次の宿主を探して大移動を始め、他の動物に住み着いて刺咬する。そしてペストはオオスナネズミ以外の哺乳類へ感染拡大していく。これは、スピルオーバー現象がどのように起こるかの分かりやすい例だ。結果的に、中央アジアの草原地帯ではペストが可能な限りの動物に拡大し、動物が大量に死んでいくことになる。しかし多くの場合は、ペストは一定地域にとどまりその地域の動物を悩ませ、運の悪い数人の人間に感染するに過ぎない。

　それが大きく変化したのが１３００年代だったというわけだ。シルクロードにより、交易が活発化し、中央アジアを通過する欧州と中国を行き交うキャラバン〔隊商〕が激増した。キャラバンはラクダを使うのでペストにとっても都合がいい。ラクダはペストに感染しても症状が軽い。オオスナネズミが大量死し、スピルオーバーが起こった際、その一部がラクダに感染したのだろう。キャラバンは旅を続け、ペストは広がり続けた。おそらく、ペストはオオスナネズミを出発点とし、そしてキャラバンのラクダに、そして交易先の欧州へうねりとなって到達したと思われる。またもちろん中国にも。うねりというのは比喩的な言葉だが、中央アジアの草原から黒海沿岸まで到達するのに10年近く、そしてそこから欧州大陸全体に感染が広がるまで3年を要している。クマネズミも、人間同様ペストにかかるとそれほど時間をおかずに死んでしまうが、ペストがヨーロッパに到達したときのクマネズミの威力は無視できないものであった。クマネズミたちは船や積み荷に忍び込むのがうまく、交易船が行きかう港町でペストが広がったのはクマネズミに依るところが大きい。

ペストがかなりの数の人間に感染したあとは、もう腺ペストの症例のうち一部が肺ペストの発現へつながるのは時間の問題だった。肺ペストになると、感染のスピードも速くなる。直接、ヒト－ヒト感染するようになるからだ。ヨーロッパにおける人口密度の高さもペスト感染拡大に寄与し、人がまとまって住む場所にはほぼペストが到達することとなった。

最終的に、ペストの発現を促したのは、気候である。中央アジアではオオスナネズミが増える温暖な気候があり、15年後、ヨーロッパではペスト大流行が起こった。同じ現象が、規模は多少小さいとはいえ、少なくとも15回繰り返されている。しかし疑問も残る。ペストはオオスナネズミ群から何年も煙のように消えることがある。その間、ペスト菌がどうやって生き延びているのかははっきりしていない。他の種に感染しているのだろうか？　土壌に潜んでいるのか？　その辺りも不明だが、さらなる研究がこれらの謎も解き明かしてくれ、世界中でペストが発現するのを抑制する手助けの一歩となってくれることを期待したい。

ジャガイモ疫病

病気は、死者を出すのに実は直接人間に感染する必要は無い。植物の病害でもっとも有名なものは１８４５年から１８５２年まで続いたアイルランドのジャガイモ大飢饉ではないだろうか。一番大きな原因は、収穫に大打撃を与えたジャガイモ疫病であった。ジャガイモ疫病を引き起こすのは、卵菌〔原生生物の一つ〕の一種でジャガイモ疫病菌、学名を *Phytophthora infestans* といい、訳すと「感染する植物の破壊者」という非常にわかりやすい名前だ。この病害菌は風によって運ばれ栽培地にあっという間に広がり、収穫をだめにしてしまう。

アイルランドの農家は１８００年代貧困の中にあり、それぞれが猫の額のような作地面積を耕していたから家族を養う栄養分が得られる作物といえばジャガイモくらいしかなかった。アイルランドの難しい気候では作物の選択肢も多くはなかった。アイルランドの人口の４分の１、つまり２００万人が毎年小作地にジャガイモを植え、収穫し、どうにかこうにか生活を送っていた。そして突然病害が襲いかかった。最初は１８４５年、収穫されるはずのジャガイモのうち半分がだめになった。翌年の被害は四分の三に増えた。これが飢饉の引き金となり、種芋が絶対的に不足し、じゃがいもの栽培自体が難しくなった。飢饉から、チフス熱も流行してしまった。飢饉とチフスによって百万人以上が亡くなったと言われている。そして多くの人が国を捨てることとなった。１５０万から２００万人が国を離れ、多くが米国へとたどり着いた。

ジャガイモ疫病は南米の栽培用ジャガイモのもとになった野生のジャガイモのパラサイトである。自然環境の中では、不快な病害ではあるが、特にジャガイモに破壊的な被害をもたらすわけではない。ヨーロッパでジャガイモ疫病が広がり始めたときには、疫病菌は南米で感染していたのと同じ種のジャガイモにすぐに出会えたわけではなかった。言い方を変えると、ヨーロッパのジャガイモは、旧敵を忘れてしまったのだ。ヨーロッパでジャガイモ栽培は３００年ほど行われており、その間一度もジャガイモ疫病が起こっていない。ジャガイモは進化の過程で、疫病菌への耐性を不要なものとして手放してしまったのである。従って南米から疫病菌がヨーロッパにやってきたときには、もうなすすべもなかった。

アイルランドの大飢饉の後、人口は二度と元のレベルには戻らなかった。現在アイルランドの人口は６５０万人である。一方アイルランド系の移民は世界各地でかなり大きなコミュニティを形成している。米国、カナダ、英国では国民の10％がアイルランドにルーツを持つ人々だ。オーストラリアではその割合は実に30％にのぼる。一つの病原体が――しかも人間に感染すらしないものが――これほどまでに大きな変化をもたらすのだ。

そしてジャガイモ疫病はジャガイモ農家を定期的に悩ませる疫病となった。世界中で毎年

50億ユーロの損害を出している計算だ。フィンランドではありがたいことに寒すぎ、湿度も低すぎて広がらない。今の所は、であるが。

工業型農業は問題の巣窟

農業と食糧生産が、過去100年の間で目指してきたのは、ともかく農地あたりの規模の拡大である。畑や牛小屋の規模をどんどん拡大し、生産性を上げてきた。2番目は、扱う家畜や作物の単一化である。より少ない作物や家畜の種を大規模に栽培し、飼育して、より多くの人間を養っているのだ。トウモロコシ、米、小麦という炭水化物の3種だけで全人類の食物栄養の50％以上をまかなっていることになる。言い換えれば、私たちのこの3種類の作物への依存度はかなりのものである。ここに問題が潜んでいる。これらの作物栽培にもし何か起これば、数百万人が早晩食い詰めて死んでしまう。つまり、私たちはトウモロコシ、米、小麦の生産を何があっても失うわけにはいかない状態に陥っているのである。3番目は、作物などの種の中でさらに単一化が進んでいるという事である。100年前には世界中で数千種類のニワトリが飼育されていたにもかかわらず、現在では3種類のニワトリで世界の90％もの鶏肉生産を支えている。同じく品種改良による単一化は種全体を脅かすものとなる。遺伝の多様性がどんどん失われ、同じ種の中での変異も減っていく。

栽培種の変異の減少は偶然ではなく、それはまさに品種改良が目指してきたことだ。大量生産に見合うように工業的に改良してきた結果、不要なものはすべてそぎ落とされてしまった。作物も家畜も、必要な栄養分が必要な時に与えられ、病害は毒をもって制し、生命の誕生も終末も最大生産のために計画・最適化された環境で育つ。最適化は、もともとの目的に適っている限り問題とはならない。しかし何か想定外のことが起こると話は別だ。最近では、供給保証の観点から、フィンランドで在来種の保護にも力を入れ始めている。在来種とはもともとその土地で長く生息してきた植物や動物である。自然の選択を生き延び、フィンランドの気候に適応してきているのである。そうした種には冬が長かろうが、7月に雨が少なかろうが、どうということは無い。在来種を保護する理由は、私たちがそれらの土地に適応した種の特性、生き残るという能力をいつかきっと必要とする時が来るからだ。品種改良で牙を抜かれた作物や家畜にはその強さはもう残っていない。

大規模な農地で1種類の作物を栽培することをモノカルチャー（単作）という。なぜなら1種だけ、同じ時期に植えられた（発芽した）ものを育てているからだ。モノカルチャーはそこかしこにあふれている。フィンランドの穀物栽培地、ブロイラーの養鶏、植林された林でも整然と同じ樹種が並ぶ。作物については品種改良が進みすぎて、単作の多くはクローンの場合すらある。リンゴのグラニースミスという品種やオレンジのナヴェルは、品種改良によって生まれた一つの個体から複製して生み出されたものだ。ワインにするぶどう品種であれば、フランスで栽培されるシャルドネ種には40種の異なるクローンが栽培されている。家畜もクローン作物と同様に遺伝子の多様性は貧弱になってきている。遺伝子の変異は、動物、植物の品種改良における出発点である。変異が多ければ多いほど、品種改良をしたい側にとっては選択肢があるということになる。しかし最終製品の観点ではそれは問題となる。私たちは完ぺきな個体を見つけると、その他すべても同じ物であってほしいと考える。そうすると近親交配を重ねることに行きつく。一番見栄えが良く味が良い個体同士をかけ合わせれば同程度の美味しい形のそろったものが生み出せるわけだ。

このこと自体が不安の種と断言するわけではないが、これら一つ一つの要素によって、私たちは感染症の脅威に対してより脆弱になっていく。大規模な農地や飼育場ではパラサイトは個体から個体へ素早く感染拡大していく。なぜならこうした大きな栽培・飼育場所ではモノカルチャーを基本とし、遺伝的にもほぼ同じかクローンであることが多いからだ。その遺伝子を持つタイプに適応している病原体にはその栽培地のみならず、多様性に欠ける現代の食糧生産においては世界中が拡大する対象になり得るのだ。一つの畑があるとしよう。そこには一つの作物が100万本栽培されている。その栽培作物の病害に対する免疫構造は分子1個に至るまで同一である。このような畑に次から次へと様々なパラサイトや病原体が襲い掛かるが、ほとんど病害を引き起こせずに終わる。しかしその中でたった一つの病原体がその畑に育つ作物の弱点をいくばくかでも衝くことができたとする。野生の自然では、こういうことがあっても大きな被害には至らない。なぜなら同じ種でもそれぞれの個体の遺伝子は多様だからだ。栽培地においては、最初の1本から作り出されたクローンか、ほぼ同じようなかけ合わせで育てられてきた個体が整然と並ぶ。病原体は、あとは自分をそのまま複製しながら畑全部を覆いつくせばいいだけである。実際には、その病原体は特にその作物に対して理想的な適応性を持っていない可能性の方が高い。しかしパラサイトの利点は遺伝における大きな変異が容易に起こる点だ。つまり2、3世代後にはその作物に対して完全に適応性を獲得したパラサイトが生まれてくるということだ。

悪くすれば、一つの病原体がその年のある作物すべてをだめにしてしまうことすらある。地球上の人間の摂取するカロリーのうち、90%はたった15種類の作物に依存している。これら15種類の作物は、病原体にとってさあどうぞと差し出されている食べ放題のビュッフェのようなものだ。

作物の病害の拡大について事例はいくつもある。現在、世界のバナナの生産量の半分を占め、国際的に流通している（つまりスーパーで私たちが普段目にする）のはキャベンディッシュ種である。キャベンディッシュ亜種には、数種類のクローンが存在し、最も一般的なものはグランド・ナインであるが、消費者である私たちには、チキータという商品名の方がなじみがあるだろう。1950年代以前は、グロス・ミチェルがもっとも売れているバナナの品種であった。しかしフザリウム真菌〔カビの仲間〕がパナマ病を引き起こし中米においてバナナ栽培に壊滅的な打撃を与えた。その後、世界のバナナの商業栽培ではグロス・ミチェルより味で劣るが、パナマ病に耐性がある品種群へと移行した。近年、パナマ病はモザンビークをはじめとする複数の栽培国においてキャベンディッシュ種にも触手を伸ばしており、バナナナ栽培が不可能な状態になってきている。もし―そしておそらく確実にその時期は近づいている―その感染が南米にも拡大すれば、またしてもバナナの栽培種を他のものに変えなくてはならないことになるだろう。味はまたキャベンディッシュには劣るけれど、パナマ病にかかりにくく時間稼ぎができる種を選ぶのだ。

柑橘類では、カンキツグリーニング病〔枝葉から斑点を発しはじめ、果実が固く苦くなり、果樹が枯死する病害〕を引き起こす細菌が問題となっている。この病害を広げるのは、2種のキジラミに属する昆虫であるが、果樹の樹液を吸い上げる時に細菌が感染する。柑橘類の果樹がこの病害にかかると、果実、とくにオレンジの栽培は不可能に近い。最近ではフロリダで大問題になっている現象だ。局地的な小さな現象ではなく、フロリダの柑橘類栽培地の総売り上げは年間80億ユーロに上る一大生産地である。栽培は工業農業、大規模であるから、病害の根絶にも数十億ユーロの金額が動く。そしてどの柑橘類もこの病害に対し自然の抗体を持っていないようだ。従って農家は遺伝子組み換えによってこの病害に強い果樹が生まれることを切に望んでいる。

家畜もパラサイトの魔の手からは逃れられない。ティラピア〔アフリカ、中東原産の食用魚〕は世界各地で導入され、育てやすく味も良いので人気がある。従って消費量も現在世界中で年間400万トンまで増え、鯉に次いで人気がある魚だ。400万トンというと、地球上で1人当たり500グラム強といえばどれほど人気かが想像できるだろう。しかし、漁獲量は中東の多くの場所で激減している。というのも、ティラピアレイクウイルスという新しいウイルスが養殖場で拡大しティラピアの大量死をもたらしているからである。このウイルスがどこから来たか、まったくわかっていない。

フィンランドも、家畜や農産物への病害がないわけではない。これまで被害が大きかったのはヨーロッパザリガニである。1800年代まではヨーロッパザリガニはどこにでもいる食用ザリガニだった。1859年にいわゆるザリガニペスト〔ザリガニカビ病ともいう〕が大流行した。このザリガニカビ病は卵菌の一種が引き起こす。おそらく船舶のバラスト水〔船の重しとして積み込まれる海水〕とともにイタリアへ到達し、ヨーロッパ全体、そしてフィンランドまで到達したと思われる。ザリガニカビ病はもともと北米のザリガニの感染症だ。従って北米のザリガニはこの卵菌に対して耐性がある。北米でも一定の問題はあったが、ヨーロッパザリガニほどの大きな被害はない。ザリガニカビ病はある水系に達するとまたたくまにその水系のヨーロッパザリガニを壊滅させ、また次の水系へたどり着き、行きつく先々でザリガニを死滅させ甚大な被害をもたらした。フィンランドには1893年に発現し、その後ヨーロッパザリガニは激減した。そこで食用として数を補うため、スウェーデンとフィンランドには1960年代に外来種であるウチダザリガニが導入された。しかし後になって、ウチダザリガニは無症状のザリガニカビ病のキャリアとして、ヨーロッパザリガニへ被害をもたらしかねないという事が判明した。さらに、ウチダザリガニとともに、以前よりさらに威力の強いザリガニカビ病が媒介されているのではという疑いもある。

ザリガニの他にも、多くの種でそれぞれ感染拡大を恐れられている病原体がある。コーヒーの場合はさび病があるし、カカオには卵菌やウイルスが感染する。フィンランドではとくにジャガイモの病害を起こすコロラドハムシ、ミツバチの幼虫に寄生するアメリカ腐蛆、ツヤハダゴマダラカミキリ〔幼虫は樹木内部を食い荒らす〕、アフリカ豚熱が豚や鹿慢性消耗病〔いわば鹿の狂牛病、ゾンビ鹿病ともいわれる〕などが恐れられている。人間のこれまでの経済活動によって、人間の感染症だけでなく、私たちが利用する動物たちへもその塁が及んでいるのである。

*

家畜小屋から病院へ

犬の荒い呼吸が聞こえて目が覚めた。熱帯雨林でテントを設営して寝起きするときに、できれば体験したくない物事というのはあるものだ。野良犬の息遣いというのはその一つである。とくにマダガスカルの半野生の雑種は、フィンランドで見かける愛玩犬とは似て非なるものだ。犬はそこそこ無害な病気から感染すれば生死をさまよう狂犬病まで様々な感染症を媒介する。困ったことに、犬は雑食でなんでも食べてしまう。一度、寝る前に近くでよく見かける野良犬が、口にクマネズミを加えて横切っていったのを見てしまった。私はシャワーを浴びたばかりであったにも関わらず、その時ほど自分が汚れていると感じたことはない。

ノミのサーカスというアニメーション［ノミたちのサーカスで犬が出演者のノミをさらい、しかし体中にノミがついて不快なため犬は水に飛び込んだ場面がある］があるが、この物語を読んだのは子どもの頃ドナルドダックのコミック雑誌が最初だった。マダガスカルに来て、犬を間近で見ていると、このアニメのアイデアがどこから来たか、わかるような気がする。ここの犬たちよりも多くのノミを毛皮にしのばせているのはクマネズミぐらいのものだろう。

犬とクマネズミは実は感染症を媒介することにおいて非常に似ている。人間のそばに住み、雑食でたとえ同族であろうとなんでも食べるため、パラサイトを否が応でもたくさん集めてしまう。また食糧を求めてかなりの距離の移動も厭わない。もちろん、犬はクマネズミよりも大きいので数もそこまで多くなく、壁を登って穴に潜り込むほどの身軽さも器用さも無いが、しかし犬の方が人間のすぐそばまで近寄りやすい。

そして、テントを張っていたエリアの周辺にいる犬たちは、こと感染症の媒介についてかなり活発であることは疑いようがない。ほとんどの時間を村で過ごし、人間のまわりをうろつき、ごみから食糧をあさる。時に少し遠出をして熱帯雨林からげっ歯類やもう少し大きな動物を捕獲してくる。そのうちの一匹が私のテントのペグのにおいを嗅ぎまわっている。

テントは、私がフィールドワークをしている間の支えであり、安全な場所だ。4カ月もテント生活を送ることについて、不便だという人もいるかもしれない。しかし、マダガスカルの宿舎のベッドよりも、自分で持ち込んだテントの方が絶対的に安心感を得られるスペースだという事は信じてほしい。やわらかい寝床や便利さとひきかえではあるが、害虫の少なさではテントが圧倒的勝利をおさめるだろう。テントのファスナーを閉めてしまえば、テントの外にあるものは侵入して来ない。そして私は内部で安全である。蚊やその他の昆虫、トカゲ、ネズミ類は入ってくることはできない。もちろんクマネズミは入ってこようと思えばいくらでも生地を食い破ってくるだろうから、できる限り物を少なくし、寝袋やその他の寝具は頻繁に洗い、絶対に食べ物を持ち込まないことが重要だ。

*

人間や動物が近くで生活していると、病気は種を超えて感染する。中でも二つの感染症が特に恐ろしい。ＳＡＲＳとＭＥＲＳである。ＭＥＲＳは２０１４年頃話題にのぼるようになったものだが、Middle Eastern Respiratory Syndrome の略称である。つまり中東呼吸器症候群だ。命名にはそれより前にあったＳＡＲＳに倣っていると言えるだろう。こちらの方は Severe Acute Respiratory Syndrome、重症急性呼吸器症候群である。ＭＥＲＳもＳＡＲＳも、コロナウイルス科ベータコロナウイルス属のウイルスにより感染する。

ＳＡＲＳは２００２年と２００３年の間に一度流行している。突然現れ、そして同じくらい突如として消えていった。ＳＡＲＳウイルスに近い親戚はシベット類（ジャコウネコ科の哺乳類）やコウモリに寄生していた。どちらの動物にもＳＡＲＳは深刻な症状を引き起こさない。おそらくＳＡＲＳはコウモリからシベット類に感染したのではないかと思われる。シベット類は中国では食糧となっているし、東南アジアでは、コピ・ルアク〔ジャコウネコにコーヒーベリーを食べさせ、糞から消化されない生豆を取り出し洗浄・焙煎する高級豆〕が生産されている。ジャコウネコから人間への媒介は、おそらくジャコウネコが取引される市場で起こったと思われる。ＳＡＲＳ流行は１人の男性から始まっているが、ウイルスが人間に感染したのは本当に偶然であった。

ＭＥＲＳの場合も似たようなものだ。ラクダから人間に感染している。感染源がラクダだというのは、驚くべきことでもない。近年、アラビア半島ではラクダの飼育がかなり広がっていた。短時間のラクダ乗りツーリズムだけが原因ではなく、アラブの金持ちたちが、ラクダレースに興じることが増えたからだ。ラクダを育て、競馬ならぬラクダレースを楽しむことは欧州で競馬が楽しまれるのと同様、地元の富裕層の楽しみとなっている。ラクダレースのために飼育されるラクダが増え、あちこちに輸送され、レースで濃厚接触するのでＭＥＲＳが広がりやすくなる。ラクダに感染してもそもそも無症状であることも多いが、人間にとっては別の話だ。特にラクダから人間に感染した場合、命に関わることもある。ただしＭＥＲＳのヒトーヒト間の感染力はかなり弱いといえる。

実際に、ＭＥＲＳが感染拡大した唯一の場所は、サウジアラビアの病院である。それぞれのＭＥＲＳ感染連鎖の始まりは、誰か感染した人間が病院へ治療を受けに行き、その患者がすぐに隔離されなかった場合だ。病院の場合、患者から医療従事者に、他の患者に、面会に訪れた来訪者に、と比較的速く広がっていく。通常は感染連鎖はそれなりに早い段階で食い止めることができるが、スーパースプレッダーが問題だ。多くのケースで、同じ人物が数十人の感染者を出している。なぜこうなるのかは、まだ分かっていない。

ＭＥＲＳのR_0、つまり基本再生産数は１よりもかなり低い。すなわちそのまま放置しておけば、感染症の拡大も尻すぼみに収束していくはずだ。スーパースプレッダーがその理論に混乱をもたらすのである。たった１人の感染者が50名もの人間にウイルスをうつすとすれば、感染収束までかなりの時間を要する。特に、その50名の中に１人でも次のスーパースプレッダーがいるとすればなおさらだ。

ＭＥＲＳは、２０１５年、バーレーンから韓国に旅行した男性が感染していたことで、韓国で感染が拡大した。男性が最初に病院に行ってから診断が出るまで９日間を要したが、その間、男性からあらたに36名の人がＭＥＲＳに感染することとなった。診断が出てから、当局の行動は早かった。そして韓国では最大で６千名が自主隔離となり、教育機関のうち２０００校あまりが閉鎖された。最終的には１８６名が感染し、うち36名が死亡した。

スーパースプレッダーは感染症拡大において、特に中心的な役割を果たす。韓国のケースでも、最初の一名と、そしてその次に感染した１名だけで半分以上の感染者を生み出してしまったことになる。ＭＥＲＳのエピソードはエボラ出血熱の例を反映している。エボラ出血熱感染拡大の例でも、ナイジェリアで初期の感染が発見された後の素早い意思決定と抑制措置がさらなる拡大防止に効果を発揮している。

　ＭＥＲＳも、ＳＡＲＳも、統計を見る限りそこまで危険な感染症というわけではない。ＳＡＲＳの犠牲者は２０００年代で７７４名、ＭＥＲＳにおいては５１３名である。これらの感染症で恐ろしいのは、感染症が存在しており、進化の過程でこれらがより危険な病気へと変化していくことだ。どちらかの感染症が人から人へより簡単に感染するように進化してしまったら、大惨事となるであろうことは目に見えている。

Ⅸ

コロナウィルス大流行が世界を大混乱に陥れた

ＭＥＲＳとＳＡＲＳはパンデミック（世界的大流行）を引き起こしはしなかったが、近い親戚である新型コロナウイルスはそれに成功した。感染症生物学者にとっては、パンデミックの状況を毎日追っていくのは身の毛のよだつような体験である。頭の中を何度も最悪の想像がよぎる。頻繁に最新情報をチェックし、刻一刻と変化していく状況から危険の兆候を読み取ろうとしたものだ。それでも私は、根は楽観主義者である。今回の世界的大流行は、人間が危機に直面すれば意思決定に動くという事を教えてくれた。そして通常よりずっと速いスピードで、研究者たちが新たな情報を調査し、それを世界に共有したことも驚きだった。

私はこの文章を２０２０年秋に書いている。新しいコロナウイルスの世界大流行はまだ初期段階であり、今後どうなっていくかは不明だ。この章は、２０１８年に出版された書籍の内容に加え、あらたに執筆している部分となる。パンデミックという世界を揺るがす状況があったため、追加の章を書くべきだと考えたのだ。新型コロナウイルスは、本書の前半から述べてきた多くの解釈に改めて光を当てるものとなっている。

ウイルスについて、そしてその拡大の仕方について多くの解釈は時を経て新たな情報を得ることで変化していくだろう。したがって、私は今判明していることに限って書いていきたい。

＊

コロナウイルスがパンデミックを引き起こした

「政治家が感染症生物学者の話を聞きたがるということは、状況はかなり深刻だと言えます」私は軽く笑顔でこう発言したのだが、十数名の国会議員たちは無表情なままで私を見つめている。冗談を言う場面ではなかったようだ。私は気を取り直して、どうすればフィンランドでコロナウイルス大流行を抑制できるかという講義を始めた。

私は、生まれて初めて、国会の委員会に招かれ、専門家として意見を述べている。数か月前には想像もできなかっただろう。さらに想定外だったのは、これが国家予算の鍵を握る財務委員会であることだ。彼らが、パンデミック状況に対応するための臨時予算に関して、私の意見を聞きたいというのである。一方で、研究者としては自分はまさに正しい場に いるとも思う。なぜならこれまでも研究対象を定め、調査方法を決定し、研究のための費用や予算を計上しスケジュールを決め、実現可能性を探った事は数えきれない。委員会のメンバーはたった4日間でパンデミック危機対策について費用予測の意見書をまとめなくてはならないという課題を抱えていた。

この場に立つ前に複数の同僚と話し、情報収集も行った。

抗体検査の費用、ＰＣＲ検査の単価、ウイルス単体のＤＮＡシークエンシング解析費用、この一年で確実にワクチンが入手できるようになるスケジュールの予測、正しい治療がどれくらい症状の重篤化や死者数に効果があるか、といった点である。誰が回答してくれるかも大方知ってはいたが、質問の仕方をきちんと考える必要もあった。あるときは問いを丸投げせず、私も事前に質問を練った。彼らが普段の感覚ではなく、このスケールでならこうなる、とズバリ回答しやすいようにと心を砕いた。というのも、まさにこれは数千万ユーロが関わる国家予算の話で、研究者は通常そのような桁は見慣れていないため、マインドセットが必要だったからだ。コロナ禍による国の経済的打撃は数十億ユーロに上るかもしれない。

「塩基配列（シークエンシング）とは何なのだ?」と議員が尋ね、私は説明した。ウイルスの遺伝子の比較をすることでそのウイルスがどこで発見されたものに近いかという判断ができ、いずれ国境を開放することになれば、フィンランドで新たな感染症例が発生する。その際、リスク分析と感染源を突き止めピンポイントの対策がしやすい事を説明した。

＊

２０１９年後半のどこかの段階で、動物から人間に感染したコロナウイルスが、ヒト―ヒト感染をし始めた。
このタイミングを調べるには、ウイルスの遺伝子を調べればよい。コロナウイルスの遺伝子の進化は2週間に一つの塩基が変わる程度であるから、世界中で解析したコロナウイルスのサンプルを一つにまとめれば、大もととなったウイルスが2019年11月ごろに発生したということが解析できる。このウイルスのことを英語ではMRCA（most recent common ancestor）、最も近い共通祖先と呼ぶ。共通祖先は最初に人間に感染したウイルスそのものではなく、それ以前にすでに動物からの感染は起こっていたと考えるのが自然だが、現在人間に感染しているウイルスはこの祖先を元にしている。またこの共通祖先はまだ人間に感染していなかった可能性も十分あり、動物に寄生し、そのあと複数の人間に感染したのかもしれない。

既存の感染症のもととなったウイルスと異なり、新たなコロナウイルスは早期に特定された。感染拡大期から1か月で特定され、その数日後にはウイルスの遺伝子が解析されている。この段階で、この感染症は危険であるという判断がなされた。公式名は既存のSARSに遺伝的によく似ていたため、新型コロナウイルスと命名され、Coronavirus disease 2019という名称、そして略称としてCOVID－19と呼ばれている。名称が異なるのはウイルスの命名に関しては国際ウイルス学会の委員会が担当するが、感染症の命名に関しては世界保健機関（WHO）が背景にあるからだ。

コロナウイルスは、多くがコウモリ、家畜やげっ歯類に生息している。これまで人間に発見されたコロナウイルスの中ではコウモリからはMERSとSARS－1、そしてSARS－2、229ＥとＮＬ63に近い親戚、げっ歯類からはＨＫＵ1が、そして牛や豚からはヒトコロナウイルスＯＣ43が発見されている〔これら4種類のヒトコロナウイルスは日常的に人間にも感染し気管支等で炎症を起こすウイルスである〕。コウモリからは人間に直接ウイルスが感染するというより、コウモリと人間の間に別の動物が介在していることの方が多いだろう。MERSの場合のように、間にラクダがいたり、SARS－1の時のようにジャコウネコ科の動物がいるといった具合だ。新型コロナウイルスの場合、確実に媒介した動物は判明しておらず、しかもおそらくこの動物だという見通しすら立っていない。センザンコウ〔うろこに覆われ爬虫類に見えるが哺乳類で、密漁のため絶滅危惧種〕が媒介しているのでは、と言われたこともあるが、センザンコウの持つウイルスは、コウモリのそれとはかけ離れている。ウイルスが広がった場所として、最初中国の武漢の海鮮市場だという情報が広がった。確かにそこでは普通の精肉に加え、様々な野生動物が売られているため、十分疑わしい場所でもある。しかし武漢生鮮市場は新型コロナウイルス流行の始まった場所ではなく、既にその前にウイルスが人知れず広がっていたのであろう。なぜならごく初期の数例を除いて、武漢の市場で感染した症例はないからだ。おそらく事実は、武漢の市場が最初のスーパースプレッダーの感染を起こした現場ではないだろうか。市場で働いていた誰かが、ウイルスに感染しており、それが市場で複数の感染を引き起こしたのではないかと考えられる。

常時様々なウイルスが動物から人間にうつっているが、それは不思議でもなんでもない。多くのウイルスは、人間の細胞にとりつくことができず、体内に侵入することも難しい。免疫が大部分のウイルスの侵入を防いでしまうので感染症も起こることはめったにない。万一新たなウイルスが侵入に成功し、感染症を引き起こしたとしても、そこからヒト―ヒト感染を起こすまでにはまず至らない。しかし問題は、その病原体が、感染した人間から次の人間へうつることができるようになった時である。ヒト―ヒト感染を起こす病原体はより危険だ。それが感染流行を引き起こすかもしれないからである。そうすると他の地域にも感染が広がる。極端な例では、感染流行が世界中に広がってしまうことすらある。その一つがこの新型コロナウイルスで、実際にパンデミックを引き起こすに至ってしまった。世界大流行自体は、コロナウイルスに限らず、これまでも多くの病原体が引き起こしてきた。本書でも、過去のペスト、ＨＩＶ、インフルエンザといった例を紹介してきた。これらのうちＨＩＶが起こした長期にわたるパンデミックは現在も進行中で、インフルエンザに至っては定期的に大流行が発生している。インフルエンザ大流行は、新しいウイルス株が世界中に広がる場合であるが、新型インフルエンザ（通称：豚インフルエンザ）は２００９年にまさにその事態になった。

人間と動物が接する機会が増えるほど、ウイルスは異なる種へ飛び移る機会が増える。多くのウイルスが人間と動物の間でやり取りされればされるほど、それらのうちどれかが人間に適応し、人間同士の感染を可能にしていく。パンデミックが発生するのは今では珍しいことではなくなった。なぜなら私たち人間はあまりに多く、そして動物、中でも家畜の数はそれよりもさらに多いからだ。従って、2020年のパンデミックを引き起こしたのがコロナウイルスであったこと、それが中国から始まったことはもはや自明の理とすら言える。中国には十億人以上の人口が住み、富裕化する国民に食わせるために人口の何倍もの家畜をかなりの規模で飼育しているのだから。さらに国内では自然がどんどん破壊されるため、野生動物と家畜や人間が接触する機会も増えている。

ウイルス拡大の抑制

2020年前半は、このウイルスの再生産数R_0がどれほどなのか、つまりどれほど感染拡大しやすいのか、が議論された。爆発的に感染が増えていた最初の数カ月、様々なデータからR_0の推定が出され、毎日のようにウイルスは想定より感染拡大するスピードが速い、いやそれほどでもないという報道があったりした。再生産数は二つの観点から、感染症を考える上で重要である。このR_0は一つの感染から次の感染までの時間をきちんと考慮したうえでウイルスの感染拡大速度、つまり世代間がどれほどなのかを教えてくれる。一方で再生産数はどれだけの人数が感染すれば、集団免疫が獲得され、感染拡大が抑えられるかという方向性も示してくれる。

感染症の世界大流行において、皆が知りたいのはどれだけ感染が拡大するのか、治療の必要性はどれほどなのか、そして犠牲者の数はどれくらいなのか、ということに尽きる。しかしこれらの疑問は、感染拡大も治療の必要性も、犠牲者数もあまりに大きなものに膨れ上がった時点で回答を探る意味を失ってしまった。早い段階で、ウイルスの拡大が速く、感染した人の大部分が病院で長期の集中治療を必要とした。武漢で、イタリアのロンバルディアで、そしてニューヨークで医療従事者や病床数が足りず医療崩壊に至ってしまった。そうすると、もうウイルスの拡大をなんとしてでも抑制する外に道は残されていない。ウイルスの致死率に関わらず、なんとか医療崩壊を防ぐことが多くの人の生死に関わることになる。そして世界各国でウイルスの拡大を抑えようと動き始めた。

当初、欧州で最も多かったのが、感染拡大を遅らせようとする試みである。人口全体への感染拡大自体を停止するのは不可能だと考えられたからだ。私はこれを便宜上インフルエンザ仮説と呼んでいる。数多くの国が、次のパンデミックはインフルエンザだと考えていたし、それまでインフルエンザ大流行を完全に抑え込めたことは無い。コロナウイルスに関しては、状況は異なった。SARS－1の拡大はうまく抑え込むことができた。初期段階で、ベトナム、台湾、シンガポール、中国といったアジア諸国は感染流行をコントロールし、または完全に抑え込むことに成功している。この成果は、SARS－2、つまり新型コロナウイルスはインフルエンザに比べれば手の打ちようがあることを示している。

最初の数カ月の大混乱のために態勢の立て直しが遅れ、SARS－1の方がSARS－2

（新型コロナウイルス）より致死率が高いという事実を分かりにくくしてしまった。どちらにしても、新型コロナウイルスは季節性インフルエンザに比べれば致死率がかなり高かったこともあるだろう。この点で多くの国が対応に後れを取った。例えば、フィンランドでは最初武漢での感染拡大は集団免疫で収束するだろうと考えていた。ウイルスの致死率に関してもインフルエンザ仮説が影響してしまった。多くの国で感染流行は条件・行動制限によって抑制が可能だと思っていなかったのだ。たとえばスウェーデンでは感染流行は突如として収まったようにすら感じられる。また、パンデミックの初期には、流行の拡大はうまくコントロールできないのではと思われていた。行動制限で感染拡大をできるだけゆっくりと起こるようにするというさじ加減を見極めるのは至難の業だった。

なぜこの新型コロナウイルスはパンデミックまで引き起こし、世界中を席捲したのだろうか？　コロナウイルス感染の抑制が難しいのは、無症状の人が感染を広げるからだ。症状が出始めるのは感染約５日後であるが、自覚症状がなくても早ければ感染後３日目ぐらいからウイルスを他人にうつしてしまう。これはつまり、ＳＡＲＳ－１の時に実施したような、症状があらわれてから人を隔離していては不十分だということだ。感染拡大の抑制に関し、最も重要なことは濃厚接触者の隔離である。ひょっとしたら感染したかもしれないという人、感染者と接触があった人をできるだけ他の人から引き離し、症状が出る前にウイルスが広まる事態を防ぐのである。問題は、コロナウイルスが次の人にうつるまでの時間の短さにある。その症状が現れた人は、過去２日間の間に誰かにウイルスをうつしてしまった可能性がある。そしてうつされた方も、その翌日には次の感染者を出しているかもしれないのだ。

ウイルスの感染方法とスピードが意味するところは、昔ながらの検査と追跡方法では感染を限定できないことにある。感染症が拡大するのを防いできた典型的な方法は、簡単だ。検査の結果、陽性であればその人物を隔離し、追跡調査担当者は過去2日間にその人物が誰と接触したかを調査する。これらの濃厚接触者にも念の為連絡を取る。一定時間以上接触があれば（WHOによると2メートル以内の距離で15分以上の接触が対象だ）、彼らも隔離の対象となり、症状が出た時点で検査に行かなくてはならない。意外かもしれないが、この検査と追跡の組み合わせはかなりの効果がある。そして私たちにどこで感染が発生したかという価値ある情報を提供してくれるのだ。コロナウイルスの場合、感染が次々発生しスピードが速すぎる点と、検査・追跡にかなり人手がかかることが問題だ。

ヨーロッパの多くの国で、ウイルスは遮るものもなく広がり続けた。当時は検査できる施設も検査自体も限られていたからだ。そしてすでに北イタリアで感染が広がっていたにも関わらず、最初は中国からやってくる旅行者だけを検査していた。検査範囲を拡大した頃には、すでにウイルスは新たな地域に拡大していた。最後には感染症例が多すぎて、検査・隔離のキャパシティが崩壊してしまい、結局昔から存在する制限発動に至った。集会の制限、飲食店の閉鎖、厳しいケースでは外出制限まで取り入れられた。これらの制限のおかげで感染を抑制することができ——なぜなら人々が互いに接することが激減したからだ——医療現場は少しずつ検査・追跡の能力を回復し、制限を解除することができるようになった。

感染数理モデルをもとに、私たちは検査・追跡だけでは感染を抑え込めないという事もすでに知っている。これに加えて、私たち人間は以前に比べ物理的に接触を減らし、接触によって生じるリスクも同時に避ける努力が必要だ。それが何を意味するかと言うと、手洗いをし、握手などを避け、咳やくしゃみのエチケットを守り、マスクを着用し、混雑する屋内を避けるといった様々な点を徹底することだ。不幸中の幸いと言えるのは、感染者のうちごく一部しか次の感染者を出さないという点だろう。典型的な現象として、感染した人達の半分以下しか次の感染者に病原体をうつさないというものだ。しかしこの新型コロナウイルス感染症の場合、スーパースプレッダーが同時に数十名の感染者を出す例は比較的多く見られる。初期の推定では、感染者のたった10%が、全体の80%の感染症例を引き起こした原因だと言われている。この部分を抑制することができれば、感染の拡大はすぐにでも行き止まりの壁に突き当たったように止まることだろう。

実際、「壁」の役割は無視できない。人が密集する室内は、非常に感染しやすい空間の一つだ。フィンランド南部で開催された屋内の親戚の誕生会、韓国のゲイバー、米国の刑務所、ドイツの教会での礼拝、シンガポールの外国人労働者が多い宿舎、クルーズ船、そして何よりも世界中の高齢者介護施設がある。思い返してみれば、コロナ禍の最初の頃からスーパースプレッダーのケースはそこかしこに見られた。

また交友関係も感染拡大に大きく関与する。誰とどこでどのように会うかで、ウイルスの感染拡大を助長してしまうのだ。新型コロナウイルスに関して私たちが持っている情報はまだ十分とは言えないが、おそらくインフルエンザのような他の気管支を通じて感染するウイルスと同じような経路をたどると思われる。もし個人の社会的なつながりがアンバランスであれば—ある人は交友関係が広く、別の人は友人知人が少ない—感染流行が収まる前に感染者は減っていく。なぜかというと、活発な交友関係の中心にいる人たちが抗体を得て、ウイルスは感染拡大しにくくなるからだ。もし皆の交友関係が同程度で、それぞれが活発な交流を保っていれば、変化はより劇的だ。スモールワールド・ネットワークと呼ばれるが、こうしたネットワークでは、交友関係に偏りと分断がある場合に比べ、ずっと簡単に感染が広がっていく。介護施設や刑務所は分かりやすい例であるし、これらの場所で実際新型コロナウイルスがどんどん拡大してしまったのもご存じの通りだ。

結局、コロナウイルス感染拡大をどう抑制するかという私たちの取り組みは、どのように性感染症の感染拡大を防ぐかに極めて似通っている。核となるのは、感染者を特定し、検査をできる限り受けやすくし、ハイリスク集団への情報の周知を徹底することだ。一方、もう一つ重要な点は、私たち一人ひとりが感染リスクをしっかり把握することである。どこで、どのような行動をすると確実に感染が拡大するのか、を理解することだ。たとえ私たちが完全にリスクある行動をやめられないとしても、かなりの部分を抑えることが可能となる。

ウイルスの危険性が変わる

新型コロナウイルスの蔓延に打つ手がない多くの国は、政治的な意思決定ができないか、資金が無いか、はたまたウイルス根絶の能力が無いかであろう。このウイルスは地球上から消えてなくなるのではなく、私たちとともに存続し続けていくだろう。世界中に広がってしまうと根絶は不可能だ。一方、世界中にウイルスがあるということは、ウイルスそのものの進化にも影響がある。

ウイルスの進化を語るとき、その論調には希望と恐れが常に隣り合わせで存在する。パンデミックの間、ウイルスが世界のどこかで危険な変異を起こした、または弱毒化したという見出しが頻繁に紙面を飾った。あちこちの国で、その土地の医師たちが、感染者数の変化を根拠に、新たなウイルスの変異株について説明を試みている。ローマの医師たちはイタリアの死亡者数が減ったことを、弱毒化したウイルスが理由という説明付けをしている（事実は、ウイルス感染拡大が減少しただけである）。また中国の医師たちは、より感染しやすいウイルス変異株に注意を喚起しようとしている（実際は、北京で気づかない間に感染が拡大しただけである）。

では、パンデミックの間にウイルスの病原性や感染能力がどの方向に進化していくのかを予測するにはどうすればいいのだろう？　最初の一歩として、新たな宿主、つまり人間の体内で、ウイルスにはいかに効率よく感染拡大するかというかなり強い選択圧力が働く。最初のウイルス個体群の中で、ヒト―ヒト感染を起こすために激しい競争が繰り広げられる。どのウイルスが、世代交代後次の感染者へうつりやすいのか、また感染者体内の免疫に撃退されることなく効率よく感染することができるかを競うのだ。ウイルスの世代交代は早いので、特に初期においてできる限り次の感染者に感染しやすい形質を持つウイルスが残ることは想像に難くない。しかし病原体が持つ病原性〔宿主に感染症を起こす性質〕を考慮に入れると、より話は複雑だ。もともとの宿主が死ぬ前に、次の宿主に感染することができれば、選択圧力はそこまで強くはない。人間はまだその病原体に対して獲得免疫がないので、事実上すべての人間がその感染症にかかりやすい状態にある。あくまで理論上だが、このような状態ではウイルスはより病原性が増し、危険になり、その結果さらに感染拡大しやすくなる。

しかし実際には、パンデミックの最中ウイルスが危険になるかそうでないかはそれほど心配する必要はない。これについては、数字でとらえた方が分かりやすいかもしれない。世界に100万人の感染者がいたとする。そのうち1人の感染者の体内で、一つのウイルスが突然変異を起こし、それが世界中に広がりウイルス全体の危険性が増すなどという可能性はとてつもなく低い。なぜなら1人の人間の体内には数十億のウイルスが存在する。その中で数個の、より危険、または弱毒化した変異ウイルスは全体を駆逐するには至らない。なぜなら感染した人が必ず次の人間に感染させるとは限らないので、これらの数少ない変異個体は次の人間にうつり拡大するより前に世代交代することがほとんどだ。それに加えて、たとえ危険に進化したウイルス株がどんどん増殖して世界のどこかの地域でヒト―ヒト感染をし始めたとしても、それが幅広く蔓延し、その影響を観察できるほどになるまでには一定の時間を要する。

ウイルスの進化は数年、または数十年かかることもある。比較的早く起こった危険なウイルスの変化、たとえば兎ウイルス性出血病（ＲＨＤ）の弱毒化も数年かけてゆっくり発生した変化である。人間の感染症の病原体の場合、変化はより小さく不確実だ。歴史上でも、梅毒はかつて、１４００年代終わりから１５００年代半ばにかけて徐々に弱毒化していった。現在のインフルエンザウイルスや風邪を引き起こすウイルスの場合、時間の経過と共に病原性がどう変化していくかはほとんど分かっていないといっていい。人間に感染するウイルスの危険性や病原性に関する最も大きな問題は、私たちには、ウイルスの病原性を比較する調査研究モデルが確立されていないということだ。動物実験で様々なウイルスを動物間で感染させ、比較データを得ても人間にそれを適用することはできない。

例えば、昔からあるコロナウイルスによる風邪と比べて新型コロナウイルスがどれほど危険なのかを述べることは難しい。新型コロナウイルスは、子どもの場合はそれほど重篤化しないと言われているが、高齢者には比較的重篤化する人が多い。しかし、これまで普通の風邪に感染したことがない高齢者にとってその風邪がどれほど危険かということが明確にされていない。単純に言うと、世界中で、これまでコロナウイルスに感染したことがまったくない、という人を見つける事の方が難しい。私たちは、生きている間に何度も複数のコロナウイルスのうちどれかに感染している可能性がある。過去の感染体験があれば、ひょっとしたら免疫機能により何らかの抗体を作り出していることも十分ありえるだろう。そうすると、後になって感染するコロナウイルスに対して、初めてかかる場合に比べ重篤化しないこともある。パンデミックは感染者の死亡率が高くなり、その後ウイルスは一見おとなしくなり、感染者の死亡率は下がっていく。しかしこれは病原体の進化に拠るものではなく、部分的に人間の免疫防御が発達していくからである。インフルエンザの大流行では、高齢者の症状が若者よりも軽いのは、彼らが昔かかったインフルエンザウイルスに対する抗体が機能しているからだ。

世界の大部分の人が感染し、パンデミックが収束するころ、それでもウイルスは絶滅することなく地球上のどこかをめぐることになる。季節性インフルエンザの一つとなるかもしれないが、ウイルスの進化では、次の段階へ進むのだ。自然選択では病原性の低さが勝っていく。しかしこの変化は、ゆっくりと静かに進行するものであり、そこにも様々な要素が影響してくる。

パンデミックを引き起こすウイルスの例では、ＨＩＶの危険性が増した点については、数十年という比較的長い期間から得られたデータをもとに比較研究することができた。しかしＨＩＶに関しては死亡率の変化を、短い期間で検証することはできない。なぜならＨＩＶの場合、感染してから何年も経って患者が死亡に至るからである。しかしＨＩＶの病原性の推測は、感染後も無症状の期間であっても可能だ。ウイルス負荷〔ウイルス量〕が多ければ多いほど、早い段階での致死率が上がる。また、血液中にＨＩＶの数が多いほど、性交渉で相手にウイルスが感染しやすくなる。つまりＨＩＶは、古典的な矛盾を抱えているわけだ。危険性（宿主を死に至らしめウイルスも死に絶える）と感染のしやすさ（ウイルスが生き残るために必須）を天秤にかけていると言ってもいいだろう。進化は、ＨＩＶを二つに引き裂こうとしている。北米とヨーロッパではウイルスはより危険な方向へ、サハラ以南のアフリカでは、逆に危険度が下がる傾向がみられる。文化的土壌もウイルス感染拡大と危険度のバランスに影響を及ぼしているだろう。ウイルスは、感染経路が異なれば感染する確率自体も変わってくる。汚れた麻薬注射針による感染の方が、男女間の性交を通じてよりもＨＩＶ感染率は確実に高い。従って感染の経路が幅広く、薬物中毒の蔓延といった社会的な現象によっても感染症発生のバランスは変わる。

弱者たちの感染流行

感染症は、不平等を浮き上がらせる現象だ。コロナウイルスの世界流行に関しても、人々に等しく襲い掛かったわけではなかった。世界中で、一部の人たちは難なくウイルスから身を守ることができた。もしテレワークが許される職種についていれば、ウイルスに感染するリスクはずっと小さかっただろう。テレワークができる職種とは社会経済的に高い地位にある人が多い。店舗のレジ、バスの運転手、建設作業員そしてほかの多くの職種ではテレワークという言葉は存在しないに等しい。リスクはまた不公平に積み重なる。なぜなら低所得層の場合、他にも肥満や、基礎疾患など複数の不健康な要素が重なりやすいからだ。さらに、社会でもっとも医療を受けられない、そして病気になっても治療費を支払えず病院に行かないことが多いのは低所得者層である。貧困にあえぐ人々の感染症に関する負担は他の人々に比べてより重いのである。そしてコロナウイルスはそのままこの構図をトレースしていった。社会経済的な弱者は、多くの場合狭い住居に密集して住み、ウイルスに感染しやすく、高齢の親戚が同じ住居に住んでいることもままある。

また、多くの国や地域で、社会経済的地位と人種の間には強い相関関係がある。アフリカ系米国人やラテン系アメリカ人は、米国において低所得者層に属する割合が高い。時間給が低いので出勤が必要な職種で長時間労働に従事している。結果、アフリカ系およびラテン系米国人はコロナ感染者の割合が他の米国人に比べ明らかに高かった。パンデミックは平等に関する問題でもある所以だ。

加えて、公衆衛生情報などの情報にアクセスができないと、感染症にさらされる危険性が増す。フィンランドやスウェーデンだけでなく、他の国でも、言語の壁がある移民や難民社会のコロナ感染率は高かったはずだ。彼らの言語で情報が圧倒的に不足し、当局や役人への不信感、スモールワールド・ネットワークの感染力学もそれに加担した。感染症にかかった恐れがある集団同士で交流が盛んだと—そして移民の集団で助け合いの文化は健在であるから—感染リスクは否が応でも増していく。

世界中で、こうした社会的弱者がどんどん新型コロナウイルスに感染していった。シンガポールでは、シンガポール人の感染自体は少なかったにも関わらず、外国人労働者が多い狭い宿舎で感染が増えた。中国では特に売り子がひしめく市場で働く人々の間で感染が蔓延した。世界中の介護施設や刑務所はウイルス感染の巣窟であった。ドイツや米国では食肉解体場も多くの感染者を出した場所である。実は食肉解体場は、ウイルス感染という点では理想的な環境だ。低温の閉ざされた場所に担当者たちは何時間も詰め込まれ、ウイルスはあちこちの表面や空気中で長時間生き続ける。さらに家畜の解体はかなり重労働であるから、吐く息に普通よりも多くのウイルスが混じり、その呼気をさらに誰かが吸い込む。

社会的弱者とは、なにも貧困層だけを指すのではない。経済的のみならず、社会において弱い立場にいる人々を指す。韓国では、ゲイに対する風当たりの強さがこの問題をもたらしている。2020年5月初め、ソウルではクラスタが発生した。感染していた男性がソウルの繁華街、梨泰院《イテウォン》で一晩のあいだに何軒ものゲイバーに出入りしたことが発端だ。その晩これらのバーにいた数千人の人々が濃厚接触者となり、実際に感染した人は数十人に及んだ。保健所がこれらの人々に呼びかけても、名乗り出る人がいない。保守的な韓国では、ゲイに対して依然否定的な雰囲気が残っているからだ。もしゲイバーを訪れた人が検査を受け、陽性であると判明し、隔離となれば、雇用主に自分がゲイであることがばれてしまう。韓国はこれを受けて、それ以降匿名でも検査を受けられるように方針を変えた。そのために検査を受けない人が少しでも減るように、と敷居を下げたのである。

コロナ禍が始まってから、フィンランドの伝染病法が将来を見越した内容であったことを何度喜んだか知れない。社会的弱者が、強制隔離を恐れて検査を受けないかもしれないという点は大きなリスクである。隔離されてしまうと仕事に行けず収入がなくなることを恐れるからだ。この点、フィンランドの伝染病法では、隔離されたすべての人（つまり陽性者）または家での自主隔離を命じられた人（濃厚接触者だが感染が判明していない）が仕事に行けなくてもその間の収入を全額補償してくれるのである。それなら安心して検査を受け、隔離されても経済的不安を感じずに済む。

社会的弱者の問題は、各国の国内格差、そして豊かな国とそうでない国の格差としても現れてくる。経済的に豊かな国では、より多くの人々がテレワークに切り替え、旅行をせずにおとなしくしていても大きな打撃は受けない。専門職に従事する人々の割合が高い国では、テレワークへの移行があっても経済はまわる。経済的に豊かでない国の場合、多くの人が第1次産業に従事し、仕事内容も肉体労働、または工場での作業であることが多い。職場で感染から身を守る手段も限られ、感染流行を防ぐことも困難だ。そうした国で、ヨーロッパの国が実施したような外出制限をしてもあまり意味がない。

経済危機も貧困国の場合は歳入減、または経済援助の減額や打ち切りという形で突きつけられる。また国民の多くがツーリズムで生計を立てているマダガスカルのような国では、旅行者が来ないことは大きな問題となる。マダガスカルの自然保護地域は、ツーリズムから得られる収入で成り立っているのだ。ツーリズムが止まれば、国立公園周辺に落とされる金もなくなる。ガイド等の収入が無いということは、密猟や森林を切り開いて田畑にしたり、砂金を集めたりといった仕事を始めようと考える住民が増える。

感染症は世界中を襲っているが、特に社会的弱者が多い国においてこのような影響も与えているのだ。

パンデミックを止めることの難しさ

新型コロナウイルスは過去百年で気管支系の感染症が引き起こしたパンデミックとして世界最悪のものである。収束後は、恐らく様々な調査が行われることだろう。そして人類がいかにこの未曽有の脅威から生き残ったのか、どうすれば次のパンデミックにきちんと備えられるかが議論されることになるだろう。最も簡単な方法はパンデミックの発生そのものを抑えることだ。動物から人間に病原体がうつらないようにする、または感染流行の初期段階で病原体が世界中に広がる前に止めてしまうことだ。肝心な点は、私たちがパンデミックの発生を抑えることなどできるのだろうか、ということである。

パンデミックの未然防止には混同してはならない二つの部分がある。一方で私たちはできる限り動物から人間に病原体が感染するリスクを抑えたいと考えている。違う種から病原体が飛び移ってくることが少なければ少ないほど、パンデミックが発生する可能性は限りなく低くなる。他方、私たちは現在進行形の感染流行がパンデミックになる前にできるだけ早く止めたいと考えている。最初の問題、つまり感染症の発生をどう抑制し、動物から人間への感染を抑えるかについては、この後で述べる。私たちはその答えをすでに知っているのだが、自分たちの生活をそのために変えるのは容易ではない。パンデミックが拡大するのを抑制しようとしても、それも難しい。なぜなら、正確にどうするべきかが分かっていないからだ。しかしその努力が不足しているというわけでは決してない。

パンデミック進行を抑制する中心的な方法の一つは、世界中で同時にウイルスを研究しリスクの所在を調べる事である。しかしリスク管理の問題は、新しいウイルスの場合その危険性を検証しきれない点にある。たとえ、世界中の生物に生息するウイルスすべてを調べることができたとしても、その中でどのウイルスがパンデミックを引き起こすかは分からないのだ。

過去20年ほどの間、複数の大規模な調査が始まっている。その目的は、新しいウイルス群とその状態を把握し、それらを常時監視するというものだ。この監視システムがうまく機能するのかというと非常に疑わしい。米国のＰＲＥＤＩＣＴプログラムは10年間で実に２億ドルの費用を投じて新たなウイルスを探し、結果９３１ものウイルスを発見している。しかしウイルスを発見し、定義・分類することと、ウイルスがどう活動するかを推測できるかどうかはまったく別物なのだ。インフルエンザウイルスは１９３３年に、ジカウイルスは１９４７年に把握され、過去20年間にはコロナウイルスだけでも数十倍の数が見つかっている。ウイルスの存在が判明していてもパンデミックを抑える事はまったくと言っていいほど成功していない。

数あるウイルスの中のどれがパンデミックまたは広範囲にわたる感染流行を引き起こすかが私たちには分からない点が根本的な問題だ。特にインフルエンザへ注がれてきた関心は高い。インフルエンザウイルスはしばしばパンデミックを引き起こしてきたからだ。長年にわたる関心と監視の結果、インフルエンザに関しては新たなパンデミックの発生リスクを多少は抑えられていると言えるかもしれない。例えば鳥類に発症するインフルエンザウイルス株は常時監視されているし、それらの養鶏場付近での発見はしばしばウイルス拡大をなんとしてでも食い止めようという様々な対策、つまりは養鶏場のニワトリたちをすべて殺処分するという事を意味する。何年にもわたり、ヨーロッパでも野生の鳥に鳥インフルエンザが発見され、その付近の養鶏場の鶏は屋外飼育禁止命令が出たりしている。

パンデミック発生の抑止については、人間に感染し始めた段階で早急に周知するのがもっとも重要なプロセスだ。しかし問題は、多くの国で動きが遅すぎ、危険な状況を公的機関から発信するのも遅れがちになることである。従ってメディアや研究者団体の方が早く発信できることもある。たとえば新型コロナウイルスの場合、最初の警告は研究者と公衆衛生の役人たちが使うＰｒｏＭＥＤの電子メールネットワークから発信されている。中国人のメーリングリストのコンテンツ作成担当者たちは、地方紙の小さな記事をインターネットで読み、それを英語に翻訳したのだ。WHOはこのネットワークを通じ、コロナウイルス感染流行について知り、さらなる詳細情報を中国に要求している。

私たちが生きる現代では、常に新しい情報が生み出されている。そのおかげで、新たな感染症の発生や、既存の感染症の進行状況を追跡し、予測を立てることが可能だ。地球のどこかで、「発熱」または「下痢」といったブラウザでの検索ワードが増えれば、その地域でなんらかの病気が発生し拡大しているということがわかる。昔ながらの物事の把握の仕方も重要なことを教えてくれる。もし鶏肉の価格が急に大きく変動すれば、近隣の養鶏場で大量の殺処分があったかもしれないと推察できる。これも感染症の流行を知る手がかりになる。また町の市場はその社会の健康状態を知るバロメータでもある。マダガスカルの場合は、市場で使い古された鍋などの調理器具が売られ始めると飢饉が近い。普段こうした道具類は壊れるまで使うものだ。もう他に売るものが何もないから鍋まで売ってそれでもなんとかその日の食糧を得ようとする人々がいるということなのだ。同様に、2019年12月29日以降、武漢の海鮮市場は毎日消毒部隊があちこちを消毒して回り、2020年1月1日から市場は閉鎖されてしまった。つまり、公衆衛生の当局はまだ公的に発表していないことを知っていた——または疑っていた——という事を示している。

リスクが現実になる恐れがあれば、パンデミックの抑制には政治的決断が不可欠だ。たとえば中国での決断を遅らせたのは、地方行政レベルで公表が遅れた事が原因だった。意思決定が行われる頃には、ウイルスはすでに国外にまで広がってしまった。また世界でも何が起こっているのか理解するのに時間を要した。素早い状況把握は大きな武器となる。台湾の公衆衛生担当役人たちは1月前半に中国の同僚から、ウイルスがヒト－ヒト感染する可能性を否定できないと聞いていた。台湾当局はそれを「ヒト－ヒト感染が起こる」と解釈し、香港、ベトナム、シンガポールの役人もそれに続いた。これらの国では、ヨーロッパや米国の担当者と違い、動きがずっと速かったのだ。

効率のいい追跡システムはパンデミックの抑制にも効果を発揮する。病原体が動物から人間に移るというリスクが存在する限り、新たなパンデミックの脅威は消えない。新型コロナウイルスは、医療システムの治療キャパシティがどれほど重要かを如実に暴露したのである。

＊

感染症と持続可能な開発

研修生としてマダガスカルにやってきたマリアは、奥深い森にあるフィールドステーションで実施された2週間のサンプル収集から戻ったところだった。疲れているように見えたが、フィールドワークの後ならそれは普通だ。しかしその後に高熱が出た。なぜかを調べているとマリアの手のひらにひどく化膿した傷跡があった。どこかでヒルが嚙みついたようだ。消毒が不十分だったのだろう。

熱帯雨林では生傷は絶えない。しかし慣れてくると、斜面を上り下りするときに、どんな木の枝につかまってはいけないかといったことを経験から学ぶ（とげを持つ樹木は意外と多いのだ）。それでもあちこちで傷を作ることになる。ひっかき傷等に気を付けていても、ヒルがあちこちにいて、噛みつかれて傷口ができる。傷口は、病原体にとって人間の体内に入る入口だ。

以前、バッタの体内に巣食うハリガネムシを見ていてこれか！　と驚嘆したのは、それまで読んだり話に聞いたりしていたことをこの目で見ることができたからであった。マリアの炎症を起こした傷口も同様の、非常に貴重な体験を提供してくれた。だが、これは実際生死に関わる問題だ。

傷口の部分から色濃い縦の縞が腕にかけて上っていく。この青黒い縞が1時間ごとに5ミリずつ延びていくのだ。晩には、マリアを首都アンタナナリボ行きの車に乗せることになった。病院でマリアは抗生物質を投与され、事なきを得たのだが、非常に重要な学びを得たと言える。どんな時でも傷口の消毒を怠ってはいけないということを。

私は、マダガスカルへこれから出発するという学生たちへのオリエンテーションで、パラサイトや感染症について何度も注意喚起をしてきた。実はいくら怖がらせても足りない位だと考えている。なぜなら、熱帯雨林でフィールドワークをしている生物学者の誰もが、これまでさんざん感染症や寄生虫に悩まされ、そのおぞましい体験談の数々は決して聞いていて気持ちのいいものではない。私の体験談の多くは、本書で皆さんにお伝えしたが、前述の傷口の消毒に加えて、後2点、学生が熱帯雨林で健康を危険にさらさないための大切な注意事項がある。飲酒時に注意を怠らない事とコンドームの使用である。これらに気を付ければ、毎年繰り返し起こる事故のうち実に9割は防止できるのだが。

病原体の一部は、人体の体表において快適に暮らしている。もしグロテスクな体験をしたければ、皮膚にできた傷口を消毒せずにおけば、傷が化膿してくるだろう。最悪の場合には、壊死性筋膜炎〔皮膚下の筋膜層で急速に壊死が進行する感染症〕を発症してしまう可能性がある。いわゆる人食いバクテリアの仕業だ。

山間部の熱帯雨林で作業をしていてよかったと思う点—そして同時に辛いところでもあるが—は、熱帯雨林の険しい斜面や峡谷である。それら自体が危険であるだけでなく、酔っぱらっているとさらに判断力も鈍る。毎年アメリカ人学生の誰かが飲酒の後、そこから転落して骨折をしている。

前述の3つ目、コンドームの使用については、説明は不要だろう。マダガスカルでのHIV発現率はそこまで高くはないとはいえ、避妊具なしの性行為にリスクは存在する。梅毒、淋病、クラミジアなどはマダガスカルでも広くみられる性病だ。ちなみに、ここではアフターピルもそう簡単に手に入らないことを付け加えておこう。

*

感染症は常にあったし、これからも生まれ続ける。感染症が発生するのは進化の過程で当然の現象だ。なぜなら寄生というのは進化において非常に便利な方法だからだ。動物や植物、パラサイトの共同体をとっても、ワンヘルスという考え方の全く新しい、興味深くも恐ろしい側面が浮かび上がる。人間も新たな感染症の誕生にしっかり一役買っているのだ。私たちは自分たちの行動で、新たな感染症が人間社会で拡大し始めないように貢献することが可能であるし、何よりもそれらの拡大をできる限り早い段階で食い止めることも可能である。

麻疹は、もともと都市部が大きく拡大し、私たちがその近くで牛を飼育していたことから人間にうつった。そして人間はワクチンを開発し、麻疹という感染症は撲滅されようとしている。コレラの感染拡大も、多くの人間が十分な飲料水と下水設備のないところで密集して生活した結果発生するものだし、エボラ出血熱は自然環境がどんどん侵食、破壊されていくことで広がる病気である。感染症は何もない所で拡大するわけではなく、特定の条件がそろった自然環境に囲まれた、特定の人間集団で広がるのである。

感染症とパラサイトについては、とくに持続可能な開発の観点から考える必要がある。新しい病原体がより頻繁に人間に感染し、野生動物が病原体に滅ぼされ、はたまた抗生物質さえパラサイトに効果が無い世界は、持続可能だとはとても言えない状態だ。パラサイトを抑え込むには、より広い、世界規模での政治の主導も必要だし、グローバル経済にも大きな変化を求めることになるだろう。それだけではない。私たち一人ひとりが感染症に関連して持続可能な開発に貢献できるのである。

私は、感染症について持続可能な開発は可能性であるだけでなく、避けて通ることができない道だということを、本書を通じてはっきりさせたいと願っている。

他の持続可能性に関わる問題と同様、パラサイトと感染症は常に社会で最も貧しい人々に襲い掛かる。しかし裕福だからといって感染症を逃れられるわけではない。次にパンデミックが起これば、富裕層もそれを逃れることは不可能だ。彼らは貧困層に比べて、生存の確率が高いだけに過ぎない。

ではどうすれば、私たちは持続可能な将来を実現できるのだろうか?

抗生物質耐性については、耐性が獲得されないように、その可能性をできる限り最小限にとどめなくてはならない。簡単に言うと、抗生物質の使用を最小限にとどめるということだ。抗生物質を不必要な人―または動物―に摂取させるべきではない。もし自慢すべきことがあるとすれば、フィンランドはここで胸を張っても良いだろう。欧州連合域内では、家畜に抗生物質は病気の治療目的以外では投与してはならないことになっている。それでも抗生物質の使用には加盟国間で大きな差がある。ノルウェー、スウェーデン、フィンランドは家畜への抗生物質投与がかなり少ない国々であるのに対して、フランスではその数倍の抗生物質量が家畜に投与されている。MRSA(メチシリン耐性黄色ブドウ球菌)は比較的症例が少ないとはいえ、デンマークでは3分の2の養豚所で発現している。

もし抗生剤耐性獲得の脅威が大きいのであれば、抗生物質を配合剤、つまり複数を組み合わせて使うべきだし、いくつかの抗生物質は、最後の最後に使う手段として取っておくべきだろう。「念のために」抗生物質を処方するのは、本当に健康リスクがある場合にのみ考慮されるべき方法だ。

予防接種は多くの感染症拡大を防ぎ、さらに感染症自体の撲滅を可能にするものだ。いつどんなときであっても予防接種を受けることは理に適っているし、受ける機会があるなら利用しない手はない。感染症の拡大を抑えるにもコストがかからず、多くの場合感染症撲滅の唯一の方法である。フィンランドでは国立健康福祉研究所が個々の予防接種に関しメリットとデメリットの評価をした予防接種計画が機能している。したがって、予防策を取らなければ感染症にかかるすべての人達の治療に要する人員と費用とを比較し、感染症を抑制し、経済的に効果があるとみなされれば、予防接種は国民予防接種計画に盛り込まれる。しかし全員が予防接種を受けることができるわけではない。使われている薬剤にアレルギーがあったり、免疫機能が弱すぎて予防接種ですら危険な人も存在するからだ。従って私たち、アレルギーなどのない人々の責任は予防接種を受けられない人達を集団免疫で守るために自分がきちんと定められた接種を受けるということになる。

多くの感染症は性交渉によってうつるので、コンドームを使用すれば簡単に防ぐことができる。しかしそれ自体が期待されるほどの防御力があるわけではなく、例えばパピローマウイルスやヘルペスウイルスはコンドームを使っていても容易に感染する。それに加えて、人間はその時の気分や、アルコールその他のドラッグの影響下で性行為をし、コンドームをあっさり忘れてしまうことが多い。したがって定期的に自らの性病検査をしておくべきだ。感染症の拡大において問題となるのは、無自覚に病気を抱えている人だ。そしてこういう人達がスプレッダーとなる。責任ある性行動とは、自らの健康状態をきちんと把握していることと言い換えてもいいだろう。

また食糧生産においても、生物種間に加えて同じ種の中での個体間の多様性を念頭におくべきだ。つまり、単独の作物、または家畜への依存をできる限り減らし、多様な種を栽培、飼育するべきだろう。なぜなら病害などが広がった場合、1種類の作物へ依存していると、食糧生産の被害は甚大となるからだ。そして、依存度が高く1種類の作物が広大な土地で栽培されているところに病害が襲いかかるリスクも高い。一方、その1種類の作物の中でも十分な多様性を維持しなくてはならない。そうすることで、病原体への抵抗の差異も出てくるからだ。この点についても、消費者は在来種を含む、より多様な食品を買うという消費者行動で意思表示と影響力を発揮することができる。小規模であっても家庭菜園などでそのままでは消えていく在来種の作物を育て、維持するという素晴らしい活動も広げていくといいだろう。

最も重要な点は生活レベルである。これまでも何度か指摘してきたように、感染症は多くの場合生活習慣病であると言っていい。同じ家庭で暮らす人数、空調の有無、治療へのアクセス、衛生といった点は生活レベルが大きく影響する。経済成長――もしその他の環境が同じであれば――は感染症の減少へとつながる。大切なことは、生活レベルの向上が平等にいきわたることだ。地球上に綺麗な飲み水、廃棄物の処理、十分な栄養、治療といったものへ手が届かない人間がいる限り、パラサイトにとってこの世界は楽園であり続ける。そして感染症は裕福な層へも広がっていく。これまでも書いたように、多くの感染症はフィンランド固有ではなく外国から持ち込まれる。麻疹や結核はそうした病気だ。一人の人間ができることは少ないとはいえ、可能性は無限だ。フェアトレードなどの製品を利用し、開発援助団体へ寄付すること、平等を推進する政治家へ投票すること、これらすべてが無限の可能性へと結びつくのである。

X

人間は感染症無しに存在しうるのか

私たちは、これまでの歴史の中でもっとも感染症を多く持っていると何度か述べてきたし、その数はこれからもどんどん増えていくだろう。しかしフィンランド人にとっての現実は、実際にかかって苦しむ感染症の数は史上もっとも少ないはずだ。これは素晴らしいことだ。人間の寿命もそれにつれて延び、乳児死亡率も劇的に下がっているのだから。

連れ合いであるパラサイトのかくも大きな変化が意味を持たないわけはない。私たちは人間個人としても全く新しい状況を前にしている。もしこれまでは常に数種の腸内パラサイトを持っていたとしたら、それらがいなくなるという事は何を意味するのだろうか？　人間の進化はつねに、パラサイトとともにあった。私たちにとっては腸内に寄生虫を飼っているのがずっと当たり前だったのだ。

行き過ぎた清潔さ

アレルギーや過敏症は西側諸国で１９００年代最初からどんどん増えていった。生活レベルが上がるほどにアレルギーも一般化していったのだ。まずは西側諸国で、そして工業化するアジアや南米諸国で、近年はアフリカの富裕国で増え続けている。過去10年では、クローン病や一型糖尿病、急性リンパ性白血病などの自己免疫疾患もどんどん増えてきている。

自己免疫疾患は免疫系が正常に機能しなくなり、免疫細胞が自らの体の組織を攻撃してしまうものだ。簡単な例でいえば、白樺花粉が白樺花粉アレルギーを持つ人の気管上部や目に入り込んだ途端、白樺花粉アレルギーを持つ人の免疫系は、白樺花粉の侵入をパラサイトの攻撃と同じものだとみなしてしまうのである。そして全身で防御態勢を整える。炎症やその他の白血球の反応がそれにあたる。すると血液循環が活発になり、毛細血管が拡張し痒みが起こったり、鼻水や涙が粘膜から分泌され、悪くすると全身で発熱やストレス反応、呼吸困難といった様々な変化が起こる。同様にひどい自己免疫疾患では、人間の体内の白血球が自分の体組織を攻撃し始める。例えば過敏性腸症候群では、白血球は腸表面の自らの細胞を破壊していく。なぜなら白血球にとってそれらの細胞は体内に侵入してきたパラサイトで攻撃すべき対象と誤認しているからだ。

英国人医学教授デビッド・ストラカンは、１９８９年いわゆる衛生仮説を発表した。それによると私たちは以前ほどパラサイトと接していないためにアレルギーになっていると唱えている。ストラカンは、家族の人数が多く上の兄弟が多い乳児ほどアレルギーが少ないことを示した。すなわち人数が多いと様々な雑菌や微生物に触れる機会が増える。その分アレルギーから守られるというわけだ。実にシンプルだ。私たちがより清潔な生活環境で生きるようになり、免疫系はすることがない。そして免疫系は何かしようと腕まくりをして待ち構え、勢い余って自分の体細胞を攻撃し始めるのだ。腸内寄生虫も何もいない体内で、元は無害な白樺の花粉や体内の細胞を敵だとみなしてしまう。この仮説にはしかし、一つ問題がある。ただ子ども時代に出会いやすい普通のバクテリアやウイルスにさらされるだけではアレルギー発生を抑えることはできない。なぜなら子どもたちは衛生的な環境に暮らしていようとも、実際生活の様々な場面で同じような病気に依然さらされているからである。フィンランドでは国が定めたかなりの数のワクチンを接種し、免疫系に「仕事」を提供している。しかしそれでも免疫系にとっては不十分のようだ。

衛生仮説をもう少し発展させた進化版は、旧友仮説と呼ばれている。それによると、人間は進化の間に一定のパラサイトと共存することに適応してきた。付き合いが長いパラサイト、つまり「旧友」は体の機能に大切な影響を及ぼしている。しかし、それら旧友、つまり腸内寄生虫などへの暴露が現在はかなり減っている。そして私たちが幼少時に出会う多くの感染症を引き起こすのは、農耕文明以降に加わった比較的「新しい」パラサイト達であるから、私たちの体はそれらに適応が完了していない。したがって、小さいころにさらされる感染症群は、自己免疫疾患が増えたことの説明にはならないのだ。免疫系は、腸内寄生虫のような昔なじみ、言い換えれば旧友であるパラサイトたちからの働きかけを恋しがっているようなものだ。とくに西側諸国では腸内寄生虫にお目にかかることはあまり無い。結果、私たちはアレルギーに苦しんでいるというものだ。

この考え方に続く最後の仮説は、生物多様性仮説である。それによると、免疫系の健やかな発達には、粘膜の細菌叢が多様であることが望ましい。西側諸国、とくにペットもいない都市部の住宅で生活する人の細菌叢は、田舎や発展途上国で暮らす人のそれに比べかなり偏りがある。生物多様性仮説に関し大きく貢献したのはフィンランドの学者、故イルッカ・ハンスキの研究であった。彼の研究グループは、フィンランドとロシアの国境の両側において、住民のアレルギーの種類や数、そして細菌叢に大きな違いがあることを突き止めた。研究者たちは、小さいころにできる限り多様な自然環境とペットを含む動物に触れることで大人になってからアレルギーや自己免疫疾患から身を守ることができると提言している。その研究では、重要な役割を果たすのはどのバクテリアなのか、また大切なのはバクテリアの種類が多いことか、それとも特定の微生物同士の相互影響が効果を発揮するものなのかまでは分からなかった。

したがって私たちは、なぜ自己免疫疾患が起こるのかという理由を知っているわけではない。しかし何かが背後で働いているはずだ。それが病原体なのか、もっと大きなパラサイトなのか、偏った細菌叢なのか、はたまた——このような場合によくあるように——こうした複数の要素の組み合わせなのか、いつかは分かる時がくるだろうが、はっきりしているのは、生物的に「不足状態」にあるということだろう。私たちは、その不足状態を、何かで補っていけるようになるのだろうが、すでに判明していることもある。自然と触れ合う事は、アレルギーが起こるリスクを下げてくれるということだ。ペットと、特に犬と暮らす事でビフィズス菌群はより多様化しアレルギーが進行するのを防ぐようだし、農場で育つ人にはアレルギーは少ない。また初期段階での調査結果では、自然志向の保育所（子どもたちは保育所にいる時間、ほとんどを屋外で過ごす）ではアレルギーの発現が少ないようだ。

しばしば、人間の進化と適応能力について先史時代を持ち上げ、懐古主義的に書かれることがある。私たちはサバンナで生まれた種なのだから、今の時代のオフィスの椅子に背筋を伸ばして座り続ける生活は不自然で、危険な環境なのだと。消化器の不調、腰痛、近視といったものは現代のやっかいものなのだ。このようなノスタルジーは、半分は真実である。しかし、農耕文明が始まる前のことについては、私たちの知識は実に乏しいということも覚えておいた方がいいだろう。当時の人間の生活や健康状態について残されているものはあまりに少ない。

人間の進化の歴史は、何にも増して、適応の歴史である。私たちは多様な環境で、多様な集団のなかで生き抜くことに適応してきた。現代の私たちは、２０００年前の先祖に比べかなり異なる環境で暮らしている。生活の質を測定するには、様々な物差しがあるが、もし健康という尺度で見るならば、人類の歴史で最も優れた時を生きているということができるだろう。だからこそ、衛生の行き届いた環境で生まれる、健康に関する様々な問題もより大きな視点で見た方がいいのではないだろうか。全体を俯瞰すれば、パラサイトがないことで引き起こされる病気の方が、ずっと様々なパラサイトを抱え続けて生まれる病気よりも良いという見方もあるのではないか。

人間の進化は、私たちが考えているよりも早く進んでいる。私たちは農耕文明開始後、牛乳や穀物といった新たな栄養を摂取し、それらに身体を慣らしてきた。一方、私たちの先祖をさかのぼっていくと、彼らが当時の環境に完全に適応していたわけでもない。というのも、世界は常に変化し続けているからだ。人間の先史時代を知れば知るほど、なぜ今の私たちがこのような存在なのか、ということが分かってくるはずだ。近年の意義深い発見は、現生人類はネアンデルタール人と交雑があったという点だ。そのため、私たちの一部にはその交雑によって受け継がれたネアンデルタール人の遺伝子が組み込まれており、そしてそれは偶然ではないのだ。

ネアンデルタール人からよろしく

本書では、何度も「人類」について書いてきた。あたかも人類が単一で均質な集団のように、である。しかしご存じのように、遺伝的には似通っていても、私たちは単一の種ではない。人類は過去にかなりの遺伝的制約を受け、狭い通り道(ボトルネック)を潜り抜けてきたと言っていい。もともと小さい集団から人口がどんどん増えていくとき、集団の遺伝的多様性は下がる。そこに変化をもたらすのは、たとえばネアンデルタール人からもたらされた遺伝的要素である。

現生人類がアフリカから出ていったとき、人類はユーラシア大陸で自分たちに近しい存在に出会った。それがネアンデルタール人である。現生人類とネアンデルタール人の関係について詳しいこと、例えば互いにどのように接していたのか、交流が活発だったのかといったことは分からない。しかし二つの点が多くを教えてくれる。現生人類がヨーロッパへ北上していく際、ネアンデルタール人は完全に消え去り、絶滅してしまった。そして現代の非アフリカ人の遺伝子のうち1％ほどがネアンデルタール人由来のものである。

アフリカ以外の地域に住む人類の遺伝子のうち、1％がネアンデルタール人からもたらされた遺伝子というのは実はかなり大きな割合といえる。ネアンデルタール人は、アフリカの外に生活しており、アフリカから出ていった人類との交雑はその移動の際に起こったと想定される。その置き土産が、まだ私たちの中に残されているのだ。アフリカに残った人々はネアンデルタール人に出会うことなく、遺伝子も混じっていない。

私たちとネアンデルタール人が出会って、生き残ったのが私たちだ。ネアンデルタール人の絶滅は、現生人類の方が優れていたことを示しているが、どう優れていたのかは分かっていない。暴力的な戦闘方法だったかもしれないし、生物的に優れていた（子孫を残しやすかったり、食糧を集める知恵に長けていた）のかもしれない。また推論では、現生人類は犬を飼いならし、狩猟で手助けとして使い、より大きな脳を持ち、社会的能力に優れていたために集団人数も多かったという説もある。真実が判明することは永久にないのかもしれない。これもおそらく、前に述べた複数の要素の組み合わせなのではないだろうか。

しかし私たちにはネアンデルタール人の遺伝子が残っている。適当に選ばれた部分ではなく、自然淘汰によって代々残されてきた部分なのだ。最初の交雑から、１０００世代を経てなお残った遺伝子は選び抜かれ最も適応したものである。単純に考えると、現生人類とネアンデルタール人が交雑し、生まれた子には双方から半分ずつの遺伝子が受け継がれている。その次の世代には、ネアンデルタール人の遺伝子は偶発的に分けられると私たちは想像するだろう。逆の交配パターン、つまりネアンデルタール人の遺伝子のうち完全に排除された部分があり、残されたものがあるということは、自然淘汰がそれを残すべき遺伝子と捉えたということだ。

非常に興味深いのは、ネアンデルタール人の遺伝子で残ったものに、免疫遺伝子が多いという事だろう。自然淘汰はこの免疫を調整する部分が必要だと判断したのだ。なぜか？　パラサイトに関わる部分と考えるのがしっくりくるのではないだろうか？　ネアンデルタール人は、アフリカに住んでいた人類よりも肉食に依存していた。アフリカでは植物性の食糧が年中得られたが、ヨーロッパの寒冷地では特に冬季、狩猟に頼り肉を摂取するしかない。肉を食べるという事は、寄生虫を取り込んでしまうことを意味する。だからこそ、ネアンデルタール人は、アフリカにいた私たちの先祖よりも、パラサイトへの免疫の点で優れていたのではないだろうか。交雑によって、現生人類はその優れた点を遺伝に取り入れ、北部の寒い地域で生き延びる特性と、栄養分の変化にも対応することができた。ネアンデルタール人が暮らしていた地域に移り住み、彼らの食生活を取り入れることで、現生人類はネアンデルタール人の連れ合い種一式もついでに受け継いだ。絶滅したとはいえ、ネアンデルタール人は、現生人類が新しい環境で適応できるよう手助けしてくれたともいえる。

さらに興味深いのは、米国人研究者たちが、ネアンデルタール人から受け継いだ遺伝子とアレルギーの相関性を調べた際、ネアンデルタール人由来の遺伝子を免疫に持っている割合が多い人ほど、アレルギーに苦しんでいるという結果が出た。旧友仮説はここでネアンデルタール人と出会う。私たちがすでに適応したパラサイトについて論じるとき、それはネアンデルタール人のもっていたパラサイトを指すのである。ネアンデルタール人からはパラサイトを受け継ぎ、彼らの免疫も受け継いだ。地球上あますことなく増えた現生人類の私たちにとって、この遺伝子は無くてはならないものではあったが、周囲にパラサイトが激減してしまった環境において、この遺伝子が今障害となっているのである。

ここに進化の物語の素晴らしさがある。最初に、自分たちと近いネアンデルタール人の遺伝子を受け取った。そのおかげで私たちは新たなパラサイト群に適応することができた。しかしそれらのパラサイト群が消えてしまい、新しい問題に直面しているのである。

次のトレンドはマイクロバイオーム

科学ニュースを追っている人ならば、最近の研究で人気のトピックであるマイクロバイオーム（細菌叢）に気づいただろう。私たちの生活と、連れ合い種のパラサイト達がどれほどしっかりと結びついている存在かが明らかになり、パラサイトが私たちの健康において持つ意味も改めて評価されつつある。私たちの腸内で起こっていることは、私たちの脳に加え、そこにいる腸内細菌が指示していることだと言い換えてもいいほど密接な結びつきなのだ。人間の身体は細菌に覆いつくされている。皮膚にも、粘膜にも、消化管内にも様々な種の細菌が無数に存在する。特に連れ合い種の遺伝子多様性は、私たち自身のそれに比べそもそも桁が違う世界である。

私たちは長い間、体内の細菌が身体の新陳代謝に影響していることを知っている。つまり体内に取り込まれた栄養がどのように分解され、化学エネルギーとして内部で取り込まれているかということだ。さらに、私たちは細菌群が私たち個人の発達や病気の発生にも関係していることを改めて認識し始めている。衛生仮説も、パラサイトと私たちの健康は切っても切れない関係だという点を提示している。それを知った研究者たちは、他の感染症と細菌叢との関係をさらに調べようとしている。

腸内細菌叢にはどんなものがいるのかを調べるのは簡単だ。研究者たちは、細菌の16Sリボソーム RNA（リボ核酸）遺伝子を解析すればよい。それをもとに、便の検体中からそれぞれを違う種に分類する（正確には、塩基配列だけでは種とは呼べない為、機能別の分類を行うのだが）。新たな塩基配列決定方法では、一つのサンプルから数千の塩基配列を解読することができるため、細菌全体の塩基組成を容易に決定することができる。便を採取し（それ自体はすぐ終わる）、そこからDNAを分離する（約2時間）。次にシークエンス分析の準備をする（数時間）。そして自分で塩基配列決定し（約1日）、最後に結果を解析する（数時間）。そうすれば、どんな細菌か種別もわかるのだ。

最新技術のおかげで、こうした調査が比較的簡単にできるようになったため、研究者たちは喜び勇んで人間を使った臨床実験を開始している。基本となる考え方は同じだ。健康な人と病気を患っている人の細菌叢を比較するのである。そして多くの場合、差異が見つかる。しかしまだこの実験の歴史は浅く、研究者らの研究手法も確立したとはいえず、検体の採取の仕方、調査の進め方、塩基配列決定の方法が結果にどう影響するかについても不確実なところがある。というよりは、最終結果には様々な要素が影響するということは分かっているので、様々な研究結果を比較するのも楽ではない。このプロセスが成熟し、信頼のおける科学分野となるまで何年かはかかるだろう。

対象とする疾病の研究をさらに進めたい場合、ラボで動物を使うことが多い。実験での利点は何らかの処置をしたマウスと、そうでないマウス、つまり対照試料との比較ができる点だ。さらにラボでは無菌状態でのマウス飼育が可能だ。従ってラボで非常に少ない細菌叢しか持たないマウスを育てることができる。完全に細菌を持たないマウスというものは不可能だが、かなり近い所までは持っていくことができる。

こうした研究から、様々な事が判明している。太ったマウスと痩せたマウスの細菌叢は異なるし、痩せたマウスに太ったマウスの細菌叢を与えると、だんだん太ってくるのである。

逆も同様だ。つまり太ったマウスは、痩せたマウスの細菌叢が入ると痩せていく。さらに、太ったマウスと痩せたマウスの細菌叢は、太った人間と痩せた人間の細菌叢と同じような差異がある。ある例では、細菌叢が乏しいと健康上の問題を引き起こすことがあるが、別の場合には健康上のトラブルを減らすこともある。もし太ったマウスの腸内細菌叢からできる限り細菌叢を除去すれば、脂肪形成する能力がなくなり、マウスは痩せていく。私たちは一定の種類の細菌は健康に良い効果をもたらすことも知っている。たとえば乳酸菌やビフィズス菌は病原体が少ないという状態と無関係ではない。しかし特定の細菌ばかりに注目しても意味が無いだろう。細菌の健康効果とは、他の細菌との相互関係や個人の体調と複雑に絡み合っている。一つ一つの細かいパーツを足していったからといって全体が綺麗に構成されるわけではないのだ。

基礎研究でよくある話だが、私たちはまだ現実への応用からは程遠い場所にいる。細菌叢の変化は、病気の原因なのか、それとも結果なのかといったこともはっきりしていない。どのような細菌群が体にどのような影響をおよぼすのかも分からない。細菌群を無理やり変える事で肥満治療や、アルツハイマー型認知症の治療をできるというわけでもない。おそらく将来もできないままだろう。なぜなら私たちが持っている細菌群は常に変化し体のそれぞれの部分で異なり、何よりも複雑怪奇なのである。それを一つずつ紐解いていくだけでも大変な手間だ。

時に、連れ合い種の種類に手を加えることで、いい効果が得られたこともある。近年便移植が動物間、そして人間の間でも試みられている。得られた結果は全般的に言うと効果が上がっているようだ（つまり、移植された側の健康が改善する）。方法も比較的簡単である。

作りこまれた細菌たち

私たちは、連れ合い種の多様性がだんだん乏しくなってきていることをすでに認識しているし、それが何を意味するかということも根拠とともに理解している。しかしこれが人間の全体的な健康管理にどれほどの意味を持つのだろうか？　私やあなたは、この点を把握しておくべきなのだろうか？

人間は長い間、連れ合い種に様々な手を加えてきた。それ自体は目新しいことではない。1990年代にはプロバイオティクスが流行った。もともと私たちの体内にいる乳酸菌を追加で摂取し、それが消化を助けると言われているものだ。言葉自体は目新しいが、昔からの知恵である。乳酸発酵は数千年も前から用いられている食品保存の方法だ。このおかげで、人間は消化を助け、腸内環境を整える微生物を取り入れることができた。これをもとに、近年、いわゆる善玉菌が添加された食品が開発されている。それによって、私たちは食品に求める健康効果が確実に含まれていることを確認できるのだ。

プロバイオティクスにも、より過激なアプローチが存在する。酪農家の中には、長い間細菌叢を個体間だけでなく違う種に摂取させるという方法が知られている。たとえばスウェーデンでは、ウシなどの食い戻し〔反芻動物が草などを咀嚼し飲み込んで第1番目の胃から戻す丸いかたまり〕を他の家畜に与えていた。なぜなら、それが消化を助けると知っていたからだ。１９５０年代から、この微生物群の動物から動物への移植は様々な研究がなされてきた。馬の飼育では、消化不良を起こしている馬に、健康な馬の馬糞を水に溶いて飲ませるのはしばしば取られてきた方法でもある。

近年、この方法は腸内フローラ移植（便移植）と呼ばれ、人間にも治験が進み始めている。実は、抗生物質の長期投与による下痢など特定の病気に対して腸内フローラ移植はもっとも効果がある治療法といえる。方法も実に単純である。健康な人の便を採取し、患者の肛門から腸内に注入する。インターネットでも様々な手法が紹介されており、ブレンダー等面倒な設備も必要ない（しかし、いくら方法が分かるからといって、専門家のきちんとした指示なく自宅でこれをやる事はやめた方がいい）。たとえば大腸内視鏡、経鼻経管〔鼻から胃へのカテーテル〕などでも可能だ。

フィンランドではまだ腸内フローラ移植はかなり珍しい処置である。しかし米国ではすでに治療として定着しつつある。便の移植は簡単でもそこには危険もある。だからこそ治療の認可を担当する役所も注意深く腸内フローラ移植についてのルール作りを進めている。腸内フローラのドナーから提供される便は病原体などが含まれていないかきちんと検査される。さもなければ、提供を受ける側が、治療のためであったのに新たな病気にかかってしまう危険性があるからだ。

偽膜性腸炎〔抗生物質の使用で結果的に大腸に炎症を起こす〕はクロストリジウム・ディフィシル菌による長期にわたる辛い下痢症状である。抗生物質を治療で一定期間服用することで引き起こされる。抗生物質は、もともといる腸内細菌もごっそりと殺してしまうので、生き残るクロストリジウム・ディフィシル菌が増殖するチャンスとなる。通常は他の細菌と共存しており、腸内でもこの細菌が占める割合は1％にも満たない。しかし、他の細菌がいなくなり、一旦大増殖してしまうと大腸で炎症を起こし、数週間、長い時は数カ月続く下痢を引き起こす。こうなると、治療法としては他の抗生物質に変えてクロストリジウム・ディフィシル菌を殺すほかないのだが、変えた抗生物質がすぐ効くときもあれば、そうでないときもある。効果が無い場合、終わりのないスパイラルに突入してしまう。この辛い下痢に苦しむ人たちにとっては、腸内フローラ移植は健康な腸内細菌バランスを取り戻せる治療となり、かなりの朗報であろう。

すでに米国ではドナーの便を冷凍するサービスを提供する企業が複数存在する。実にうまい商売だ。人間の腸が正常に機能しているときに、便を採取して冷凍・乾燥処理を施す。そして将来、病気になったときなどに自分の便から作った錠剤を経口摂取するのだ。そうすれば時間を戻して、自分の腸が健康だった時の細菌叢を取り込める。さらに、便を直接移植するよりも多少なりとも洗練された方法は、便から必要な細菌群を選び出して錠剤の形にすることだろう。しかしこのメソッドはまだ臨床試験を突破してはいない。従ってこの方法を偽膜性腸炎などの治療に試すにはしばらく時間がかかりそうだ。

この治療法を実際に定着させていくには、あと一押し必要なようだ。例えば、便移植の流れを臓器移植に見立てて考えてみてはどうだろう。いくつかの国では、すでに腸内フローラバンクが誕生している。「ドナー」の便はあらゆる検査を潜り抜けたものであり、品質は保証付きだ。腸内フローラ移植にはほんの少しの便だけで事足りる。従ってドナーから一度採取しておけば、それが複数回の治療に利用可能である。サンプルの安全性（寄生虫や病原体、抗生物質耐性菌株などを含んでいない事）が確かめられれば、安全に保管・冷凍しておけばよい。そして病院で移植治療が必要になれば、腸内フローラバンクに連絡し、冷凍した便を発注し、患者への移植が行われる。

大きな連れ合い種も医学的方法で体内に摂取し、補う事ができる。米国では試してみたい人向けにパラサイト錠剤すら出回っている。少し前の話を思い出していただきたい。ニューヨークにおいて正統派ユダヤ教信者の間で、クローン病の発現率は他の集団よりもずっと高かった。１９３０年代以降になって少しずつ他の集団でもクローン病が現われ始め、ユダヤ教信者の発症率に近づいて行った。研究者たちは、これはユダヤ教におけるカシュルート〔清浄規定で食べてよいとされた食品〕が関係しているとみている。ユダヤ教信者の人々は豚肉を食べないので、他の集団に比べ豚肉に含まれる一般的なパラサイトにさらされる機会が格段に少ない。衛生環境がだんだん改善され、他の集団もパラサイトが減ったことで、他の集団にもクローン病（自己免疫疾患である）を発症する率が高まった。つまりパラサイトがいないことで、病気になるというのは旧友仮説に当たる現象ではないだろうか。では、私たちの消化器は、パラサイトがいないと正常に機能しないのだろうか？　カリフォルニア大学のニホンザルを使った実験がその点を少しでも明らかにしてくれるかもしれない。サルたちの中には、人間と似たような腸内の炎症を患っている個体がいる。その炎症は、サルの免疫機能が腸壁の細胞を攻撃し、腸内で慢性の炎症を引き起こしている。研究者たちは、サルに鞭虫（線形動物）を与え、腸内、サルの腸内フローラ、炎症にどういう影響があるかを調べた。すると鞭虫を与えたサルのうち一部は回復したのである。鞭虫は腸内に入ると、細菌叢に変化を及ぼし、細菌叢から新陳代謝を促進する成分が分泌された。その成分が免疫の活動を抑制し、腸壁が回復してきたのである。しかし問題がなかったわけではない。鞭虫が死んで、サルの体内から寄生虫がいなくなった後、炎症が再発したのである。人間にも人為的に寄生虫を投与する臨床治験が行われている。クローン病や腸内炎症を起こすものに対して、豚鞭虫（*Trichuris suis*）を投与するのだ。この鞭虫は人間の体内では成長するが増殖はしない。従ってずっと残るものではないから、治療目的なら2、3カ月に1度鞭虫を投与しなくてはならない。実験の結果は、矛盾している。症状が改善する場合とそうでない場合が混在するのだ。従って寄生虫は腸内の炎症に絶対に効果があるというわけではないようだ。

腸は自らを形作る

多様性を持ち、進化の観点から自然に形成された細菌叢を持っておくことは私たちの健康にいい影響があるようだ。では私たちはどこから自らの細菌叢を獲得していくのだろう？研究によると、人間は大体2歳までの間に自分固有の細菌叢をつくりあげ、その後、細菌叢は比較的安定し一生維持されていく。しかし腸内をひっくり返すような出来事（下痢や、食生活の劇的な変化）があると、腸内細菌たちの構成を大きく揺るがしてしまう。興味深いのは、私たちの遺伝は、細菌叢の形成にはほとんど影響がないということだ。一卵性双生児と二卵性双生児を比較研究したところ、前者は遺伝的にも予想通りだが、後者もほとんど同じ細菌叢を持っていた。つまり、細菌叢は生活環境によって形作られ、遺伝子はそこに影響しない。さらなる研究が必要ではあるが、病原体やパラサイトに対抗する際、私たちの持っている遺伝子が大きく影響するが、「腸内に優位な、または中立的な」細菌叢の形成に関しては、遺伝要素はほとんど関係ないのではないか、と言うのが私の考えだ。命の誕生は、人間の人生の中でも最も意味を持つ出来事の一つであるが、細菌叢の形成においても同様だ。新生児は、産道を通るときに、母親の粘膜を通じて最初の細菌との接触を持つのである。生まれた後はすぐに母親の胸に抱かれ、母子の精神的なつながりに加えて生物としてのつながりも生まれる。母親の皮膚の表面にも無数の微生物がいる。こうして赤ん坊はさらに新しい細菌群と触れ合う。そうして、誰かに抱っこされる度に、赤ん坊は新しい細菌群をもらっていく。

長い間、帝王切開は人間をアレルギーにかかりやすくするのでは、と議論されてきた。帝王切開の場合、赤ん坊は母親の粘膜に触れることなく、手術によってできる限り菌の少ない状況で取り上げられる。従って様々な雑菌と接することなく誕生を迎え、形成される細菌叢も偏りがあり、産道を通った赤ん坊に比べ細菌叢の多様性形成が追いつかないのではないか、という事だ。従って現在、帝王切開で取り上げられる赤ん坊にも母親の細菌叢に触れる機会をできるだけ設け、大切な細菌群を獲得できるようにしようという複数の研究が進行中である。


生後数年の間、周囲を取り巻く環境と身近な人々は幼児にとって世界の中心を成す要素だ。それは細菌叢においても同様である。一部は直接体内に取り込まれる。小さな子どもが庭で泥を口に入れる。土壌の微生物はそのまま体内に残るものもあるだろう。大部分は間接的に誰かと触れ合ったりして取り込まれていく。母乳からも様々な細菌が赤ん坊に取り込まれる。幼児の腸内ではゆっくりと、好気性、そして嫌気性［エネルギー代謝で酸素を必要とするものとしないもの］の細菌叢が形成され、だんだん酸素が無くても代謝可能な嫌気性の細菌群が腸内に増えていく。同時に細菌叢自体も成長する。質と量ともに充実し、細菌叢は子どもが成長するにつれて安定し、そして新しい細菌が入り込みにくいものへとなっていく。

生活環境がどれほど衛生的かも無視できない要素だ。発展途上国の環境では赤ん坊の腸内環境は先進国の赤ん坊に比べ早く多様性を獲得し、安定も早い。しかし不衛生な環境では不利な点もある。こうした環境で育つ赤ん坊の細菌叢は、生後数カ月の間かなり不安定で下痢も頻繁に引き起こす。上の兄弟たちが腸内細菌叢の形成に、発展途上国の生活環境と同じように影響を与えるかどうかは興味深い点だ。赤ん坊の上に兄弟が多いほど、赤ん坊の腸内細菌叢は早く成熟する。

子どもの頃に長期間抗生物質を飲み続けると、細菌叢に大きな変化をもたらしてしまう。特に生後1年の間、何らかの事情で長期の抗生物質摂取を余儀なくされた子どもは、アレルギーや腸の炎症など自己免疫疾患に悩むことが多い。抗生物質が必要な細菌群も殺し、生後1年という大事な時期に形成されるべき細菌叢の発達を妨げてしまうのが原因だと思われる。

酪農を営む人たちは、都市部に住む人に比べ多様な細菌叢を持っていることはすでに広く知られている。どの家畜でないといけないという事はあまり関係はない。また、飼育する動物の種類が多ければいいというものでもなく、なんらかの動物を飼っていれば十分だ。最近の関心は、ペットや家畜が人間の細菌叢にもたらす影響である。以前はペットがアレルゲンの源だと思われていたが、事実は逆で、ペットや家畜が、人間のアレルギー形成を抑制してくれるのである。近年、細菌叢の源として大きな役割を果たす犬を対象とした研究が多いようだ。特に、生後1年のあいだに犬が飼われている家で育つことに大きな意味がある。猫についてはは犬ほど細菌叢の形成に影響しないと思われる。猫好きの人のために述べておくが、猫の細菌叢が少ないというわけではなく、犬と猫の行動様式の違いだという事を述べておこう。研究でも、人間がどれだけ犬と接触したか正確な時間を測ったわけでもない。猫があまり飼い主にべたべたせず、家猫でなければ屋外にいる時間も長く、犬の場合は飼い主にじゃれついている割合が多ければ、なぜ犬から人間にうつる細菌が多いのかという説明にはなるだろう。

また、どこに住んでいるかももちろん結果を左右する。自然豊かな田舎に住んでいる人間と都市部に住んでいる人間の細菌叢も異なる。コンクリートジャングルに住む人の住居は細菌叢の源とはならず、外から家に持ち込まれる細菌の方が多い。住んでいる場所の細菌叢は住人の細菌群とほぼ同じであるから、たとえば細菌叢を調べれば誰がその住居に住んでいるか結びつけることはできるだろう。変化も早い。引っ越しがあったとして、住居に居つく細菌叢は、1週間で新たな住人の細菌叢に入れ変わるという結果が出ている。もし住人が不安定な細菌叢に苦しんでいる場合、住空間がその状況を助長する空間となってしまう恐れもある。極端な例は、病院の細菌叢だ。病院では患者の入れ代わりも激しいのでその空間での細菌叢もめまぐるしく入れ替わる。そして病院では大量に抗生物質が投与される。従って病院では病院特有の抗生物質耐性を持つ病原菌が蔓延している。病院には基本的に病気の人しか来ないため、不安定な細菌叢を持った人たちが集まり、その空間は負の意味で共鳴空間と化してしまう。

では、病院の空間をより健全にする方法はあるのだろうか？　その点ではまだ研究は日が浅く、どうすれば健康な細菌群を増やせるか、についてははっきりしたことは言えない。しかし私たちには有害な細菌から効果的に身を守る方法がある。清掃、つまり掃除だ。米国の病院では、清掃担当者のスキルが、病院細菌の駆除に最も効果的に影響するという調査結果も出ている。清掃とは、もともと汚れた場所を見つけ綺麗にする仕事である。問題は、それほど重要な仕事であるのに、清掃員の社会的価値が下がってしまい、給与も低水準であることだ。すると人が定着せず、入れ代わりも激しくなり、教育や研修が不足して職場での指示も徹底されず清掃も適当になりかねない。米国の病院清掃員の離職率と清掃の仕上がりを比較した調査では、その差は明らかだった。プロ意識を持った清掃員が職務環境に満足して働いている病院は、そうでない病院に比べ、病院細菌が増殖しやすい典型的な場所も徹底的に清掃されており、病院細菌の数も最も少なかったのである。

住居の細菌群構成とそれがもつ意味については、ごく最近関心が向けられるようになった点である。菌類（カビ・キノコ・酵母の仲間）自体に関しては、より長い期間研究がなされているが、それというのもカビには有害な働きが数多くあるからだ。代わりに、住空間の細菌叢を私たちの健康に即したより良いものにできないかという事が議論され始めている。突飛なものでは、屋内空間に善玉細菌を吹き出すような機器を考えている向きもあるようだが、現実的な落としどころは、住居をどのように建てるか、どう空調や暖房を調整すれば、家に住み着いている細菌叢が健やかにいられるか、といったところではないだろうか。

「普通の」パラサイト群は存在しない

細菌叢の研究では、しばしばアンナ・カレーニナの法則「すべての失敗にはそれぞれの形があるという喩え」が話題に上る。細菌叢に当てはめるならば、不健康な細菌叢はそれぞれ別の形をしているということだ。もともとはトルストイの小説『アンナ・カレーニナ』の冒頭で「幸せな家庭はどれも似通っているが、不幸な家庭はそれぞれの形がある」と述べられた有名な文章からきている。どうも生物学者は、文学から引用して理論を命名するのが好きなようだ。さて、病気を引き起こす、または病気にかなり関連性が深い特定の細菌や細菌種というものは普通の人間の細菌叢では存在しない。したがって、アンナ・カレーニナに出てくる家族の比喩は、ここではぴったりと当てはまるものではないかもしれない。人間の細菌叢で最も中心となる特徴は、個々の人間の細菌叢がそれぞれが全く異なるということなのだ。一人の人間の体内では、細菌の種類がかなり安定して維持されるのに比べ、健康な一人ひとりの細菌叢は、それぞれが違っており、かつそれで健康という、「みんな違って、みんないい」状態なのである。

この特徴があるために、細菌叢と病気、はたまたそのほかの特徴を紐づけて考えようとすると壁に突き当たってしまう。

一つの明白かつ美しくすらある研究結果において、特定の細菌がある感染症の発病に関係している、と判明しても、別の10件の研究では関連性が認められないという結果が出るのだ。同じ人間の細菌叢も時に変化がみられるが、その結果特に何かが変わるかというとそういうわけでもない。もし私たちが、病気の兆候を示す細菌種を発見できたとしても、きっとその例外も見つかるだろう。例えば、人間の遺伝学でも同じ問題に直面している。病気の予測につながる遺伝子の変異が見つかっても、同じ遺伝子の変異を起こしても病気にならない人は存在するのだ。

すると治療を発展させようとしても、どうしていいのか分からない。人間を健康にするための簡単な解決法などどこにも転がっていないのだ。乳酸菌の錠剤は南国へのバカンスで胃腸を守る一定の効果は上げてくれる。しかし、本当に病気を治療しようとして特定の細菌を摂取するまでに至るにはまだ長い時間がかかりそうだ。アイデアとしては非常に明快な腸内フローラ移植も、抗生物質の長期投与で偽膜性腸炎を起こした全員が回復するわけではない。一番の問題は、私たちには、なぜそうなるのか、がまったくわからない点である。

実は、生態学者からするとこれは当たり前のことだ。私たち生態学者は、生物社会が複雑で唯一無二な存在であること、そして次にどうなるかという予測が困難であることを知っている。この10億年というもの、私たちは生物としての進化を遂げるたびに数百、数千以上の生物の生態系にその都度組み込まれてきた。人間一人ひとりをとっても十年一日同じ存在ではない。私たちも生きている間、細胞が入れ代わり常に変化し続けていく。私たちのまわりにある生物も、今この瞬間私たちに影響を及ぼすだけでなく、どの方向にどのように発達していくか、種としても、個としても影響を受けている。人間を「創造の冠」とはいえないが、種として、そして個々の人間の発達の理解が、科学という学問の一分野である生物学では、複数かつ数多くの学問分野を横断し協力し合わなくてはとても解き明かせない、もっとも難易度が高い対象である、と言っていい。全関連分野が手を取り合って研究するという境地に達するにはまだまだ道のりは長い。しかし、私たちはこれまでただ手をこまねいていたわけではない。うっすらと、しかし複雑に絡まり合った全体像が見えてきたところなのだ。

もし人間の種としての特徴を一つ述べるならば、適応性の高さだろう。現代では、生態系のレジリエンス〔自然生態系の復元力〕について語られることが増えた。つまり、生態系が様々なかく乱を受けても機能し、回復する力を持っているという事だ。生態系の中で、人間はおそらくもっともレジリエンスを持った生物であろう。私たちは種としても変化し続け、周囲を取り巻く環境もかなりの変化を経てきた。食生活の変化は言うまでもないが、それでも消化器官はおそらく以前と同様に機能し続け、私たちは様々な病気に苦しむことも減ってきている。とはいえ、アレルギーや自己免疫疾患は、人間の適応性にも限界があることを示している。

人間は、連れ合い種たちに知らず知らずのうちに、時には人為的にかなりの手を加えてきた。その中には、医学の発展には害のある連れ合い種を排除することも含まれていた。薬やその他の方法で、有害と考えられる連れ合い種を死滅させ、拡大を抑制してきた結果、私たちの連れ合い種は何も手を加えていなかった頃に比べずっと少なくなっている。逆に、有益な種については、ほとんど知られていないのが現状だ。まず、有益という尺度を客観的に示すことが難しい。パラサイトや病原体が分かりやすく病気を引き起こし、その診断も治療も容易であるのに対して、有益な連れ合い種がどう有益かという部分がはっきりしない。これは、私たちが意識的に有害な連れ合い種を排除してきた結果、知らずに多くの有益な連れ合い種も排除してしまったことで生じた不均衡の理由を示しているかもしれない。敵を認識するのは簡単だが、真の友を見極めるのは困難なのだ。

自分たちの体内よりも、私たちは外側の世界を作り変えてきたといっていい。しかし内外の世界は、実は意外としっかりと繋がっている。体内にいる腸内細菌は、もとはと言えば外からやってくる。多くの新しい感染症は、身近な動物からうつるものだ。健全な環境は自分たちが健全であることに他ならず、家畜やペットの健康はすなわち私たちの健康にもつながるのだ。もう一度言う。生態学者にとっては、ものごとを見るにも視野を広げ俯瞰するということは当たり前のことだ。そして大きな全体図を見渡したとしても、簡単に見つかる解決法は存在しない。ワンヘルスというアプローチは込み入っており、直線的な病気治療に慣れている人にはかなりおっくうに感じるかもしれない。しかし避けては通れない道なのだ。コインの裏側を見てみると、ペットや家畜、そして地球が健やかであれば、私たちに返ってくる効果は何倍にもなる。環境とそこに生きる動物の健康自体を目的とするのではなく、倫理的に価値を見出し目標とすべきものでもなく、そうすることで私たちのパラサイトの数や感染症の数が減るという結果につながるのだ。新しい健康管理のトレンドである個別医療は、将来私たちが個々の遺伝情報を紐解いてそれぞれに最適な治療を考案するようになるという。同時に私たちは、自らの連れ合い種リストを解析し、ひょっとしたら細菌叢もより健康に生きられるように作りかえられるかもしれない。この理想は、英語でいうムーンショット、つまり月旅行〔困難だが実現すれば大きな効果がある〕であろう。1962年、ジョン・F・ケネディが1960年代の終わりまでに人類は月へ行くだろうと言ったとき、その旅行自体が不可能だったし、ほとんどの人が、当時の技術でそんな夢物語を、と一笑に付したものだ。ケネディはそれでも人間にインスピレーションを与えるために月旅行は必要だと信じていた。大きな夢や目的のために、人間は信じられない力を発揮するのだ。

最初の月旅行が成功し、その成功を米国は繰り返そうとした。次の「月旅行」は、麻薬やがんの克服であったが、月へ行った時ほどの成功は収めていない。ヨーロッパにおける月旅行は、10億ユーロもの莫大な費用をかけた夢の素材グラフエン〔六角形の格子状をした炭素原子の薄膜〕の応用や、人間の脳のモデル化を目指した多角研究であろう。少なくとも脳の研究は最初からいばらの道だった。あまりに規模が大きいプロジェクトは、最初計画したようには機能しないものなのだ。

人間の健康を、どこまで詳細に予測するか、それを遺伝やパラサイトをもとに治療するかは将来に譲ることになるだろう。人間の機能や活動については、私たちはそれなりに分かってはいるが、人間を一つの生態系として捉えるには、遺伝子情報一つをとってもまだ知らないことだらけなのである。どちらにしても、今後その分からない部分に取り組んでいくのは大きな価値がある。しかし冷静に事を進めなくてはならない。研究で分かったことを応用できるまでには長い年月がかかるかもしれないし、私たちはすぐそこまで来ているのかもしれない。

私たちの細菌叢の構成とその影響は、それぞれがかなり異なっている。

私たちは個人として異なるだけでなく、一人一人がそれぞれ別の生態系としてもまったく異なる存在なのである。生態系の構造を理解するためには、生態系の活動をまず理解するところから始める必要がある。避けることのできない、大切な第一歩だ。その価値は応用を考えると小さいかもしれないが。

私たちの連れ合い種の形成には、二つの異なるタイムスパン〔時間の幅〕が関わっている。生態と進化である。1人の人生の間に、細菌叢は私たちが社会的にかかわるすべての物から影響を受け形成されていく。他の動物や土壌や、住居の中の大気も含めて、である。そしてこれは一方向だけの発達ではない。私たち固有の細菌叢は、私たちが人間としてどう発達していくかにも影響するのである。腸内細菌は私たちの新陳代謝に関係するし、私たちが栄養分をどれほど効率よく消費するかも同様だ。連れ合い種たちは、免疫が機能するように維持し、アレルギーや自己免疫疾患の発達を抑制する。

私たちは種として、連れ合い種と互いに適応して百万年以上過ごしてきた。しかしこの関係はある意味いびつなものだ。人間一世代の間に、連れ合い種たちは数千世代が交代していく。従って人間よりも、連れ合い種の方が変化が速く適応も早い。しかし連れ合い種たちには特に目指す進化の方向などない。ただ進化の荒波にもまれ、一番うまく増殖できた個体群が生き残る。時に、連れ合い種にとって宿主である人間に害をなすことがその生き残りに有利に働くこともあれば、ある時は人間と協力して生き残ることもある。

私たちは一人ぼっちだったことは一度もない。私たちの人生も健康も、パラサイト達と切っても切れない関係にある。パラサイトの進化研究を進めることの重要性は強調しすぎることは無い。そうすれば、私たちはどんな環境が私たちに有害な種を繁栄させ、またどんな環境が私たちに有益な種に好ましいかの予測が可能になるのだから。

＊

ナポレアンを見つめる

私はナポレアンを見つめている。私はこれまでも何十回とナポレアンを眺めてきた。私の博士論文の中心を成す、これまで採取した600あまりのネズミキツネザルの糞のうち、60ほどはナポレアンから採取したサンプルだからだ。私が博士論文の研究計画を練っていた2009年、ナポレアンは3歳の若いネズミキツネザルだった。そして前任の研究者の罠にも毎晩のように掛かっていたと聞いている。私が博士論文を発表した

２０１５年、ナポレアンは９歳の壮年で、私の仕掛ける罠にも毎回かかってくれた。

その６年の間に、研究に関する技術も飛躍的に進んだ。研究を始めたころは、自分がネズミキツネザルの糞をあつめて、それが指をパチンと鳴らすほどの間に腸内パラサイトをすべて調べられるなどとは到底考えられなかった。また、ネズミキツネザル、人間、パラサイト、細菌に関する私自身の理解もこの間に大きく変化した。

しかしナポレアンは変わらない。

これまで誰もナポレアンが病気なのを見た者はいない。腸内のパラサイトが多い時も、少ない時もある。ナポレアンの腸内パラサイト種は、人間に比べて変化が大きい。そして私はナポレアンの事はほとんど知らないといっていい。これまで何匹のチビ・ナポレアンをこの熱帯雨林に送り出してきたのか。バナナ以外に何が好きなのか。罠が仕掛けられない長い乾季をどう過ごしているのか。

ナポレアンは、深まる謎と、喜びの源だ。ナポレアンに関して何かが判明すると同時に、その何倍もの疑問が生まれる。ナポレアンが毎晩バナナにつられて罠にかかり、しっぽや筋肉の付き具合を調べられている間、まん丸い目で私たちを見つめている度に何かしら分からないこと、調査すべき疑問が生まれる。世界は謎で満ちている。

本書の執筆は、ナポレアンを凝視してきたのと同様の体験となった。一つの答えや悟りを得るたびに、答えのない新たな疑問がいくつも生まれる。私たちが知っていることはあまりに少なく、あまりに多い。もし読者の皆さんに、結局何もわからないじゃないか、という感想が残ってしまったとしたら、ここにお詫びしたいと思う。

しかし私自身はというと、これからもっとずっと面白くなりそうだという期待感で胸が膨らんでいる。

謝辞

本書は、長い間私に早く本を書くように、とプレッシャーをかけ続けてくれたパートナーのテーム・レミネンがいなければこうして陽の目を見ることは無かった。そしてラウラ・ハーパラは本書の誕生に力を貸し、フィンランドの出版社を見つけてくれた。研究者同士の間では、ポピュラー科学が高く評価されないということは定説だ。しかし本書については、研究内容を分かりやすい表現で書き下ろすという私の努力について好意的な感想を送ってくれた多くの研究者仲間がいた。

生態学を大学で教えるハンヌ・ピエティアイネンは、本書の草稿に非常に詳細なコメントをつけてくれた。そしてロッタ・アーリッカ、マリ・フーッポネン、インケリ・ロッキ、ユッカ・ルーッキ、エンマ・ヴィティカイネンはそれぞれ草稿を精読してくれた。彼らの気づきと励ましに感謝したい。本書のために、数多くの科学ニュース、数百の論文に目を通し、多くの同僚研究者に実に様々な質問を投げかけた。ヤニ・アンッティラ、ミカエル・フォルテリウス、ヘイッキ・ヘンットネン、マルヤ・イソムルネン、トゥオマス・カンカーンパー、アヌ・カントラ、ヘイディ・キンヌネン、オスモ・コントゥラ、ハンナ・ノヒュネク、バーバラ・チレン、彼らの手助けに感謝したい。

マダガスカルでのフィールドワークは、私の人生のハイライトの一つである。センター・ヴァルビオの研究ステーションの存在と、スタッフたちのおかげで数々の貴重な経験を得ることができ、本当に有難かった。本書執筆中の今は、チューリヒ大学で客員研究員として勤務し、ライム病を引き起こすボレリアとその他の病原体がヤチネズミとマダニの体内でどういう力関係にあるかを調べている。今所属しているチームのメンバーとも、本書の中心となるテーマについては議論し、何度となく良いインスピレーションを得ることができた。フィンランド文化財団は博士研究員としての私の研究を助成してくれ、研究の傍ら執筆にも時間を割くことができた。

加えて、本書の執筆にあたり科学研究発表委員会と、アルフレッド・コルデリン財団より経済的にも支援を受けた。この助成金がなかったら、完全に書籍の執筆に打ち込むことは難しかっただろう。そして、マイ&トール・ネッスリング財団のネッスリング・ネストのレジデンスにおいて本書の大部分が執筆されたことは特筆させていただきたい。また、執筆中に、新生の学際的な組織、ワンヘルス・フィンランド団体という知己を得ることができた。

私の博士論文がネズミキツネザルという、世界でもっとも可愛い動物へ捧げる愛情であるのに対し、本書の核、そして原動力となるのはより広くマダガスカルそのものである。マダガスカルは、私が気候変動の規模の大きさをまざまざと感じた国だ。その影響がどう自然に、そして愛すべき野生動物たちに及んでいるのか、熱帯雨林の端に居住する人々の日常にどのように見えているか、私なりに感じたことを記した。マダガスカルは、――残念ながら――いかに人間の感染症群が環境と人間社会の変化で変わっていくかという大規模な実験場となりつつある。医療事情も悪く、貧困が蔓延し、人間社会の脆さは、地球の変化を――その背後には私たち全員がなんらかの形で寄与しているのだが――肌で感じざるを得ない状況にいる。だからこそ、本書を読んで下さった読者には、是非マダガスカルという地に思いを馳せていただきたいと願っているし、さらにマダガスカルの自然の保護のために少額でも寄付をしてもらえたら大変幸甚である。国際的な団体では、Madagascar Fauna and Flora Group とGrouped'Etude et de Recherche sur les Primates de Madagascar（GERP）をおすすめし、ここにペンを置きたい。

解説

倉持利明

本書の著者トゥオマス・アイヴェロ博士は、１９８４年生まれのフィンランド気鋭の進化生物学者で、専門は寄生虫の生態学と進化、哺乳類の生態学。マダガスカル島のラノマファナ国立公園をフィールドに、ネズミキツネザルの寄生虫の生態研究で博士号を取得し、本書の原著が出版された２０１８年当時はヘルシンキ大学ポストドクトラルフェロー。２０２０年に新型コロナウイルス感染症ＣＯＶＩＤ－19に関する章を追加したときは、スイスのチューリッヒ大学で客員研究員として勤務していた。

本書の冒頭近くに「すべての背後にはパラサイト（寄生生物）がいる」と書かれているように、本書では生物（宿主）の体に棲むすべての生物とウイルスをパラサイト（＝寄生生物）と呼んでいる。したがって本書でいうパラサイトには、ウイルス、バクテリア（細菌類）、原生生物（単細胞の真核生物）、菌類（カビ・酵母・キノコ）、そして動物が含まれることになる。ウイルスは、宿主の細胞に寄生しないと自己増殖できないため生物ではないとされているが、感染症の病原体として重要であることはご存じの通りである。バクテリアには多くの病原体の他に、マイクロバイオームを形成する腸内細菌のような、宿主にとって欠くことのできない多様な微生物叢も含まれる。菌類には水虫から深刻なニューモシスチス肺炎まで、多様な病原生物を含む。そのほかは寄生虫と呼ばれる生物で、寄生性の原生生物（マラリア原虫など）、比較的体が大きな寄生蠕虫《ぜんちゅう》（回虫やサナダムシなど）に加えて、寄生性の甲殻類、ダニ類、昆虫類などの動物である。「連れ合い種」という表現は頻繁に出てくるし、「寄生虫」も稀に使われているが、著者に従いいずれもパラサイトと読み替えていただくのが良さそうだ。

本書で扱うのは感染症を起こす病原体の進化と生態であるが、パラサイトのすべてが感染症を起こす病原体ではない。パラサイトはなぜ生まれたか？　パラサイトも捕食者の一つではあるが、通常の捕食者との違いは、捕食者と獲物が出会うのは一度だけであるのに対して、パラサイトは宿主とともに生き続けて依存しているのだから、「食べ放題のビュッフェ」のようなものだという点だろう。一方で進化は、パラサイトに対して宿主から搾取するのみか、あるいは宿主と共同作業をするか、という選択肢を与えた。このように本書は、ウイルス学と細菌学（伝染病学または微生物学）、寄生虫学の垣根を越えて共に生きる生物とウイルスの相互関係の進化と生態を俯瞰しているという特徴を持っている。

もう一つの本書の特徴は、人間と人間のパラサイトの双方向性の歴史に視点を当てていることである。人間は体が大きく長命だからより多くのパラサイトを持っていること、環境に対して数々の影響を与えてきたこと、人間のパラサイトに関しては膨大な情報が蓄積されていることから、その相互作用がわかりやすいのが理由である。実に多様な人間以外のパラサイトも登場するが、それらは人間のパラサイトの由来や消長を説明するためである。

　霊長目を大きく二分するのは曲鼻亜目《きょくびあもく》と直鼻亜目《ちょくびあもく》で、ネズミキツネザルをはじめとするキツネザル下目、アイアイ亜目とロリス下目は前者、人間や類人猿、その他のサル類は後者に分類される。キツネザル類とアイアイ（アイアイ亜目に属する唯一の種）は、マダガスカル島にだけ生息する特殊で貴重なサルである。著者はマダガスカル島の熱帯雨林に入ってネズミキツネザルを捕獲し、マイクロチップで個体識別して、体表や耳に寄生するダニなどのパラサイトを数え、罠に排泄された糞を集める。体の各部を計測した後、再び森に放つ。顕微鏡下で糞の中にいる消化管パラサイトの幼虫の数を数える。ＤＮＡの塩基配列の比較によって、後にこの幼虫は糞線虫（線形動物門、クロマドラ綱、桿線虫目、糞線虫科の線虫）に近縁のものであることがわかった。ネズミキツネザルの糞を調べることで、彼らの食生活を知ることもできる。冬眠から覚めたばかりの彼らは植物食で、やがて植物の種子食に、さらに雨期が近づくと昆虫食へとシフトする。やはり塩基配列の比較から、著者はネズミキツネザルの食べ物にタイコウチやタガメの仲間（昆虫綱、カメムシ目、タイコウチ下目）が含まれることを突き止めた。昆虫はパラサイトにとって都合のいい中間宿主でもある。昆虫を介してネズミキツネザルの腸内に侵入できるからだ。大量のパラサイトを宿した個体もいれば少ない個体もいるが、彼らの体の計測値を見ても、また見た目にも至って元気なのはなぜだろう。一方、繁殖期になると雄は何匹もの雌と交尾しなくてはならない。精子競争をさせて強い精子だけが卵子と受精できる。そのため、繁殖期にはストレスによる免疫機能の低下で、雄はパラサイトの量が急激に増えるという。また、日頃から多くのパラサイトを宿した個体は多くの子孫を残すようで、このような個体はエネルギーを免疫機能よりも生殖機能に振り向けているからではないかと著者は考えている。

宿主の免疫機能とパラサイトが免疫を掻い潜る能力とは、終わりなき戦い、進化的軍拡競争である。本書でも紹介されている「赤の女王仮説」であるが、宿主に比べてはるかに世代時間が短く進化速度が速いパラサイトの方に、どう見ても分があるように見える。そこでこの仮説をさらに進めたものが、宿主も短期間に進化しどんどん性質を変化させなければならず、そのための仕組みが有性生殖なのではないかという考えである。つまり、パラサイトが性別を発達させたという仮説である。一方「黒の女王仮説」は、代謝に必要な酵素などを周囲に生息する別の生物に頼って受動的に生息できるならば、自らは酵素の合成をやめてしまい、やがては遺伝子もなくしてゲノム構造の合理化を図るというもので、著者は腸内細菌とミトコンドリアを例に説明している。

パラサイトはあらゆる方法で人間に侵入してくる。汚染環境を通じて口から（ノロウィルス〔プラス一本鎖RNAウイルス、カリシウイルス科〕、コレラ菌〔ビブリオ科のグラム陰性桿菌〕、サルモネラ菌〔腸内細菌科のグラム陰性通性嫌気性桿菌〕、蟯虫《ぎょうちゅう》〔線形動物門、クロマドラ綱、桿線虫目、蟯虫科〕ほか）、皮膚や傷口から（破傷風菌〔クロストリジウム科のグラム陽性嫌気性大型桿菌〕、A群β溶血性レンサ球菌（人食いバクテリアの一つ）〔ストレプトコッカス科のグラム陽性球菌〕、糞線虫ほか）、吸血動物を介して（ジカウイルスとデングウイルス〔プラス一本鎖RNAウイルス、フラビウイルス科〕、マラリア原虫の4種〔アピコンプレックス門、住血胞子虫目、プラスモジウム科〕ほか）、食物や飲み水とともに（広節裂頭条虫〔扁形動物門、条虫綱、裂頭条虫科〕、ギニア虫〔線形動物門、クロマドラ綱、カマラヌス目、蛇状線虫科〕ほか）、飛沫《ひまつ》により呼吸器から（インフルエンザウイルス〔マイナス一本鎖RNAウイルス、オルトミクソウイルス科〕、ペスト菌〔腸内細菌科のグラム陰性通性嫌気性桿菌〕ほか）、性交の際に（ヒト免疫不全ウイルス〔プラス一本鎖RNAウイルス、レトロウイルス科〕ほか）そして母から胎児に（サイトメガロウイルス〔二本鎖DNAウイルス、ヘルペスウイルス科〕、トキソプラズマ〔アピコンプレックス門、真コクシジウム目、トキゾプラズマ科〕ほか）などである（例示はごく一部に過ぎない。いずれも本書に登場するパラサイトである）。

また本書には、宿主に特異な行動を取らせることによって人間や動物への感染を促したり、パラサイトの宿主からの脱出を助けたりするものがいくつも紹介されている。特に著者は触れていないが、これは自然選択の結果であってパラサイトが意図的にコントロールしているものではないが、研究者の興味を引きつけているのは間違いない。ペスト菌は蚤《のみ》に、マラリア原虫は蚊に、トキゾプラズマはネズミに、槍形吸虫（扁形動物門、吸虫綱、二腔吸虫科）はアリに行動の変化を促す。蟯虫とギニア虫は、それぞれ人間に掻く、足を冷やすといった行動を起こさせる。また、ハリガネムシの仲間（類線形動物門、ハリガネムシ綱）は昆虫体内で成熟すると、昆虫を水に飛び込ませて宿主から脱出する。

マラリア、蟯虫、シラミ、トコジラミは先史時代から人間とともにあったパラサイトで、人間は有史以降、農耕の開始とともに定住して人口も増加し、食生活も変化していく中で様々なパラサイトや感染症を獲得していった。ペストの最初のパンデミックは541年に始まったユスティニアヌスのペストが有名で、1300年代には中国、ヨーロッパで大流行した。麻疹ウイルス（マイナス一本鎖RNAウイルス、パラミクソウイルス科）は人間から人間に感染する典型的なウイルスで牛疫ウイルスから突然変異により1100〜1200年頃発生したといわれている。天然痘ウイルス（2本鎖DNAウイルス、ポックスウイルス科）は、1518年にスペイン船団とともに北米大陸に、1年遅れて南米大陸に上陸した。やがて都市化が進む中、ロンドンのソーホー地区でコレラの大流行が起きて感染症疫学の父ジョン・スノウが活躍し、都市部での生活環境改善のきっかけになった。インフルエンザは1900年代初めから感染率の高いものであったが、第一次世界大戦中のスペイン風邪（H1N1亜型インフルエンザウイルスによる）のパンデミックは死亡率の高いものとなった。新興感染症として、SARS（プラス一本鎖RNAウイルス、コロナウイルス科のSARS－CoVによる重症急性呼吸器症候群）やMERS（MERS－CoVによる中東呼吸器症候群）、エボラ出血熱（マイナス一本鎖RNAウイルス、フィロウイルス科のエボラウイルスによる）、ジカウイルス感染症が恐ろしいとされるなかで、2019年以降のCOVID－19（SARS－CoV－2による急性呼吸器症候群）のパンデミック下にある現在である。

著者による締めのフレーズとして、以下を選んだので引用する。「感染症は医学だけの問題ではない。生態学も、文化も、都市計画も、歴史的な側面も関わる。こうした複雑な相互影響の関わりの背後で、感染症に対してより広範なアプローチをしようという動きが広がっている。簡単なことだ。感染症に、人間の臨床的視野だけでなく、他の動物、環境、そして私たち人間の文化の観点も持ち込めばいいのである。」

（目黒寄生虫館　館長）

訳者あとがき

セルボ貴子

私はパラサイトである。名前はまだない。

宿主（本書の訳者）が私のことを認識していないので名前も付けようがないだろう。便宜上、皆さんには私のことは体内にいるパラサイトと思ってもらいたい。

そもそも人間は多大に自分勝手で自分たちが世界の中心を成すもっとも賢い生物だと思っているようだ。しかし人間界のおとぎ話で蟻が象を倒す例えもある通り、思い上がりも甚だしい。小さくとも、ミクロレベルであっても昨今のように我々の一種でもあるウイルスが猛威を振るう事はさすがに宿主たちもよく分かっているのではないだろうか。

さて、私の宿主は北の寒い国に結構な期間住んでいる。美醜のほどは定かではないが、そんなもの皮一枚の話であって我々パラサイトにとって実はどうでもいい。望ましい宿主とは、定期的に栄養分を送り込んでくれ、健康体でできるだけ多く我々を宿してくれる存在である。生物は大なり小なり、朽ちればただの有機物に戻るのだ。逆に、我々にとっては腸内フローラが最も重要な宿主の見極め点となる。この宿主はかなり食い意地が張っており、同じ姿勢で座っている時間が長いが、胃腸が緊張しているときは「仕事」とやらをしているようだし、そういうときは豆を煎って煮出したらしい液体が流し込まれる頻度が高くなる。この辺りでは消費量がかなり多いようだ。ニカラグアの浅煎りがどうのと宿主の述懐が聞こえたことがある。恐らく、気取っているだけであろう。

宿主の言葉は時々響きや調子が変わるのでいくつか違うものを使い分けているように体内では聞こえる。前述の液体と共に同時に脂質と糖分でできたこれもカカオ豆原料と思しきものが増えるのでストレスがあるときはわかりやすい。毎日低めの、波長が違う声が3種類聞こえるので同じ場所に暮らす似た遺伝子を持つ相手であろう。そのうち2種の声に対しては結構な頻度で小言を言っている。「テスト」や「宿題」といった言葉が頻繁に出るが、聴いているパラサイトの私もこれら2個体が早く自由になりたかろうと気の毒になる。宿主はこの1年忙しく、あまりこの声の低い2種の個体には優しくする時間が無かったようで心臓のあたりが時々ちくちくしていたようだと血液中を循環している仲間が以前教えてくれたが、パラサイトとしても宿主たちの健康のために状況改善するとよいと思う。

宿主が本書を読んでいた時は、どうやらかなりリラックスした体勢（内臓が全然緊張しておらず、水平になっていた感覚がある）で1週間ほどぶつぶつ「へぇえ」「なるほど〜」「自然ってすごい！」といったようなことをつぶやきながらアドレナリンが多めの状態であったようだ。宿主の体調は腸内フローラや内臓関連の調子に影響するので私たちも目を離せない。

（目はないのだがそこは見逃してほしい）「生き物ってすごい！」など単調な言葉を何度も興奮した様子でつぶやいている様子であった。そして宿主たちがいうところの春（この頃、宿主たちが行動を一時間早めるサマータイムなる習慣があり、体内時計が狂い、栄養分が入ってくる時間帯が変わるのでわかる）であったか、宿主の仲間と思われる「北欧語翻訳者の会」の個体たちとやり取りをし始めた。どうやら大使館という我々には想像もつかない場所で「プレゼン会」というこれもパラサイトには抽象的過ぎて理解不能だが仲間たちがかなり奔走し実現した出来事のようだ。宿主は準備を手伝えずあたふたしていた。

春から半年後のまた体内時計が狂う（今度は逆に宿主らにとって楽な方だ。宿主たちは冬と呼んでいる）時期にまた同じ本の内容についてぶつぶつ独り言を言い始めた。同じ姿勢を取っている時間が更に長くなったようで我々パラサイトにとっては快適な内臓環境を維持するにも、もう少し姿勢を変えるなり移動なりしてほしい所ではあるので困っていたのだが、このほどやっと翻訳が終わりそうであると感じられ、これを記している。ちなみに、記すといって手はあるのかと野暮なことは立派な腸内フローラを持つ人間諸君は聞かないで欲しい。そこはそれ、我ら仲間の腸内フローラがその宿主の神経細胞からうまく操作して世間の秩序のため良識ある行動をとる人間諸氏が増えてほしいところである。

どうやらこの本を書いた作者は、宿主の住む町の出身らしく、なんと我々、パラサイトを心から愛し研究という仕事をする人間らしい。私はその人物を宿主とするパラサイト達をかなり羨ましく思う。きっと利他（他はパラサイトだ）主義で、エコシステムとしての宿主を認識し、パラサイトの共生とバランスを考えた栄養の摂取や我々が健やかに繁栄できるような生活リズムを心がけてくれる理想の個体に違いない。ひょっとしたらコミュニケーションも可能かもしれない。我々が腸内の調子で訴えかければ、普通の宿主のようにお仕着せのまずい薬で抑え込もうなどとせず、身体の送るシグナルを、ひいては連れ合い種（パラサイト）の状況を理解しようとするはずだ。それは彼のマダガスカルでの経験などからも読み取れる。

　宿主の態度からして、このトゥオマス・アイヴェロの本は非常にリズム感よく面白く、これはどうにも訳さずにいられなかったようだ。トゥオマスは我々のウイルスの仲間が引き起こしたパンデミック中、かなりあちこちに引っ張りだこだったので、宿主の世界の印刷された紙にもしばしば登場し、音が出る機械では私もよく本人の声を聴くことができ、しまいにはインタビュアーなる個体が名前を言う前ですら声だけで分かったほどである。

　トゥオマスに加えて、この1年登場の頻度も回数も多かった名前はどうやらかなり離れたところにいる「吉田さん」という個体らしい（宿主は編集者さんと呼んでいる。宿主たちの役割はどうも色々細分化されているようだ。私たちが腸内に住み分け、違う栄養分を違う場所で摂取するのと同じかと捉えている）。私もどんな多様な腸内フローラを有する宿主なのかいつか物理的に近い位置にいる仲間とやり取りをする機会があれば判じてみたいが、私の宿主は陳腐な表現ではあるが、人間の世界で言う所のご縁に非常に感謝しているように見受けられる。宿主たちが使う文字なる記号は、そのままでは未完成で、幾つもの宿主たちの目を通過するがその円水社さんなる個体の方々（これまたどんな細菌叢や体外パラサイトをお持ちか非常に興味深い）、彼らの腸内を何度も緊張させてしまった（仲間たちが震撼してないといいが）かもしれない。宿主に代わってお詫び申し上げる。原書の表紙は動物学者エルンスト・ヘッケルがその昔我々を観察し描いたものであった。トサカデザインさんの手になる日本版も（目は無いが、パラサイトの本質をとらえる能力、心眼とでも思ってもらいたい）楽しみである。

まだ体外が明るそうな時期に、宿主が一度非常に喜んでいたことがあり、様子をうかがっていると、本書のために吉田さんが解説者なるものを依頼してくれ、しかもそれがなんと、日本では寄生虫といえばまず浮かぶであろう、目黒寄生虫館の館長さんだということだった。これは我々の方が嬉しかった。なぜなら、どちらかというと我々パラサイトは宿主たちに忌み嫌われることの多い存在だ。他の動物たちは面と向かって嫌な顔はしないけれども淡々と生きているだけであって寄生されることを特に喜んでもいないだろう。それなのに、我々に心から興味関心を抱き、宿主たちの仕事と呼ぶ数十年の人生のかなりの部分を我々について知ろうとしてくれる人たちがいるのである。感謝以外の気持ちが湧かない。

「これだ！」と思うと、飽きっぽいのに突っ走る傾向のある私の宿主よりも、きっと複雑でバラエティに富んだ細菌叢をお持ちで、頭脳にも栄養がいきわたりシナプスが機能し、科学的な見解をお持ちであるので本書の内容に関しては倉持館長の解説を参照されたい。パラサイトとしては、宿主が数年ぶりに母国なる日本に行くとなれば是非寄生虫館に足を向けるよう宿主の行動に影響を与えるべく微々たる存在ながら勤しむ所存である。

我々はちっぽけな存在だ。だがこの星には太古の昔から、数えきれないほどの仲間が存在してきた。宿主たちの国には「木を見て森を見ず」ということわざがあると聞く。我々は樹木の葉っぱよりもさらに小さく、往々にして見えないほどの存在ではあるがこの生態系の厳然たる一部を成している。そしてパラサイトの我々だけを取り出しても、大きな生命の流れや全体図は見えないだろう。森を、他の動植物を、更には空や海にも目をやれば大きな絵が浮かび上がる。我々パラサイトやその特定の宿主といったどこかが一部崩れても全体に何らかの影響を及ぼす。生物は誰が上に立つわけでもなく宿主もパラサイトもその他の生物も皆が大きな生命の河をたゆたっている。だからこそパラサイトを忌み嫌わず、もっと我々のことを知ってもらえたら、そして互いに持ちつ持たれつのお付き合いを願えたらと思う。

最後に宿主（訳者）に代わって我々パラサイトの世界に興味を持ってくださった読者の皆さんに心から（便宜上の言葉であるが）お礼を申し上げる。

作者が書いているように、わかっていることは多いけれどもまだまだお互いに知り合うべきことは無限にある。本書をきっかけに我々パラサイトの存在に興味を持って下さり、存在が認知されるようになれば甚だ光栄だ。皆さんの細菌叢に幸あれ。

月が綺麗な（らしい）２０２１年11月の夜に

■索引

【サ】

【タ】

【ナ】

【ハ】

【マ】

【ヤ】

【ラ】

【ワ】

◉各章に対する補足及び解説

全体について

寄生生物や感染症についてフィンランド語で書かれている書籍は比較的少ない。私の博士論文の指導教官Juha Laakkonenは『*Ekologien parasitologia*(エコロジーなパラサイトロジー)』(2008年、Gaudeamus、ヘルシンキ)を執筆しており、この分野の中心的な概念を一通り網羅している。医学史家のHeikki S. Vuorinenは『*Tauti(n)en historia*(感染症の歴史)』(2002年、Vastapaino、タンペレ)を著しており、フィンランドからみた感染症の歴史を紐解いている。両方とも用語やフィンランドの感染症の歴史を確認する上で重要な参考文献となった。

英語で書かれた関連書としては、ポピュラーサイエンスのカテゴリーに入る寄生生物や寄生体の種類に興味がおありなら、カール・ジンマー著の『パラサイト・レックス—生命進化のカギは寄生生物が握っていた—』(長野敬訳、光文社、2001年)やエド・ヨンの『世界は細菌にあふれ、人は細菌によって生かされる』(柏書房、2017年)を是非ともお勧めする。

フィンランド国語研究所の表記方法では感染症名はすべて小文字でとなっている。例外は固有名詞(人名または地名)が感染症名につけられている場合である。ウイルス名にはこれは完全には当てはまらない。というのも上記の表記ルールに従うなら、フィンランドで通用していない固有名詞ならすべて小文字で書く事ができるので、フィンランド語で記載するならPuumala-virusであるが英語名ではeboravirusとなる。国際的慣例として地名をウイルス命名に用いない方向へ進んでいるため、ウイルス名もどんどん長くなり、従って略称を用いる事が増えている。省略の場合は大文字でも小文字でも構わないとなっている。従ってsars-koronavirusまたはSARS-koronavirusは両方とも間違いではない。フィンランド語で正しい表記は、国際的なウイルス命名慣習とは相容れないものでもある。エボラウイルスに関しては下の記事をブログに掲載している。http://www.tiede.fi/blogit/kaiken_takana_on_loinen/ebolaviruksia_on_viisi_eri_lajia(「エボラウイルスには5種類の異なるウイルスがいる」)

本書の鳥類の名称はBirdlife Suomi(https://birdlife.fi)、哺乳類に関してはフィンランド自然史博物館(http://koivu.luomus.fi/)を参照した。例外はネズミキツネザルである。というのも上記には3種類しか記載されておらず、そのうち一種はフィンランド語で大ネズミキツネザル(*Microcebes coquereli*)と訳されており、もう1種が私の研究対象であるチャイロネズミキツネザルだが、フィンランド語で小ネズミキツネザルと訳されている。現在ではすでに23種のネズミキツネザルが知られており、上記はいずれも中型のネズミキツネザルであるから命名方法の用をなさない。よって、便宜上、研究対象をチャイロネズミキツネザル(日本語と同じ)とした。ネズミキツネザルとその周辺の種については、以下を参考とされたい。*"The Dwarf and Mouse Lemurs of Madagascar"* (2016, Shawn Lehman, Ute Radespiel ja Elke Zimmermann, Cambridge University Press, Cambridge、英国)

序章　感染症と寄生虫に関する進化生物学の展望

マダガスカルの自然史は、人間、外部世界からの孤立、そして非常に予測が難しい気候という3つの要因によって形作られてきた。他の地域では雨期は毎年決まった時期にきちんとやってくるのにもかかわらず、マダガスカルでは雨期の始まる時期も、降雨量も毎年かなりの差が生じる。この状況に人間も、動物も適応しなくてはならなかった。現在でも来るべき雨期が来なかったために、飢饉が発生することもある。

アフリカ大陸から分離したことで、多くのマダガスカル固有の生物多様性が進んだ。マダガスカルがアフリカ大陸から分離した時にまだ哺乳類は誕生していなかったから、マダガスカル固有の4種の哺乳類(つまり他のどこにも見られない)はおそらく最初は流木に乗って流れ着いたと思われる。5000億年前に最初は

霊長類が、つまりそこから猿へと進化し、その次3500万年前に食虫性でとげを持つテンレックが、そして最後におよそ2500万年前、ジャコウネコ科が、そこからマダガスカルマングース科の動物やマダガスカル固有のげっ歯類であるフデオアシナガマウスに進化している。一方人間はたった2000年前に島にやって来たに過ぎない。島の殆どの住人と、その言語であるマダガスカル語のルーツは古くはアジア、台湾にある。また最初の住民たちも恐らくアジアからだろうと思われる。なぜなら、モザンビーク海峡を流れる海流の流れが急すぎてよほど頑健な帆船でなければわたってくる事は困難だからだ。

マダガスカルの自然史については重量感あるガイドブックが著されている。*"The natural history of Madagascar"*（2004 Steven Goodman, Jonathan Benstead, University of Chicago Press, Chicago、米国）は本書の執筆にもかなり役立った。生物学者も、マダガスカルについて多くの回想録やポピュラーサイエンスとしての読み物を世に出している。私自身のお気に入りは、Alison Jollyの *"Lords and lemurs"*（2004, Houghton Miffin Harcourt, New York、米国）、そしてPeter Tysonの *"The Eighth Continent : Life, Death and Discovery in a Lost World"*（2000 William Morrow, New York, 米国）である。フィンランドの研究者では、Ilkka Hanskiはマダガスカルの旅について"*Viestejä saarilta*（島からのメッセージ）"（2011, Gaudeamus, ヘルシンキ）、そして"*Tutkimusmatkoja saarille*（島への探検旅行）"（2016, Gaudeamus, ヘルシンキ）を出版している。

I　なぜ感染症があるのか

生物学者の途方もない夢は、世界の生物の数を当てる事だと言ってもいい。同様に夢見る寄生生物の研究者は、世界中の寄生生物の数を当てたいと願う。世界の種の半分以上が寄生生物であるという主張はDonald Windsorが発表した記事が最初だろう。"Most of the species on the Earth are parasites（地球上の殆どの生物は寄生生物である）"（1998, *Intl J Parasitology* 28:828–830）それより新しいものは例えば次の論文である。"Homage to Linnaeus: How many parasites? How many hosts?（リンナエウスへのオマージュ:どれほどの寄生生物がいるのか?　そして宿主の数は?）"（2008, Dobson, Lafferty, Kuris, Hechinger, and Jetz, *PNAS* 105:11482–11489）.
ジョナサン・スウィフトの詩の引用は *"On Poetry: a Rhapsody"*（1733）からである。

Ilkka Hanskiの率いるグループの幅広い研究のお陰で、フィンランドの南部オーランド諸島に生息するアトグロヒョウモンモドキという蝶とその寄生虫の生態はよく知られている。寄生連鎖を分かりやすく説明してくれる紹介であれば、2004年のMaaria Kankareの博士論文、*"Phylogeny and host associations of Cotesia parasitoids attacking checkerspot butterflies"*または2013年Christelle Couchouxの博士論文 *"Parasitoid foraging behaviour in a competitive enviroment"* がよいだろう。

一部のウイルスは、いわゆるヴィロファージ、つまり他のウイルスに寄生するウイルスである。しかし生物の寄生虫とは趣を異にする。ヴィロファージは、寄生するにあたって、宿主のウイルスに加えて、宿主ウイルスと共に侵入する先の生細胞を必要とするからだ。ある意味これは寄生でもある。なぜなら一部のヴィロファージは、宿主ウイルスの増殖を妨げる働きをするからだ。ヴィロファージについては、例えば"A classification system for virophages and satellite viruses"（2016, *Arch Virol* 161:233–247）を参照されたい。

寄生ということ

ネズミキツネザルについては比較的情報が少ないが、Sylvia Atsalisは2007年までの間に実施した調査から *"A Natural History of Brown Mouse Lemur"*（Person Education, Upper Saddle River、

米国)を著している。

調査対象動物の命名については、長い間議論がなされてきた。研究においては、研究者は客観的でなくてはならず、個体に名前をつけることは客観性を損なうと批判されてきたからだ。研究対象生物にそれぞれ名前を付けることは、対象の擬人化、動物を人間化していると捉えられる可能性があったが、最近ではこの議論も下火のようだ。私自身はネズミキツネザルに名前を付ける事で批判をされたことはなく、対象にそれぞれ分かりやすい名前を付ける事が問題となったこともない。性格に合わせた名前を付けることで、区別がしやすくなるとも考えている。どちらにせよ、研究は各個体の測定に基づいており名前は糞の重量や尾の周囲、機器からどんなシークエンスが糞に生息していた寄生虫について叩きだすかについては無関係だ。おそらくは。

生態学における相互作用については、少し古いが"*Ekologiassa*(生態学において)"(ed. Ilkka Hanski et al. WSOY, 2003)できちんと書かれている。

人間の中にエコシステム

人間の体内にいる微生物の数を数えるのも長い間続けられている取り組みだ。長期にわたって、微生物細胞は人間の細胞の十倍ほどだと言われてきた。しかしそれはきちんとした研究結果に基づいたものではない。最新かつ信頼がおける推測は"Rivised estimates for the number of human and bacteria cells in the body" (Sender et al., 2016、Plos Biology 14:E1002533)において説明されている。糞便の性状段階については以下の論文のブリストルスケールにおいて定義されている。"Stool form scale as a useful guide to intestinal transit time" (Lewis & Heaton, 1997: Scand J Gastroenterol, 32:920-924)

様々な寄生生物がどれほど環境に見られるかについては本書では主に世界保健機関(以下WHO)の予測を用いている。最新情報はウェブサイト(http://www.who.int/gho/en/)から参照可能だ。

口腔内の微生物に関してはフィンランドの医学論文サイトDuodecimに公開されている医学用語ライブラリーを参照した。(www.terveyskirjasto.fi)

Scott Gilbertの論文"We have never been individuals" (2012, Q Rev Biol, 87: 325–341)はパラサイトの研究を志す生物学者にとって価値観を根底からひっくり返される読書体験となる内容だ。

共生については、フィンランドの生物の教科書では常時2種の生物間の互いに利点がある例を通じ説明されてきた。現在では、生態学では複数種の生物間のいかなる関係をも共生に含めると変化してきている。なぜなら、有益なだけの生物というものは殆ど存在しないという事を私たちは既に知っているからだ。また共生する種同士は、関係が遠く離れた種同士と状況が異なるのは、共生関係にある場合、多くが共に進化していくからだ。相利主義という言葉は双方に利点がある関係の場合に用いられる。

基礎遺伝学については、フィンランド語で教材が少ないが、例えば次に挙げるユタ大学の教育用サイトからシークエンスについて知ることができる。http://learn.genetics.utah.edu/

一害あって一利あり

進化論の基本から得られる内容については、たとえばErnst Myerの*"What Evolution is"*(未邦訳、2001)、そして参考文献としてHanna KokkoとKatja Bargumの"*Kutistuva turska*(縮んでいく鱈とその他の進化の不思議)"(2008, WSOY, Helsinki)において詳しく幾つもの例が示されている。

地球上の様々な地域におけるアミラーゼ遺伝子のコピー数については、George Perryらの論文"Diet and the evolution of human amylase gene copy number variation" (2007, Nature Genetics. 39:1256-1260)などにより研究されている。短く言うなら、特定の地域に住む人々の

食習慣にでんぷんが含まれていればいる程、遺伝子のコピー数が増えるということだ。もともと欧州から移住した北米人であればアミラーゼコピー数は15もある。

乳糖不耐症の進化はかなり研究が進んでおり、分かりやすいものは、"Archaelogy: The milk revolution" (2013, *Nature*, 500:20–22.)であろう。

進化の制限(constraints)については、最も理解しやすいのは進化発生生物学、通称evo-devエボデボに親しむことであろう。この分野を最も分かりやすく読むことができるのは、Sean Carrollの著作『シマウマの縞　蝶の模様　エボデボ革命が解き明かす生物デザインの起源』(光文社、2007年)であろう。リョコウバト、そして現在のオビバトに生息するシラミの名称は*Columbicola extinctus*(リョコウバトシラミ)である。分類学によるこのシラミの説明については以下の記事が詳しい。"Taxonomy of New World Columbicola" (Clayton ja Price, 1999, *Ann Ent Soc Am* 92:675–685)"

結局、約7万年前と言われるスマトラのトバ火山の爆発の影響は人類史にはそれほど影響を及ぼしていないのではないだろうか。それよりも、後に続く氷河期が居住可能な地域をあちこちに分散させてしまった事の方が大きな影響を及ぼしたように思われる。人類の先史時代(そして人間の進化研究)についての紹介はChris Stringerの *"The Origin of Our Species"* (2011)、そしてSvante Päävoの *"Neanderthal Man In search of Lost Genomes"* (Basic Books, 2014)が良いだろう。

再融合は、欧州の生物の種の放散を形成してきた非常に重要な現象だ。殆どすべての欧州の生物は氷河期の後に西のルートはスペイン側から、真ん中のルートはイタリアからアルプスの両側を超えて、そして東のルートはというとバルカン半島を越えて、とそれぞれ大陸移動を経て分散していったのである。人類の移動については、以下の記事で詳細を読むことができる。

"The genetic history of Ice Age Europe" (2016, *Nature* 534:200–205)

感染症を引き起こす能力の進化という点で研究は非常に進んでおり、この分野は本書の中でも何度も取り上げている。このテーマについて、より多様に書かれているのは *"Evolutionary Parasitology: The Integrated Study of Infections, Immunology, Ecology, and Genetics"*(2011、Oxford University Press, Oxford, UK)である。

微生物やそれらの宿主の間に起こる進化については、Joel L. Sachsらの論文"Evolutionary transitions in bacterial symbiosis" (2011, PNAS, 108:10800–10807)がよくまとまっている。

感染するかしないか(は神のみぞ知る)

疫学の歴史をよくカバーしているのは *"Eras in Epidemiology"* (Susser and Stein, 2009, Oxford University Press, New York, US)である。フィンランド語であれば、医学の歴史についてはHeikki S. Vuorinenの著作 *"Taudit, parantajat ja parannettavat"* (疫病、治す人、治される人)" (未邦訳、2010, Vastapaino, Tampere)がある。感染症疫学の父、John Snowの論文 *"On the mode of communication of chlolera"* (1849, J. Churcill, London, UK)はスキャンされ、米国国立医学図書館のサイトに公開されている。(https://collections.nlm.nih.gov/ext/cholera/PDF/0050707.pdf)

Virpi Lummaaは生活水準や生殖について多くの調査を行っている。彼女の研究はフィンランドに集中しているが、短期間の間に生活水準が上がった例として彼女らの共同研究の一つにガンビアでの調査も実施されている。これについては、"The demographic transition influences variance in fitness and selection on height and BMI in rural Gambia" (Courtiol ym., 2013, *Curr Biol* 23:1–6)"において詳細を読むことができる。

劇的な栄養量の影響については、オランダの長期間にわたる第2次世界大戦の食糧難の影響を調

査したものがある。ノルマンディー上陸の後、オランダには食糧輸送が殆ど入らなくなってしまい、オランダを占領したナチスドイツは、オランダが1944年に行った鉄道ストライキへの報復として、国の西部への食料輸送のことごとくを阻害した。そしてその年は特に厳冬となったため、水路輸送も困難となってしまった。1945年に連合軍がナチスドイツを追い払ってやっと食料が入ってくるようになったのだ。450万もの人々が飢餓に苦しんだ。調査で見られるのは、当時妊娠中だった女性の子どもたちが、通常よりもずっと多い割合で肥満、糖尿病、心臓や循環器系の疾患など、いわゆる生活習慣病で苦しんでいるという事だ。詳細については、次の記事をご覧頂きたい。"Prenatal undernutrition and cognitive function in late adulthood" (2010, Rooji ym., *PNAS* 107:16881–6).

飢饉は世代を超えて影響を与える事もある。女性の卵子は、その母の妊娠中に既に形成される。言い方を変えれば、あなたを形作った大元の卵子は、あなたの祖母の体内ですでにそのスタートを切っている事になる。いわゆるエピジェネティックな、つまり後天的な変化は、おばあさんの人生が、あなた個人の発達に影響を与える機能だと言っていいだろう。

コレラやコレラ・バクテリアの活動の仕方について素晴らしい紹介が *"Cholera"* (Harris et al., 2012, *Lancet* 379:2466–2476)において科学的になされている。腸内フローラ移植(便移植治療)については、分かりやすい画像付きで次のフィンランド語のArkkilaらの執筆した論文で詳細が得られる。"*Ulosteen siirto (Clostridium difficile)*(糞便移植—感染症の治療として—)」(2013, *Duodecim*, 129:1671–9)

体がパラサイトから守ってくれる

キツネザルは霊長類の中では唯一、メスの勢力がオスよりも強い種である。これはつまり、餌をめぐっての争い、繁殖行為、または巣の陣取りについても、オスは常にメスより立場が弱いという事だ。マダガスカルの不安定な気候がこの現象に影響している可能性はある。(Wright, 1999, "Lemur traits and Madagascar ecology: coping with an island environment". *Am J Phys Anthropol* 29:31–72)

発熱はその原因がよく知られていないという面白い現象だ。一般的に考えると、発熱は生物にとって、共通のメカニズムのようで、蠅のような変温動物は感染症にかかると、体温を上げようとする。古い資料ではあるが、そのテーマで書かれた次の論文がある。"The role of fever in the infected host" (Hasday et al., 2000, *Micr Infect* 2:1891–1904.)

終わりなき競争

米国人進化生物学者、Leigh van Valenは、赤い女王仮説を"A new evolutionary law" (*Evolutionary Theory* 1:1–30)の論文中で提唱した。黒い女王の仮説を提唱したのは次の記事のMorrisらである。"The black queen hypothesis: evolution of dependencies through adaptive gene loss." (2013, *mBio*, 2:e00036–12).

一人では感染できない

ネズミキツネザルのナポレアンの名前は私が命名したわけではない。従ってなぜナポレオンではなく、aと綴り、ナポレ「ア」ンなのかは知る由もない。ただ先人に敬意を表し、そのままにしてあるのだが、毎回記事や本を執筆する度に、この名前でトラブルとなる。編集者か誰かがいつもナポレアンをナポレオンと修正するのだ。

ニコラス・ティンバーゲンの「4つのなぜ」は、生物学における様々な疑問を表現したものであるが、それぞれ進化的な問い(なぜとある特性が生じ、その特性にどんな利点があるのか)と直接的な問い(その特

性はどう機能し、その特性は個体が生きる間、どう発達していくのか）に分けられる。ただティンバーゲンの分類は完全ではなく、エルンスト・マイヤーの分類は更に誤解を招きやすい直接的および進化的な要因であるが、それらは同じ問いに対して複数の生物学的な回答が存在するという導きを与えてくれる。ティンバーゲンの問いについては、次の本人の論文が分かりやすい。"On aims and methods of ethology"（1963, *Zeitschritt für Tierpsychologie* 20:410–433）。また、エルンスト・マイヤーの生物哲学に関する解釈については『これが生物学だ―マイアから21世紀の生物学者へ』（1999、シュプリンガー・フェアラーク東京）（訳注:現在ではシュプリンガー・ネイチャー社）で存分に読むことができる。マイヤーは生物学を現実よりも（大学組織の）政治的な理由から直接的、進化的という分類を行った。これについての批判はDavid Haigの論文"Proximate and ultimate causes: how come and what for?"（2013, *Biol Philos* 28:781–786）が詳しい。

II　どこから感染症はやってくるのか

種の定義は進化生物学の永遠の課題だ。どれほど困難かについては、例えば前述したマイヤーの『これが生物学だ〜』にも書かれているが、この本を読む際には、マイヤーが種の定義について書いている事は覚えておくべき点だろう。様々な哺乳類の寿命については、更に詳しいLiowらの論文"Higher origination and extinction rates in larger mammals"（2008, *PNAS* 105:6097–6102）が好例である。

人間の進化研究において、種の定義については困難な事に加え、実りが少ない。様々な化石は構造面から定義していくこともできるが、真の意味での生物的な種の分類は難しいと言わざるを得ない。例えば進化遺伝子学者のSvante Päävoのグループは、異なる人間の種ではなく、人間の個体群、と言い表している。

パラサイトからヒトへの道のり

寄生生物のライフサイクルについては米国の疾病対策予防センター（以下CDC）のウェブサイトが画像付きで詳しい。www.cdc.gov/parasites

羊に生息する小さな肝臓寄生虫が引き起こす人間への感染は、寄生虫のライフサイクルの為にかなり稀である。フィンランドでも未加熱の蟻を食した人が感染したケースは発生している。食品の加熱がもつ人間の進化における大きな意義は決着を見ないテーマの一つだ。リチャード・ランガムの『火の賜物―ヒトは料理で進化した』（NTT出版、2010年）は食物の加熱が発明され、食物がより高栄養化したことそのものが、現在のヒトの発達を可能にしたと述べている。

ただ人間の体内には多くの害をなさない種が生息している。いい影響を及ぼす微生物は、多くが母親から出産時に受け継がれるので、垂直感染は皮膚、粘膜や腸の微生物フローラの形成にとても重要なものだ。

パラサイトは裏切らない

抗生物質に対して生物膜（バイオフィルム）が頑固な相手である事は次の論文"Antibiotic resistance of bacterial biofilms"（Høiby et al., 2010, *Intl J Antimicr Agents*, 35:322–332）で紹介されている。マラリアはHIVよりも歴史が長いが、犠牲者としては子どもが殆どだ。HIVを原因とする不健康な状態、つまり病気によりもたらされる負荷はサハラ以南のアフリカでは特に25歳から50歳の女性が殆どで、彼女らの死亡は社会にとって大きな影響を及ぼす。祖母は、HIVによってもたらされる病気の負担を一手に背負う事になる。つまり若い両親がHIVで死亡すれば、子どもたちは祖父母が面倒を見る事になる。これについてはさらに次の記事が詳しい。"Grandmothers' productivity and the HIV/

AIDS pandemic in sub-Saharan Africa" (Bock & Johnson, 2008, J Cross-Cult Gerontol 23:131–145.)

病気によってもたらされる負担は色々な測定法がある。年間死亡者数で死亡率を比較する場合も多い。ただ感染症が負担をもたらすといっても、毎回死亡するわけではない。象皮病や長期間患ったライム病など、多くの感染症は障がいを引き起こす可能性はある。また完全に回復する感染症もあるが、一定期間苦しむことに変わりはない。たとえばインフルエンザは致死率も高いが、労働年齢にある大人にとってインフルエンザに罹患している間はまともに労働できないという経済的打撃をもたらす感染症でもある。DALY(障がい調整生命年)とは、疾病や早死によって失われた疾病負荷による年数を総合的に計算し、示すものである。この場合、数値が高くなるのは小さな子どもの死亡だ。

人間の体毛の少なさと、シラミとの関係を最初に発表したのはフィンランドの生物学者Markus Rantalaである。Pekka Nuortevaはこれについて的確な記事を"Turkki ja hyönteiset ihmisen historiassa((仮)人間史における毛皮と昆虫)"というタイトルで雑誌"Tieteessä tapahtuu(科学の今)"(6/2002)にて書いている。

農業はすべてを変える

先史時代の私たちの先祖については、分かっている事は少ないという点は覚えておいた方がいいだろう。調査から分かっているのは、人間は多様で、様々な状況にうまく適応してきたということだ。

狩猟採集民族は、LewisとClarkの探検旅行で発見された証拠からも分かるように他の集団を避けつつ生活していたと思われる。互いに争っている集団の先住するエリアには他よりも獲物が多かったというものだ。つまりこのエリアで狩猟をするのを避けていたということでもある。詳しくは"War zones and game sinks in Lewis and Clark's west" (Martin & Szuter, 1999, *Cons Biol* 13:36–45)を参照されたい。

感染症を運ぶクマネズミ

黒死病、つまりペストを引き起こした病原体の発見は長い間謎であった。最初に詳細に識別を発表したのは次の論文である。"Molecular identification by 'suicide PCR' of *Yersinia pestis* as the agent of medieval Black Death" (Raoult et al., 2000, *PNAS*, 97:12800–3.)

マダガスカルにおけるペストの変遷については、次の記事で記述されている。"Understanding the persistence of plague foci in Madagascar" (Andrianaivoarimanana et al., 2013, *Plos Negl Trop Dis* 7:e2382)

指を失った男は、その話をガーディアン紙などに語っている。("I caught the plague from my cat(私は猫からペストをうつされた)" 2014年1月31日)

Ⅲ　なぜ人間はこれほど多くの感染症を持つのか

長命で身体の大きな私たち

変温と恒温とは誤解を招きやすい概念だ。学校では鳥類や哺乳類は恒温動物でその他の動物は変温動物であると教える。実際は、それほど白黒はっきりしているわけではない。多くの哺乳類は環境に合わせて体温を変化させている。たとえば―ネズミキツネザルに加えて―ハチドリやコウモリは一時的に体温を下げることができる。フィンランドでは冬の間通常恒温である動物が体温を下げて冬眠または冬越しをする。また、多くの変温動物はかなり恒温であるともいえる。例えば深海の魚は比較的安定した摂氏プラス4度ぐらいの海中で体温も安定しているが、多くの変温動物は体温を変化させもする。昆虫や爬虫類は太陽の下では体温が上がるし、またマルハナバチやマグロは筋肉を用いて体温を高く保つことができる。

町中は密である

子ども時代に自分でやってみた初歩的な研究の十年後、ベルギーの研究グループがまったく同じ蟻の種を用いてそっくり同じ研究をしていたことに気付いた。"Who brings out the dead? Necrophoresis in the red ant *Myrmica rubra*" (Diez et al., 2013, *Anim Behav* 86:1259–1264)."

多くの感染症は、中国の大都市で生まれ欧州へと伝わることが多いと思われるため、中国の感染症の歴史は、欧州のそれより研究が少ないのは非常に残念だ。ただ関連研究は実際増えている。例えば "Early evidence for travel with infectious diseases along the Silk Road" (Yeh et al. 2016, *J Arch Sci Rep* 9:758–764)では、2000年前のシルクロード沿いの厠の「落とし物」から外来の寄生虫が伝わってきていたことが記されている。

古代ローマの魚醤であるガルムが広節裂頭条虫の感染拡大に寄与したかどうかは確かな証拠はない。ガルムは非常に塩分濃度が高く、条虫の卵は塩分濃度が高い環境ではそこまで生き延びられないため、ガルムの中では生き残れなかった可能性は高い。ただガルムの組成は手作りゆえにかなり差があり、安いガルムソースは塩分が足りず、卵が生き残ることができた可能性はある。

麻疹の詳細については以下の論文が詳しい。"Origin of measles virus: divergence from rinderpest virus between the 11th and 12th centuries" (Furuse et al., 2010, *Virology Journal* 7:52)

コレラは純文学で好まれる感染症の一つだ。良く知られている例はトーマス・マンの『ヴェニスに死す』、そしてガブリエル・ガルシア=マルケスの『コレラの時代の愛』であろう。ヴィクトリア朝時代の文学作品では、疫病が大流行した頃、実はコレラはあまり登場しておらず、かわりに結核が作中によく用いられている。

都市部の問題は疫病だけではなかった。例えば1700年代にはロンドンでの死亡率に大きく影響したのは、安く質の悪いジンが広く出回り、酩酊する人々が悲惨なまでに増えたためだ。これについてはPekka Heikuraの素晴らしい論文"Halpa gini ja sosiaalinen katastrofi 1700-luvun alun Lontoossa(安いジンと社会的大惨事 1700年代の初め頃のロンドン)" (2003年, Tieteessä tapahtuu, 21/5).がある。

南京虫の進化史については、"Host association drives genetic divergence in the bed bug, *Cimex lecturalius*" (Booth et al., 2016, *Molecular Ecology* 24:980–992.)をお勧めする。

都市化と感染症の関係については、多くの作品で書かれているが、特にNancy Tomesの *"The Gospel of Germs"* (1999, Harvard Universitysity Press, Cambridge, US)において当時の感染症がどのような負担をもたらしたか、微生物が病原体としてどう捉えられ、そこから生活がどう改善されたかが分かりやすく描かれておりお勧めしたい。

Wendy Orentが最初に「感染症工場」という言葉を使い始めたかはいつか定かではないが、少なくともディスカバー誌の記事"The Big, Overlooked Factor in the Rise of Pandemics: The Human Vector" (3/2012)においてその考えを示している。

感染症は跳び移る

寄生生物の種分化はよく研究されていると言っていいだろう(参照:"Speciation in parasites: a population genetics approach" [Huyse et al., 2005, *Trends Parasitol* 21:469–475])。以前は、寄生生物の種分化の方法は主に宿主に倣うと思われていた。つまり宿主が種分化すると、それに寄生している寄生生物も自らの種として分化するのである。多くの体外寄生生物はそれに従っている。現在では、少なからずの寄生生物が「たまたま」新しい宿主にたどり着く事を私たちは認識している。その場合、宿主と寄生生物の「家系図」が一致しないのである。

HIVの最初の起点については次の論文で読むことができる。"Direct evidence of extensive

diversity of HIV-1 in Kinshasa by 1960"（Worobey et al., 2008, *Nature* 455:661–664）そして、"The early spread and epidemic ignition of HIV-1 in human populations"（Faria et al., 2014, *Science* 346:56–61）である。

ソース個体群とシンク個体群が集まりメタ個体群へと連なっていく。Ilkka Hanskiはこれについての書籍 *"Metapopulation Ecology"*（Oxford University Press, Oxford, UK）を1999年に著している。本の中で分かりやすくメタ個体群の初期、そしてシンクとソース個体群の活動の基本的概念について述べている。

議論を巻き起こしたフェレットとインフルエンザの関連を調べた論文は以下の二本である。"Experimental adaptation of an influenza H5 HA confers respiratory droplet transmission to a reassortant H5 HA/H1N1 virus in ferrets"（Imai et al., 2012, *Nature* 486:420–428）そしてフェレットを介してのインフルエンザの空気感染について書いた"Airborne transmission of influenza A/H5N1 virus between ferrets"（Herfst ym., 2012, *Science* 336:1534–1541）であるが、議論の時系列ごとの経緯は次の記事に譲る。"Gain-of-function research and the relevance to clinical practice"（Kilianski ym., 2016, J *Infect Dis* 213:1364–1369）これらの記事は公的な調査についてよく示しているが、逆に我々は、大国が生物兵器についてどんな研究をしているかについては知りようがない。

病原体となりうるものを扱っている研究所はバイオセーフティレベルでBSL-1～BSL4までの4つの格付けがなされる。BSL-4では急性の出血症状をもたらすエボラウイルスやラッサウイルスといった最も危険な種が扱われる。フィンランドにはBSL-4クラスのラボは無く、もっとも近いのはスウェーデンのストックホルム郊外、ソルナ地区にスウェーデン国立研究所内にある。デビット・クアメンは著書『スピルオーバー――ウイルスはなぜ動物からヒトへ飛び移るのか』（明石書店、2021年）にて、生き生きとエボラの研究をするBSL-4のラボにおける活動や安全性を描いている。

人間にとっては永遠の厄介者

人間と霊長類のはざまで広がる感染症の調査としてはゴリラがよく対象とされる。なぜならゴリラは人間と関わる頻度が高いからだ。人間がゴリラに感染させた病気の最初の動かぬ証拠は"Human metapneumovirus infection in wild mountain gorillas, Rwanda"（Palacios et al., 2011, *Emer Infect Dis* 17:711–713）に記されている。霊長類ツーリズムの問題点も次の本に書かれている。

Primate Tourism（toim. Anne Russon ja Janette Wallis, 2014, Cambridge University Press, Cambridge, UK）そしてこの本では、人間と猿、双方向の感染拡大についても述べられている。

種の内部での生存競争は生物にとって栄養の摂取、生息場所や生殖活動の相手とともに避けられない部分であり、資源競争とも呼ぶことができる。種内競争については個体間競争とも言われる。

人間の行動とパラサイトの多様性

人間のしらみが病原体となる例については次の論文で読むことができる。

"Unravelling the evolution of the head lice and body lice of humans"（Leo＆Parker, 2005, *Parasitol Res* 98:44–47）

フィンランドの保健福祉研究所（THL）は全国の感染症登録台帳を作成している。ここには一般的に危険とされ通報が可能な感染症について登録がなされる。感染症については伝染病条例（786/1986）に該当するものが記載されている。同様にTHLは全国予防接種台帳も管理しており、地方、国レベル双方にて摂取範囲の情報を把握している。

オーラルセックスがフィンランドでも米国などでも一般的になってきたことは別のデータに表れている。まだどんな調査結果もオーラルセックスとHSV（単純ヘルペスウイルス）の混合を関連付けたものはないが、オーラルセックスの一般化と、HSVの感染拡大に関する逸話を述べた研究は数多い。フィンランドではHSVに関しては、"Trends in Herpes Simple Virus type 1 and 2 infection among patients diagnosed with genital herpes in a Finnish sexually transmitted disease clinic, 1994–2002" (Kortekangas-Savolainen & Vuorinen, 2007, *Sex Transm Dis* 34:37–40)そして性習慣については *"Between Sexual Desire and Reality"* (Kontula, Publications of the Population Research Institute D49/2009, Helsinki)の中の特に4章目が重要だ。Kontulaの本はフィンランドにおける性習慣の変遷についてよい導入資料である。

思春期が早期化しているという新たな視点については、次の記事がお勧めだ。"Evo-devo of human adolescence: beyond disease models of early puberty" (Hochberg & Belsky, 2013, *BMC Medicine* 11:113)面白いのは思春期が早まる点を、進化と発達生物学の文脈に落とし込んでいる点である。

Ⅳ　なぜ危険な感染症とそうでないものがあるのか

2014年から2016年のエボラ感染症について幅広く情報をおさえているのは米国CDCのウェブサイトである。(https://www.cdc.gov/vhf/ebola/history/2014-2016-outbreaks/index.html)

新たな感染症は致死率も高い

タイノ族の歴史についてはIrving Rouseの著書 *"The Tainos: Rise and Decline of the People Who Greeted Columbus"* (1992, Yale University Press, New Haven, US) がある。新大陸での最初の天然痘流行の時期については諸説ある。Bartolomé de las Casasは1518年だと述べている。これについては、次の論文が詳しい。"Disease and the depopulation of Hispaniola, 1492–1518." (Cook, 1993, *Col Latin Amer Rev* 2:213–245) 新大陸「発見」によりもたらされた詳細かつ広範な様々なものについては、アルフレッド・クロスビーの著書 *"Columbian Exchange: Biological and Cultural Consequences of 1492"* (2003, Praeger, Westport, US)がもっとも詳しく述べているだろう。梅毒が新大陸から旧大陸へ運ばれた証拠については、次の論文において網羅されている。"The origin and antiquity of syphilis revisited: An appraisal of Old World pre-Columbian evidence for treponemal infection" (Harper et al., *Am J Phys Anthr* 146:99–133)

人間の集団に侵入した新しい感染症の最初の流行を英語でvirgin soil epidemicと呼ぶ。つまり処女地での流行だ。この言葉は、前述のアルフレッド・クロスビーが提唱したもので、彼の考えた言葉にはより非難の色の強い「エコロジーの帝国主義」という言葉が著書で使われている（邦訳『ヨーロッパの帝国主義:生態学的視点から歴史を見る』（ちくま学芸文庫、2017年）。ここで指すのは、ヨーロッパによる世界の制服が特定の技術的な利点よりも、伝染病への適応などの生物学的利点に基づいていることを示唆している。

ココリツリ（1500年代半ばの数年でメキシコにおいて1500万人が死亡した伝染病）の病原体についての最新の推論では、サルモネラ属菌であるサルモネラ・エンテリカの亜種、でパラチフス熱をも引き起こすパラチフスC菌ではないかと言われている。パラチフス熱は腸チフスに症状が似ているが、そこまで危険ではない。病原体と思われるバクテリアのDNA発見については以下を参照されたい。*"Salmonella enterica genomes recovered from victims of a major 16th century epidemic in Mexico"* (Vågene et al., 2017) biorXiv: https://doi.org/10.1101/106740

餌をくれる手に噛みついてはいけない

プライバシー保護のためにミカエルとは仮名であることを述べておく。

よく知られるルイ・パスツールの肖像はフィンランド人画家、アルベルト・エーデルフェルトの手によるものだ。肖像画はパリのオルセー美術館収蔵だが、フィンランドのアテネウム美術館にも仕上げがなされた習作が収められている。エーデルフェルトは、画家の手に微生物の試験管を持たせたままにしたかったのだが、画家本人の希望で肖像画には犬の脊髄が入った瓶を手にしている。パスツールは狂犬病の研究で犬の脊髄を用い、その後最初の狂犬病の予防接種の開発に成功している。

パラサイトの脱出計画

ホープ・ヤーレンの『ラボ・ガール　植物と研究を愛した女性科学者の物語』(化学同人、2018年)は私が読んだ科学者自身の手による自伝では最も素晴らしい作品の一つだ。ヤーレンは並行して進化の仕組みについてもはっきりとした説を述べている。

パラサイトの一日、そしてその他の生体リズムについての導入には、次の論文がお勧めだ。"The influence of biological rhythms on host-parasite interactions" (Martinez-Bakker and Helm, 2015, *Trends Ecol Evol* 30:314–326)

たった1個のウイルスでも

感染に必要な分量についての導入部としてお勧めしたい記事は次の通り。"Mechanisms of pathogenesis, infective dose and virulence in human parasites" (Leggett et al., 2012, Plos Pathog 8:e1002512)

病原体の社会性と協調性については、Freya Harrisonが次の記事を書いている。"Bacterial cooperation in the wild and in the clinic: Are pathogen social behaviours relevant outside the laboratory?" (2013, *Bioessays*, 35:108–112)

パラサイトは合理的

前述の広節裂頭条虫はフィンランドで発現する腸内寄生虫としては一番知られている。これはAlli Vaittinen-Kuikkaの1950年代から60年代にかけての功績に負う所が大きい。その苦労については残念ながらあまり知られていないが、広節裂頭条虫の民族誌的意義について参考となるのは、Mervi Naakka-Korhonenの論文"Kansain totuus ja tiedeyhteisön – lapamatoinfektiosta ja vähän terapiastakin(国際的、科学界の事実―広節裂頭条虫感染症と一部の治療について)" (2000, *Duodecim* 116:2690–2696)に触れられているし、もう一つ"Vaivasta taudiksi – lapamatoon liittyvä kansanparannus erityisesti pohjoiskarjalaisen aineiston valossa(悩みから感染症へ―広節裂頭条虫に関わる国民の治療、特に北カルヤラ地方の資料に焦点を当てて)" (1997, Suomalainen Kirjallisuuden Seuran toimituksia(フィンランド文学協会編)666. Helsinki)がある。

感染症が宿主を変える

私はマダガスカルで出会った固有種の鳥をマダガスカル○○と呼ぶ習慣があり、本書の最初の草稿では「マダガスカル・セキレイと名付けた鳥の本当の名前を要確認」というメモが残っている。私が呼んでいた名前は科学的にも正しかったことが後で判明した。学名は*Motacilla flaviventris*である。

類線形動物の英語名はgordian wormだ。名前はゴルディアスの結び目の伝説を指し、古代フリギアの都ゴルディオンにて神殿に結びつけられていた難しい結び目をほどいたものがアジアの王になるという

伝説であった。それによると、アレクサンドロス大王は結び目を剣で一刀両断したという。

類線形動物の活動については、本当に線虫がバッタを水にジャンプさせているのかという点で疑わしく、ただ寄生されたバッタがまわりに無作為にジャンプを繰り返し結果的にバッタが水に飛び込む確率が上がるのではという点はある。ただこれは寄生されたバッタがなぜ光を求めるかという点を説明しきれていない。

複数の研究が―逸話的なものも含め―トキソプラズマは人間の行動にも影響する可能性があると示唆している。トキソプラズマに感染している人間は、ドイツで自動車事故を起こした人がかなり多いのである。きちんとした統計データがまだないが、こうした原虫が感染する事で、人間の行動に結果的に何らかの影響を及ぼしていることは否定もできないのである。

好条件を競う

「コモンズの悲劇」を紹介したのは、英国経済学者のウィリアム・フォスター・ロイドが1833年オックスフォード大学で行った講演 *"Two lectures on the checks to population"*においてであった。この名前をGarret Hardinが1968年執筆の論文"The tragedy of the commons"(1968, *Science* 162:1243–1248)で用い、広く知られるようになった。
Dieter Ebertの少々古くはあるが有用性の高い研究内容は次のものだ *"Experimental evolution of parasites"*(1998, *Science* 282:1432–1436)。パラサイトの実験環境における進化については連続継代実験(serial passage experiment)手法について述べている。
RHD(リウマチ性心疾患)については、次の論文が詳しい。"Large shifts in pathogen virulence relate to host population structure"(Boots et al., *Science* 303:842–844)また、粘液腫ウイルスについては"Evolutionary history and attenuation of myxomavirus on two continents"(Kerr et al., *Plos Pathog* 8:e1002950)が良いだろう。更にヘルシンキのRHD感染拡大事例については、フィンランドのEvira(フィンランド食品衛生庁)のウェブサイトに掲載されている。
Thaileria parva(牛に東海岸熱を起こす寄生生物)研究については、"Co-infections determine patterns of mortality in a population exposed to parasite infection"(Woolhouse et al., *Science Adv* 1:e1400026)という論文がある。

V　いかに感染症から逃れるか

インターネットは素晴らしい場所だ。その気になればかなり古い研究結果のオリジナル文献を見つけることができる。たとえばFrancesco Redinの先駆者的な実験はイタリア語でも(*Esperienze Intorno alla Generazione degl'Insetti*)、英語に翻訳されたものも(*Experiments on the Generation of Insects*)、原本が生物多様性遺産図書館(www.biodiversitylibrary.org)にて無料公開されている。

ルイ・パスツールのフランスでの地位は確固たるもので、彼は偉大な科学者としてあがめられている。それを可能にしたのは、多くの評伝が彼を絶賛しているからだが、そうした書籍は批判的な視点も必要だろう。パスツールの科学へのアプローチや人となりについて健全かつ批判的に論じた評伝としてはジェラルド・ギーソン著の『パストゥール―実験ノートと未公開の研究』(青土社、2000年)がお勧めだ。

ロベルト・コッホの科学者としての人生について紹介したものはフィンランド語では以下の記事がある。Pirjo Mäkelä "Muutakin kuin Kochin postulaatit(コッホの仮定以外のもの)"(1993, Duodecim 109:2137)

生活水準

マラリアの歴史についてはフィンランドの研究者ではLena Huldénの博士論文 *"The decline of*

northern malaria and population dynamics of Plasmodium vivax"（2009, ヘルシンキ大学）がある。この中でフィンランドにおけるマラリアの出現率と世帯人数の関連について述べている。

生活水準と感染症の間の関連については例えば次のネイチャー誌の記事も良い論点を示しているだろう。"Disease: Poverty and pathogens"（Eisenstein, 2016, 531:S61-S63）

鎌状赤血球症と進化の関連は、中央アフリカで未だ強固に存在する。この点については、次のEric Elgueroらの研究が詳しい。"Malaria continues to select for sickle cell trait in Central Africa"（2015, PNAS 112:7051–7054）

命を救うワクチン

ステファン・リーデルは予防接種の父と呼ばれたエドワード・ジェンナーの人生と功績を研究執筆しているが、短く上手にまとめられたものが次の論文である。"Edward Jenner and the history of smallpox and vaccination"（2005, *Proc Bayl Univ Med Cent* 18:21–25）

集団免疫

フィンランドでは予防接種反対の動きは、とりあえずは北部のオストロボスニア地方に集中しているが、他にも予防接種率が低い地域はいくつか存在する。これは国際的に得られている見解とも一致するのだが、予防接種反対の集団は他と考えを異にする部分が多いという点が共通している。陰謀論者もいれば代替医療信奉者、アーミッシュのような信仰団体、ルドルフ・シュタイナーの考えを信奉し人智学を実践する人々といったところだ。ドイツ語圏では予防接種率は他の地域よりも低い。なぜなら人智学を実践する人々はシュタイナーのおひざ元ではまだ多いからだ。英語圏では、アンドリュー・ウェイクフィールドの不正研究が1990年代に一時的にではあるが予防接種率を大きく下げた。しかしその後何年もかけて、やっとそれ以前の状態に戻りつつある。

スーパー・スプレッダー

パレートの法則は一般的にあてはまる。もともとは所得分布研究で考案されたものであるが、言語学や情報処理分野にも適用されている。

フィンランドの中西部ホンカヨキ高校感染流行のケースについては、"Explosive school-based measles outbreak"（Paunio et al., 1998, *Am J Epidem* 148:1103–1110）にて述べられている。

Anthony Boardinは1800年代後半のアイルランドの移民、「腸チフス・メアリー」と呼ばれるメアリー・マローンについての本 *"Typhoid Mary: An Urban Historical"*.（2001, Bloomsbury, New York, 米国）を書いている。

現在私が住むスイスでは、性感染症の検査を受けるのに100ユーロ近くかかる。これは治療に比べ検査が容易な事を考えるとかなりの値段だと言える。フィンランドでは、性感染症の検査は居住する自治体の一時医療機関でほぼ無料で受けられる。

ボレリア、つまりライム病を引き起こす細菌の生態は非常に興味深く、しかも複雑である。人間がライム病にかかるリスクは、ダニがどれほど存在するか、そしてそのダニの中でボレリアを保菌しているダニの割合はどれくらいか、というこの二点にかかっている。ダニが住みつく動物、たとえばダニが住み着く事があるが最適の宿主ではない鹿が増えたとすると、結果的に環境が適さない為、ダニの母数自体、そしてそれにつれてボレリアを保菌するダニの割合も減ることになる。一方で、種類はどうあれ哺乳類の数が増えれば、住みつく環境が拡大しダニの数も相対的に増える。実際は、鹿の頭数が増えれば、ライム病のリスクは増えるのか、減るのか。それは、重要な要素はダニの数の増加か、ライム病有病率（その病気を有している

率)の減少かということになる。フィンランドの場合には、前者がより重要な要素と考えられボレリアに最適な宿主でない鹿の増加はライム病のリスク増に繋がると考えられる。ただ、広範な調査結果が待たれる所だ。

模範例としての天然痘

牛疫については文献数も多い。天然痘の英語名(またはドイツ語名)"rinderpest"で検索するとかなりの数の情報を得られるだろう。牛疫の自然史にはClive Spinageの著書がある。*"Cattle Plague: A History"* (2003, Springer, New York, 米国)

クィーンズの天然痘危機、そして一般的にも天然痘で死亡した人の遺体の感染危険性については、Sara Reardonの論文"Infectious diseases: Smallpox watch" (2014, *Nature* 509:22–24)に詳しい。

動物やそれらのパラサイトの共倒れ的な絶滅について、英語ではcoextinctionと表現され、ここ最近ではますます自然保護生物学的な観点から議論される頻度が高い。実際には、個体数が少なく、残っている個体が既に野生ではなく人の手で管理されている場合、絶滅が危惧される種においては、それらの生物のパラサイトも保護対象となるかが論点となる。この問題への導入としては、次の論文が良いだろう。"Co-extinct and critically co-endangered species of parasitic lice, and conservation-induced extinction: should lice be reintroduced to their hosts?" (Rozsa et al. *Oryx* 47:107–110).

絶滅したパラサイトの研究は、自然保護生物学と同じ問題に行きつく。パラサイトを見つけるにはその宿主を探さなくてはならないからで、双方は切っても切れない関係にあるからだ。言い方を変えると、パラサイトの発見は容易だ。そのパラサイトが宿主とする生物を、一定のタイミングかつ一定の場所に特定すればよい。しかし言うは易しで、実際の研究は困難だ。なぜなら化石の数は少なく、それらに残っている寄生生物の数は更に減る。ただ研究自体は不可能ではない。例えば、恐竜の寄生生物については、形跡は少なからず見つかっている。化石化した糞、糞石に寄生生物が残っている事が多いからだ。これについて述べている一例として次の論文がある。"Evidence of intestinal parasites in dinosaurs" (2006, Poinar et al., *Parasitology* 133:245–249)

次の獲物は

ギニア虫の根絶計画の最新情報についてはカーターセンターのウェブサイトから得ることができる(www.cartercenter.org)。ポリオ対策の状況についてはWHOのウェブサイトが良いだろう(www.polioeradication.org)。

内戦状態にあるシリアのポリオ状況については以下のナショナルジオグラフィックのルポルタージュがよくまとまっている。"Fighting polio amid the chaos of Syria's Civil War" (2015年3月)http://news.nationalgeographic.com/2015/03/150305-polio-syria-iraq-islamic-state-refugees-vaccination-virus-jihad/

VI なぜ特定の感染症は撲滅できないのか

動物や土壌に潜伏するパラサイト

ネズミキツネザルに外寄生している種類についてはLance Durdenらの論文が良いだろう。

"Lice and ticks of the Eastern rufous mouse lemur, *Microcebus rufus*, with descriptions of the male and third instar nymph of *Lemurpediculus verruculosus* (Phthiraptera: Anoplura)" (2010, *J Parasitol*, 96:874–8787)

蝶が、幼虫からさなぎ、そして蝶へと変態する様はシンプルで素晴らしい子ども向けの自然科学の実験として薦めたい。しかし時に、この実験が失敗することがある。幼虫が寄生されている場合、蝶に変態せず、一匹か数匹のハチ目の虫が誕生しているという訳だ。蝶にはならないが、この方が実は素晴らしい自然現象の一つと言えるかもしれない。私は幼虫を何度も蝶に育てる実験をしてみたが、まだ一度も寄生された幼虫に当たった事はない。

フィンランドのダニやダニに刺されることでかかる感染症の状況は特にトゥルク大学の研究プロジェクトでフォローされている。フィンランドのダニ関連感染症の最新状況についてはHytönenらの記事がある。"Kuka pelkää punkkia?（ダニを怖がるのは誰か?）"（2015, *Duodecim*: kpp00001）

ハイチで2010年に起こった地震は、その後コレラ流行をもたらした。Ralph Frerichsの本では細かくその描写がなされている。*"Deadly River: Cholera and Cover-Up in Post-Earthquake Haiti"*（2016, Cornell University Press, Ithaca, US）

感染症は生まれ続ける

カナダの科学大臣であったカースティ・ダンカンはスペイン風邪の原因と遺伝子を解明しようとしたことで有名になった。彼女は調査を進めるうちに、ノルウェー最北に近いロングイェールビーンの山に、スペイン風邪で死亡した炭鉱の労働者が埋葬されている事を知った。もし永久凍土の地域で遺体が埋葬されていれば80年経過したウイルスを採取できる可能性があると思われた。結果的には、遺体が凍結状態ではなかったため、ウイルスを採取することはできなかったのだが、その考えを思いついた経緯、様々な手続きを経て探検隊を組織しノルウェーでの調査実施までを描いたダンカンの本もお勧めである。*"Hunting the 1918 Flu: One Scientist's Search for a Killer Virus"*（University of Toronto Press, 2003）

スペイン風邪の歴史については研究も数多い。とっかかりとしては例えばネイチャー誌の2007年インターネット版がある。http://www.nature.com/nature/focus/1918flu/index.html

インフルエンザの春秋コレクション

現在のシュミレーションのお陰で、ある程度までインフルエンザウイルスが次のシーズンどう進化するか予測を立てることができる。次の論文はウイルスの進化のモデリングについて示したものだ。"A predictive fitness model for influenza"（2014, Luksza et al., *Nature* 507:57–61）

最良のジカウイルス情報源は、米国CDCのウェブサイト（https://www.cdc.gov/zika/）である。ジカウイルスのゲノム比較研究についての予備調査に関しては、Enfissiらの執筆した論文"Zika virus genome from the Americas"（2016, *Lancet* 387:227–228）、そしてLanciottiらが執筆した"Phylogeny of Zika Virus in Western Hemisphere, 2015"（2016, *Em Inf Dis* 22:933.935）、さらにFariaらの"Zika virus in the Americas: Early epidemiological and genetic findings"（2016, *Science* 352:345-349）が幅広く扱っている。

毒にも慣れる

フィンランドでは抗菌洗剤はそれほど売られていないが、例えば英国のテスコチェーンの商品だなではかなりの品ぞろえだ。

初歩から分かりやすく農業と抵抗力の進化の関係について導いてくれるのは次の論文だろう。"Pathogen evolution across the agro-ecological interface: implications for disease management"（Burdon et al., 2008, *Evol Appl* 1:57–65）. また、葉虫の仲間であるトウモロコシの害虫の耐性については次のFrenchらの論文がある。"Inheritance of an extended diapause trait

in the Northern corn rootworm, *Diabrotica barberi* (Coleoptera: Chrysomelidae)" (2011, *J Appl Entomol* 138:213–221).

WHOは2014年から蚊の殺虫剤に対する耐性についてデータベース(*Global insecticide resistance database*)を管理してきた。

フィンランドの食品衛生庁は国内のコロラドハムシの状況を追跡している。2011年と2012年にはフィンランドの北オストロボスニア地方(中北西部)から南カルヤラ地方(中東南部)に到るまでに発現が見られたが、その後数年コロラドハムシの目撃情報はフィンランド南東部に限られた。2016年コロラドハムシは南東部のキュメンラークソ地方の一つの農場でしか見られず、2017年には一件も見かけたという情報が寄せられていない。

殺虫剤や駆除剤への耐性は何も新しい問題ではない。米国人昆虫学者A.L.Melanderは1914年発表した記事で既に"Can insects become resistant to sprays?(昆虫はスプレーに耐性を持てるか?)" (*J Econ Entomol* 7:167–173)と問うている。ここではカイガラムシ等への石灰硫黄合剤の影響を調べている。同じ集団に石灰硫黄合剤を使い続けた場合、毎年それらが死なず駆除率が悪くなっていた。耐性の発達は、有機的、無機的殺虫剤の両方に見られ、また輪作しても同様だった。

薬剤耐性という脅威

フィンランドでは国立健康福祉研究所と食品衛生庁において薬剤耐性について継続調査を行っている(それぞれFinres-seuranta、Finres-VET)。一部は欧州連合(EU)のレベルで義務付けられており、その他は自主的に全国レベルの調査を続けているものだ。

2017年米国人女性が敗血症で亡くなった。感染症を引き起こしたバクテリアはすべての抗生物質に対して耐性を有していた。この女性は、インドで足の手術を受けており、傷口の化膿が悪化していたのだった。このケースについては、詳しく状況が記された報告書がある"Notes from the field: Pan-resistant New Delhi metallo-beta-lactamase-producing *Klebsiella pneumoniae* — Washoe County, Nevada, 2016" (2017, *Morb Mort Weekly Report* 66:33)。原因となったバクテリアがインド発であったことは偶然ではないだろう。インドは、抗生物質の大量の使用で知られており、薬剤耐性を持つ細菌叢で知られている。

忍び寄る結核という殺し屋

助成金を申請し、まだ一度も貰えていない団体について話そう。(訳注:著者の出身地にある)シーグリード・ユセリウス財団である。その代わりに、研究を続けるにあたって(訳注:同じ地方の南西部)サタクンタ地方の県人会学生団体から助成を受ける事が出来た。この学生団体の建物は、同地方の結核病患者病棟の売却益によって建てられているという縁がある。

結核と言えばほとんどが肺結核であるが、感染の五分の一が肺外結核となり、つまり細胞組織に達する。肺外で結核病巣が形成されるケースは、特に後天性免疫不全症候群、つまりHIVウイルス感染患者に多い。

フィンランドにおける結核の歴史は長く、結核は文学にも明確に影響を及ぼしている。フランス・エーミル・シッランパア(訳注:ノーベル賞受賞作家)の作品、『若く逝きしもの』(筑摩書房、1953年)は結核についての小説だ。芸術家でいえば、例えばエーディット・ショーデルグラン、サイマ・ハルマヤ、カトリ・ヴァラ、ウーノ・カイラス、カールロ・サルキアといったフィンランドの詩人たちも結核に命を奪われている。ヨーロッパの文壇では結核はディケンズの『ニコラス・ニックルビー』、トーマス・マンの『魔の山』やアレクサンドル・デュマの『椿姫』で重要な役割を果たしている。『魔の山』に出てくるスイスはダボスのサナトリウムは、フィンランド人の

文人たちも使った所であった。前述のエーディット・ショーデルグランは数か月そのサナトリウムに逗留《とうりゅう》している。

マイコバクテリウム属は、危険な病原体に属する。結核に加えて、ハンセン病を引き起こすらい菌も同じグループに属する。この属の特徴は、宿主の種にすぐ適応し、遺伝子情報を単純化かつ小さくし残りは偽遺伝子で占める。従って例えばらい菌の培養は非常に困難で、現在ではアルマジロ(らい菌の宿主の一つである)に移植し培養するしかない。英国のアカリスが、らい菌を保菌しているという例も見つかったが、2016年後半にやっと発見されたもので、ケースとしては少ないのではないかと思われる。両方の宿主とも、バクテリアの「家系図」を元に考えると人間から感染したバクテリアと考えられる。この点について述べた論文は次のものがある。"Leprosy in red squirrels" (2016, *Science* 354:702)

サンフランシスコの結核のクラスターは幅広く研究されている。移民が多い社会背景と、結核クラスターの間に関連性があることはHirshらの論文で初めて明らかにされた。"Stable association between strains of *Mycobacterium tuberculosis* and their human host populations" (2004, *PNAS* 101:4871–4876)

VII　なぜ新たな感染症は次から次に生まれるのか

新たな感染症の数はJonesらのネイチャー誌における論文"Global trends in emerging infectious diseases" (2009, *Nature* 451:990–993)でも1940年代からの感染症の動きを取り上げている。この研究では地域のシュミレーションを行い、最も感染症が発生するリスクが高い地域として、熱帯地域と人口密度の高いヨーロッパであると割り出している。

分散し続ける住環境、広がり続ける寄生生物

住環境がどんどん分散するにつれ、感染リスクが増大するかという研究は比較的少ない。研究分野として新しいということもあるだろう。野生動物の狩猟、つまりブッシュミートは感染症を持ちこむ主要な原因の一つである。この問題の幅広さは、Milne-Gullardらの記事"Wild meat: the bigger picture" (2002, *TREE* 18:351–357)がある。そしてAgustin Estrada-Peñaらは、環境の変化が与える影響について広範な記事を書いている。"Effects of environmental change on zoonotic disease risk: an ecological primer" (2014 , *Trends in Parasitology* 30:205–214)

フィンランドにおけるス糞線虫(*Strongyloides stercoralis*)の疑いについてはスイスの熱帯病公衆衛生研究所にて検査される。そこの研究者達に会った時、私たちは*Strongyloides*診断について議論を交わしたのだが、自分のサンプルも調べてくれるよう依頼するべきだったかもしれない。

映画『コンテイジョン』はスティーブン・ソダーバーグ監督による2011年の作品だ。現実に即した描写から専門家からの評価も高い。

ニパ、そしてヘンドラウイルス感染件数はWHOのウェブサイトによるものだ。これらの感染症についての紹介は、Peter Daszakinらの記事 *"Interdisciplinary approaches to understanding disease emergence: The past, present, and future drivers of Nipah virus emergence"* (2013, *PNAS* 110:3681–3688) そしてRaina Plowrightinらの"Urban habituation, ecological connectivity and epidemic dampening: the emergence of Hendra virus from flying foxes (*Pteropus spp.*)" (2011, *Proc B Royal Soc* 278: 3703–3712)がある。2014−2016年のエボラ出血熱流行の初期状況については、次の論文で紹介されている。"Emergence of Zaire Ebola Virus disease in Guinea" (Baize et al., 2014, *NEJM* 371:1418–1425)

パラサイトは無賃乗車がお好き

この章のはじめに描いた想定のシーンは、特定の映画を指すわけではない。

我々が感じる脅威は、実際はどんな感染症が危険なのかという事とは関連しない場合が多い。エボラ出血熱は聞いただけで恐怖を感じさせる名前だが、実際にエボラ出血熱で死亡するリスクは、例えばフィンランド人にとってかなり低い。一方で、より多くの人を死亡させるインフルエンザを恐れる人はあまりいない。心臓病や循環器系疾患といった多くの生活習慣病を恐れる人も多くはない。一つはその感染率の高さだろう。エボラ出血熱を恐れ、感染した人を避けるということは、進化の法則から言っても我々に利点がある。リスクをどう感じるか、その影響度と人間行動について研究したものは次のPaul Slovicの本がある。*"Risk Perception"*（Earthscan, 2000）

世界中に流行した豚由来の新型インフルエンザのシュミレーションはPajardiらの"Human mobility networks, travel restrictions, and the global spread of 2009 H1N1 pandemic"（2011, *Plos One* 6:e16591）そして、Khanらの"Spread of a novel Influenza A（H1N1）virus via global airline transportation"（2009, *NEJM* 361:212–214）がある。新型インフルエンザの感染拡大解明は、世界中で検体が集められ、リアルタイムで分析を実施できたため、比較的容易だった。逆にHIVに関しては、過去の北米とアフリカの検体を収集しながら後手に回っての分析となった。

（例えばWorobeyらの2016: "1970s and 'Patient 0' HIV–1 genomes illuminate early HIV/AIDS history in North America", *Nature* 539:98–101 そしてFariaらによる 2014: "The early spread and epidemic ignition of HIV–1 in human populations", *Science* 346:56–61がある）

動物に便乗

導入種とは人間が元々の生育場所から別の所に持ちこむ種を指す。一部は害をなす外来種となる（英語ではinvasive species）。やってきた種、つまり元々生育していた場所から人為ではなく広がった自然分散種も存在する。例えばフィンランドではクマネズミは外来種だが、コブハクチョウは自然分散種とみなされる。これらの在来、外来についてのポータルサイトにより詳しく掲載されている。（http://www.vieraslajit.fi）

感染症においては、固有か、異地性の感染症かも分けて考えた方が良い。フィンランドで水ぼうそうは固有の感染症であり、常時人々の間で感染が循環している。一方マラリアは異地性の感染症である。フィンランドで見つかるマラリアのケースは、感染自体はフィンランド国外で起こったものだからだ。これに加え、外部からフィンランドに持ちこまれる麻疹などの流行性の感染症があるが、運が悪いと国内でその感染の連鎖が長く続く事もある。

外来種と寄生生物の関連性については、Mark TorchininとCharles Mitchellin の論文 "Parasites, pathogens, and invasions by plants and animals"（2004, Front Ecol Evol 2:183–190）がある。

ニューヨークで流行したウェストナイル熱について著した論文は次のものがある。"The outbreak of West Nile Virus infection in the New York City area in 1999"（2001, Nash et al, *NEJM* 344:1807–1814）

気候変動の影響

パラサイトと感染症の拡大については、複数の研究にてシュミレーションが試みられており、欧州の観点では、次の論文がある。Jan Semenza & Bettina Menneが編纂した論文"Climate change and infectious diseases in Europe"（2009, *Lancet Infectious Diseases* 9:365–375）である。

マダニとシュルツェマダニ、そしてライム病とダニ媒介性脳炎についてのフィンランドでの拡大状況の最新情報はトゥルク大学のダニ研究者達の発表資料から得られる。次にあげるものはその一つである。"Crowdsourcing-based nationwide tick collection revealsthe distribution of *Ixodes ricinus* and *I. persulcatus* andassociated pathogens in Finland" (Laaksonen et al., 2017, *Emerg Micr Inf* 6:e31)

Ⅷ　環境はどのように感染症拡大に影響するか――――――――

William Kareshのインタビュー"Africa's Apes Are Imperiled"はワシントンポスト紙の2003年4月7日号にて読むことができる。

ペストは気候のお陰で生きている

多くのフィンランド人のげっ歯類研究者も参加したカザフスタンのペスト感染拡大調査がある。ペストと気候の相互関係を書いた論文はBoris Schmidらの"Climate-driven introduction of the Black Death and successive plague reintroductions into Europe" (2015, *PNAS* 112:3020–3025)がある。

じゃがいも疫病

中学、高校の頃に見たジャガイモのビデオがある。歴史の教師に何度も見せてくれと生徒たちが頼んだものだった。このアニメはジャガイモの文化史をアンデスの山からヨーロッパまで描いたもので、デンマーク映画協会が1985年制作している。原題は *"Eventyret om den vidunderlige kartoffel"*(フィンランド語タイトルは『ジャガイモの歴史』)。アイルランドの大飢饉について、より科学的な描写をしているのはJames S. Donnellyの著作 *"The Great Irish Potato Famine"* (2001, The History Press, Stroud, UK)、じゃがいも胴枯れ病の自然史について知りたい場合はNiklaus GrünwaldとWilbert Flierの"The biology of Phytophthora infestans at its Center of Origin" (2005, *An Rev Phytopath* 43:171–190)が良いだろう。

工業型農業は問題の巣窟

養鶏は少数の企業が市場の殆どを牛耳る一大ビジネスだ。したがってどんなブロイラーを使っているかといったデータや統計は実際入手しにくい。私が手にしたのは、Sipke HiemstraとJan Napelが欧州議会の為に作成した報告書 *"Study of the impact of genetic selection on the welfare of chickens bred and kept for meat production"*からの推測である。栽培食物については国際連合食糧農業機関(FAO)の情報をもとにしている。

バナナの自然史についてはXavier Perrierらの"Multidisciplinary perspective on banana (*Musa* spp.)" (2011, *PNAS* 108:11311–11318)がある。バナナの病気については、Nadia Ordonezらの論文"Worse comes to worst: bananas and Panama disease—when plant and pathogen clones meet" (*Plos Path* 11:e1005197)がある。

Amy Harmonはフロリダのレモン栽培の脅威について鋭い視点の記事を書いている。"A race to save the orange by altering its DNA" (*New York Times*, 28.7.2013)

フィンランドのザリガニかび病とその歴史については詳しくLuonnon Tutkija誌(訳注:自然科学研究者という意味の専門誌)に書かれている。(Jussila et al., 1/2016)

家畜小屋から病院へ

中東では、多くのラクダレースで子どもをジョッキーとして起用していた。体重が軽いからだ。この児童労働は通常、スラム街でラクダ小屋の近くに住む子どもが起用されるという図式があり、感染連鎖をさらに悪化させるという要素があった。

MERSとSARSについて、より詳しい情報は、Emmie de Witらの"SARS and MERS: recent insights into emerging coronaviruses"（2016, *Nature Rev Microbiol* 14:523–534）がある。

IX コロナウイルスの大流行が世界を混乱に陥れた

感染症の持続可能な社会

私のアシスタントの名前がまた変更された。

通常、アルコール、無防備なセックス、外傷の存在はそれぞれ関連性を持つ。従って熱帯での旅行にはくれぐれも注意を喚起したい。

抗菌耐性をもつ細菌が増える中その監視は多くの国の当局の仕事となる。フィンランドの場合は国立保健福祉研究所（THL）と食品衛生庁（Evira）がその管轄で、人間だけでなく動物が使用する抗生物質が細菌の耐性を増やすのだという事がよく分かる。国全体の計画責任所在はそれらの組織の上にある社会保健省にある。

X 人間は感染症なしに存在しうるのか

行き過ぎた清潔さ

David Strachanの元々の論文はこちらである。"Hay fever, hygiene and house hold size"（1989, *BMJ* 299:1259–1260）「昔馴染み」について語っているのはGraham Rookらの論文だ。

"Innate immune responses to mycobacteria and the downregulation of atopic responses."（2003, *Curr Opin Allergy Clin Immunol* 3:337–342）生物多様性仮定について紹介したのはLeena von Hertzenらの論文"Natural immunity: Biodiversity loss and inflammatory diseases are two global megatrends that might be related."（2011, *EMBO Rep* 12:1089–1093）である。

古代DNAは、我々が人間の寄生生物種と免疫機能の変遷を調べるにあたり、頼もしい研究分野である。しかし残念ながらDNAには時間の経過により損傷が生じるという特徴がある。最適な環境、つまり寒冷かつ乾燥した地域であればDNAは100万年保存される可能性はある。つまり北極など永久凍土の環境を要する。しかし人類の殆どが熱帯地域の近辺に居住しているため、得られるDNA標本は古くても数千年前のものとなる。最古のアフリカの完全な人間のゲノムは4500年前のものだ。（M. Gallego Llorente et al., 2015, "Ancient Ethiopian genome reveals extensive Eurasian admixture in Eastern Africa." *Science* 350:820–822.）

ネアンデルタール人からよろしく

古代DNAをもとに、ネアンデルタール人の遺伝子はどんなものだったのかを調べる事は可能だ。現代のヨーロッパ人の遺伝子と比べることで、現代人の遺伝子のどれくらいがネアンデルタール人から引き継がれたかを推測するのである。同時に比較するのはアフリカ人、つまりネアンデルタール人の遺伝がまだ混じっていない遺伝子だ。ネアンデルタール人から免疫原がヒトに移った過程については次に書かれている。"Genetic adaptation and neandertal admixturesShaped the immune system of human populations"（2016, *Cell*, 167:643–656）アレルギーとネアンデルタール人から受け

継いだ遺伝子との関連については、Matthieu Deschampsらの論文"Genomic signatures of selective pressures and introgression from archaic hominins at human innate immunity genes."（2016, *Am J Hum Genet* 98:5）、そしてMichael Dannemannらの論文"Introgression of Neandertal- and Denisovan-like haplotypes contributes to adaptive variation in human Toll-like receptors"（2016, *Am J Hum Genet* 98:22）がある。

ネアンデルタール人については比較的知られていない。例えば人数の規模も不明なのである。また、私たちはネアンデルタール人の遺伝子の一部を受け継いでいるのにもかかわらず、彼らの外見についても知らないというわけだ。

次のトレンドはマイクロバイオーム

ここで繰り返すが、エド・ヨンの『世界は細菌にあふれ、人は細菌によって生かされる（I Contain Multitudes）』（柏書房、2017年）を強くお勧めしたい。

マイクロバイオームと肥満の関係については、まだ調べる余地があるだろう。Marc SzeとPatrick Schlossは古いデータも用いながらメタ分析を行った。結果は、普通体重の人と、肥満とされる人の細菌フローラには差があったが、小さなものだということだ。（2016 "Looking for a signal in the noise: revisiting obesity and the microbiome", *mBio* 7:e01018–16）

作り込まれた細菌たち

私たちの体重は、身体のエコシステムによって長い間管理されてきた。例えばサナダムシはダイエットに使われた例もある。虫卵を摂取し、数か月後には成虫はかなり大きなサナダムシとなり、かなりのエネルギーを宿主から吸収するという具合だ。有名なオペラ歌手のマリア・カラスはサナダムシによって40kgのダイエットに成功したと言われている。ただ完全に安全かというと、サナダムシはエネルギーよりも栄養素を吸収してしまう割合が高い。さらにサナダムシが先に述べたように脳内に瘤を作り出し、命に関わる場合もあり得る。

マカク属（オナガザル科）調査はMara Jana Broadhurstらの論文"Therapeutic helminth infection of macaques with idiopathic chronic diarrhea alters the inflammatory signature and mucosal microbiota of the colon"（2012, *Plos Pathog* 8:e1003000）で描かれている。

豚の鞭虫が人間に感染するかどうかはまだはっきりと解明されていない。Moises Velasquez-Manoffはメキシコに寄生虫治療に訪れる米国人達について素晴らしい記事を執筆している。

（"The Parasite Underground", 16.6.2016, *New York Times Magazine*）

「普通の」パラサイト群は存在しない

腸内マイクロバイオーム形成の概論についてはAnders Bergströmらの論文"Establishment of intestinal microbiota during early life: a longitudinal, explorative study of a large cohort of Danish infants."（2014, *Appl Environ Microbiol* 80:2889–2900）、そしてJuan Rodriguezinらの"The composition of the gut microbiota throughout life, with an emphasis on early life"（2015, *Microb Ecol Health Dis* 26:26050）がある。

ヘルシンキ大学の研究者たちはHELMI調査プロジェクト（http://helmitutkimus.com）において、新生児のマイクロバイオームがどう発達していくかを追っている。対象は2016年、2017年誕生の新生児とその家族である。

●著者

トゥオマス・アイヴェロ

1984年生まれ。新進気鋭の生態学、進化生物学者。自称“ネズミと寄生虫”通《つう》。現在、ヘルシンキ市のネズミの分布、寄生虫、人間のネズミに対する態度の分野横断的研究グループ主任。科学雑誌Tiedeのオンラインブログ「すべての背後には寄生生物がいる」は、同国で最も読者数の多いブログで本書の元となった。

●訳者

セルボ 貴子

広島県出身、2001年よりフィンランド在住、夫とWa Connection社にて、通訳・翻訳＆コンサルティング業を営む。軸はサステナビリティ、訳書に『世界からコーヒーがなくなるまえに』(青土社)、『ムーミンの生みの親、トーベ・ヤンソン』(河出書房新社)などがある。

●解説

公益財団法人 目黒寄生虫館

目黒寄生虫館は東京都目黒区にある世界でも珍しい寄生虫専門の博物館。1953年に医師で医学博士の亀谷了が私財を投じて創立。寄生虫標本と関連資料の収集・保管、研究、展示・教育普及活動をとおして、寄生虫学と公衆衛生の啓発を行っている。

倉持利明

1955年生まれ。博士(獣医学)。京急油壺マリンパーク、第32次日本南極地域観測隊夏隊、日本歯科大学、国立科学博物館を経て、2021年4月より目黒寄生虫館館長。専門は寄生虫の分類学と動物地理学で、中でも海産魚に寄生する吸虫類の研究を行っている。

寄生生物の果てしなき進化

2021年12月15日　第1刷発行

著　者　トゥオマス・アイヴェロ
訳　者　セルボ貴子
解　説　倉持利明（目黒寄生虫館 館長）
装幀者　トサカデザイン（戸倉 巖、小酒保子）
発行者　藤田 博
発行所　株式会社 草思社
〒160-002 東京都新宿区新宿1-10-1
電話　営業 03(4580)7676
編集 03(4580)7680
印刷所　中央精版印刷 株式会社
製本所　大口製本印刷 株式会社

ISBN 978-4-7942-2547-4　Printed in Japan
造本には十分配慮しておりますが、万一、乱丁、落丁、印刷不良などがございましたら、ご面倒ですが、小社営業部宛にお送りください。送料小社負担にてお取り替えさせていただきます。

草思社刊

感染の法則
——ウイルス伝染から金融危機、ネットミームの拡散まで

クチャルスキー 著
日向やよい 訳

新型コロナウイルスから金融危機の連鎖、ネットミームの拡散、犯罪や自殺の伝染まで、数理モデルで明らかにされる、私たちを取り巻く「感染のルール」の数々！

本体 2,200円

感染症の虚像と実像
——コロナの時代を生きるための基礎知識

ラウト 著
鳥取絹子 訳

人類はこれまでパンデミックとどう対峙してきたのか。そして現在のコロナ禍とどう向き合うべきなのか。フランスの感染症の権威がその知られざる実態を解説する。

本体 1,700円

生と死を分ける数学
——人生の（ほぼ）すべてに数学が関係するわけ

イェーツ 著
冨永星 訳

感染症の蔓延から検査の偽陽性・偽陰性、ブラック・ライブズ・マター運動や刑事裁判のDNA鑑定、結婚相手選びまで。数々の事件・事故のウラにある数学を解説する。

本体 2,200円

【文庫】
「うつ」は炎症で起きる

ブルモア 著
藤井良江 訳

うつ病は「心」のせいだけではなかった。長年、治療法に進展のなかった病に、免疫に着目したアプローチが起こしつつある革命を、世界的権威がわかりやすく解説。

本体 900円

＊定価は本体価格に消費税を加えた金額です。